全国中医药行业高等教育“十四五”创新教材

国家中医药管理局监测统计中心2024年度深化医改中医药政策研究自选课题（YGZXKT20124103）
江苏省中医药科技发展计划项目（MS2021007）

国家中医药管理局监测统计中心2024年度深化医改中医药政策研究自选课题（YGZXKT20124103）
江苏省中医药科技发展计划项目（MS2021007）

医经条解

（供中医学、中西医临床医学、针灸推拿学和中药学等专业用）

主　编　马俊杰　马　勇

全国百佳图书出版单位
中国中医药出版社
·北　京·

图书在版编目（CIP）数据

医经条解 / 马俊杰，马勇主编 . -- 北京：中国中医药出版社，2024.12
全国中医药行业高等教育“十四五”创新教材
ISBN 978-7-5132-8717-3

Ⅰ . ①医… Ⅱ . ①马…②马… Ⅲ . ①中医典籍—高等学校—教材Ⅳ . ① R2-5

中国国家版本馆 CIP 数据核字 (2024) 第 066171 号

中国中医药出版社出版
北京经济技术开发区科创十三街 31 号院二区 8 号楼
邮政编码 100176
传真 010-64405721
三河市同力彩印有限公司印刷
各地新华书店经销

开本 787×1092 1/16 印张 25.5 字数 574 千字
2024 年 12 月第 1 版 2024 年 12 月第 1 次印刷
书号 ISBN 978-7-5132-8717-3

定价 99.00 元
网址 www.cptcm.com

服务热线 010-64405510
购书热线 010-89535836
维权打假 010-64405753

微信服务号 zgzyycbs
微商城网址 https://kdt.im/LIdUGr
官方微博 http://e.weibo.com/cptcm
天猫旗舰店网址 https://zgzyycbs.tmall.com

如有印装质量问题请与本社出版部联系（010-64405510）

全国中医药行业高等教育“十四五”创新教材

《医经条解》编委会

主　编　马俊杰　马　勇

编　委（按姓氏笔画排序）

马　勇　马俊杰　王紫薇　邓　菊

朱时典　李素素　周　诚　周西彬

钱旻瑜　曹雨露

徐　序

南京中医药大学优秀青年学者、副教授马俊杰博士，自工作以来就一直致力于《伤寒论》课程的教学和中医学术方面的研究，并且不遗余力地从事实际的临床医务，以及开展中医科普传播工作，是中医界名副其实的多面手。作为勤奋的中医学者，马俊杰发表了多篇学术论文，也编著了几部学术著作，在中医学术界产生了一定的影响。作为中医界的一位后起之秀，能够这样全方位地做好中医的传承和推广，尤为难能可贵，值得赞许！

马俊杰主编的《医经条解》共计有50章。从医德和医术两个方面展开论述。

世间万事，皆是以德为先，由德统领。诚所谓先做人再做事，只要把人做好了，然后再去做事，恰如面临一马平川，可以奋勇向前了。在中医学界千百年来也一直重视和强调医德，并且认定优秀的医德，才是驾驭精湛医术的保障。做人要有人格，为医必崇医德。

在古代医家师徒授受的岁月，每当徒弟满师，师父总会满含深情和真挚，赠送给徒弟两件礼物：一把雨伞和一个灯笼。徒弟也总是满怀虔诚和庄严，郑重地从师父手中接过这两件看似普通寻常然而却意蕴深长的礼物，并且用自己的一生来践履这一刻的承诺。这是中国传统文化里特有的影像，从中散发出来的是厚生爱民的情怀。无论是刮风下雨，还是白天黑夜，只要病家有请，医人就会毫不犹豫地在第一时间出现在患者身旁，用无声的行动击碎着“医不叩门”的陈规陋习。苍生大医的风采，在救死扶伤中展现出来。

本书在医术部分，每章摘取相关的中医经典条文，然后辅以白话解读，以期收到深入浅出、通俗易懂的效果。在白话释义之后，再附以相关的具体医案，结合临床实际，凭事实说话，来进一步阐释每一条文的真正内涵。也就是说，《医经条解》完全是以摆事实、讲道理的方式来解说医经原意的。

故而，《医经条解》是采用逐条解释的方式来进行演绎的，每一条文下面都有白话解读和临床医案。教人求真务实，语亦谆谆，理则堂堂。学生、读者都可从中得到教益和启示。

徐建云

2024年5月3日

前　言

经典为中医临证必由之路，然在浩瀚历史长河中，中医之作汗牛充栋，给学习者带来不少困惑，故亟须梳理历代经典之作。本教材分总论、各论两篇，设病证为纲，节选中医古籍中相关重要条文，还原部分中医经典理论及病证之本来面貌。

再者，诸多经典之作多为古文，对初学者而言，晦涩难懂，需要详细的白话解释。本教材对古籍条文逐一翻译，以经解经，有"条解"之意。当然，由于古今气候、患者体质、语言习惯等不同，故本教材论述亦非绝对，部分内容采用探讨式的写作方式，以期更好地还原先贤经典之精髓。

又者，历代经典条文大多惜墨如金，以提纲挈领的写作方式，总括疾病证治之大概，故有时难明其理，且限于古代诊疗技术，现代读者不能完全深入理解经典条文所蕴含的具体含义，为众多中医学习者难以逾越之鸿沟。故从实践中解读经典，并在临证运用经典，是经典传承发展之关键。

基于此，本教材从历代中医经典著作中摘选近千条具有代表性的条文，以总论、各论为总纲，细分中医经典理论及具体病证，逐条述之；结合古今语言习惯及中医药条文的特征，对上述摘选条文进行逐条解释；另外，对于密切联系的条文，通过查阅中医历代医家的学术观点，以诠释学的方法进行研究；再者，通过对古今医案的梳理，找到贴切具体条文的相关内容，一方面验证条文的准确性，另一方面可启迪经典的临证应用思路。

教材中对中医经典理论及病证之条文，共设50章论述，其中除记载经典医术外，亦有对医德思想之阐述，即"术德合一"，此思想是医学亘古不变之追求，亦是医学临证教学必须之法则，源于东汉末年医圣张仲景《伤寒论》之"道术合一"理念，亦与唐代孙思邈《备急千金要方》之"大医精诚"观相一致，即医术与医德相结合。

吾长期从事中医经典及流派研究，尤其是对诞生于江苏常熟地区的虞山医派研究颇多，此医派传承脉络之灵魂即为“道术合一”，对传承张仲景学说贡献巨大，其中以赵开美版《仲景全书》的刊刻为其学术成熟的里程碑，因此奠定了此派伤寒学的研究方向，后历代医家如缪希雍、喻嘉言、柯琴、钱天来、余听鸿、金兰升及陶君仁等不断补充发展仲景之说，写出一系列经典之作，如《先醒斋医学广笔记》《神农本草经疏》《医门法律》《尚论篇》《伤寒来苏集》《伤寒溯源集》《诊余集》等。此外，金兰升亦刊刻了其师柳宝诒的《柳选四家医案》，大大丰富了虞山医派的学术思想，促进了仲景之说的北学南移。

在对虞山先贤学术思想的研究中，吾发现其不仅重视医圣之说，对历代经典之作亦深有研究，他们孜孜不倦、博采众方。为更好还原虞医先辈的成才之路，吾在南京中医药大学开设了“虞山医派‘术德合一’思想”课程，除讲授虞山名医学者的学术思想外，亦融入中医历代医家所撰的经典条文，力求从“术”与“德”的角度全面研习经典之作。关于《医经条解》的教学方法，课程采用“诵讲练悟”四联教学法，即诵读乃至背诵经典条文，听教师讲授条文内涵及临证思路，亲身模拟练习及临床实践，反复揣摩经典感悟其精髓。国医之守正创新需代代努力，故愿借此书唤起更多中医学子“读经典、明医道、精临证”之热情，仅为抛砖引玉，望请斧正。

马俊杰

2024 年 5 月

目 录

上篇 总 论

下篇 各论

上篇 总论

第一章 医道

【概述】

为医之道，在于仁医、仁术、仁人。仲景“感往昔之沦丧，伤横夭之莫救”，故著书立作，治病救人，此为仁医；勤求古训，思接千古。《伤寒》《内经》之类，皆为仁术；宽裕汪汪，不皎不昧。省病诊疾，至意深心，终成仁人。

【条文】

人之所病病疾多，医之所病病道少。

汉代司马迁《史记·扁鹊仓公列传》

【条解】

人们所忧虑的是疾病的种类太多，医生所忧虑的是治病的方法太少。

【临证】

仲景方药之所以被尊为“经方”，是由于其根植病机，随证应用十分广泛，极大地增加了治疗多种疾病的方法。如小柴胡汤为和解少阳之代表方，为伤寒少阳证之主方。《伤寒论》言：“伤寒中风，有柴胡证，但见一证便是，不必悉具。”说明其只要辨证为少阳枢机不利者，均可用小柴胡汤和解少阳。此法看似简单，实则是建立在反复临证基础上的学术总结。学医之人须打牢理论基础，加之日积月累的临床实践，才能在临证时游刃有余，变法自如。

02

【条文】

善为医者，行欲方而智欲圆，心欲小而胆欲大。

唐代孙思邈，见于《旧唐书·本传》

【条解】

成为一名优秀的医生，临床诊疗既要依理而行又要思路圆活，既要小心谨慎又要果敢施治。

【临证】

李中梓治疗方鲁儒，其人腰膝疼痛，精神疲倦，其他医家恣意使用桂、附等热药，无效。李中梓诊脉发现，其人脉伏于下，极重按之，振指有力，其余症状皆为“真热假寒”“真实假虚”之假象。方用黄柏三钱，龙胆草二钱，黄芩、黄连、栀子各一钱五分，生姜七片，三剂而痛若失矣，继用人参固本丸调理。临床治病当明辨寒热虚实，善于透过现象看本质。只有医德高尚，心思缜密，敢于实践，汲取前医治疗经验，才能抓住疾病本质，辨证得当，补泻得法。（临证经验选自《李中梓医案》）

【条文】

不读本草，焉知药性？专泥药性，决不识病；假饶识病，未必得法；识病得法，工中之甲。

金代张子和《儒门事亲·治病》

【条解】

不读《神农本草经》，怎么能知道药物的药性呢？只拘泥于药性，却一点儿也不会辨病；假使很会辨病，也不一定知道它的治法；既能辨病又能治病才是一流的医者。

【临证】

徐大椿治疗一位患者，正值暑热之际，面赤气短，大汗不止，脉微肢冷，前医多从热证治疗，然徐氏认为此乃寒热错杂、真寒假热的病证，方选参附汤加减，因其虽然有“大汗、面赤”等热证，但也有“肢冷”等寒证。只有辨证准确，精准用药，才可获效，否则以热治热，以寒治寒，误人性命。（临证经验选自《洄溪医案》）

【条文】

仲景诸方，实万世医门之规矩准绳也，后之欲为方圆平直者，必于是而取则焉。

元代朱震亨《局方发挥》

【条解】

张仲景所立的诸多方剂，确实是后世医者应当遵守的标准，后世医者想要改变重新选药立方的，必须遵循张仲景方剂配伍的规则。

【临证】

张仲景被后世誉为“万世医宗”“方书鼻祖”“医中之圣”。他创立了中医学临床诊疗辨证论治体系，以六经论伤寒、脏腑论杂病、三因类病因、辨证寓八纲、治则述八法，创造性地融理、法、方、药为一体，开辨证论治之先河，其法为后世广泛流传，故后世医家诸方，多可在经方中找到影子。

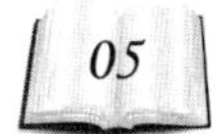

【条文】

故业医者，能因古人之法，而审其用法之时，斯得古人立法之心矣。

明代孙一奎《医旨绪余·列张刘李朱滑六名师小传》

【条解】

医生能够用古人之法，仔细审视各种法度的针对性，在何种条件、何时、何种场合运用最为适宜，只有这样才算真得古人心传。

【临证】

火神派善用附子、干姜，对于重症、急症确有疗效。李可老中医，开辟了现代中医急救的道路，但附子一物，终究有剧毒，其功效与毒性并存。甘草既能解附子的剧毒，蜜炙之后又具扶正作用（现代药理研究，炙甘草有类激素作用，而无激素之弊）。在破格重用附子100g以上时，炙甘草60g已足以监制附子的毒性，不必多虑。经这样的改进之后，重症患者的治愈率可达十全。真正掌握古人立法之意，师古而不泥于古，汲取前人有益的经验，审时而用。（临证经验选自《李可老中医急危重症疑难病经验专辑》）

【条文】

医不贵于能愈病，而贵于能愈难病；病不贵于能延医，而贵于能延真医。

明代张介宾《景岳全书·病家两要说》

【条解】

医生的高明之处不在于可以治愈疾病，而在于可以治愈疑难杂症；患者的高明之处不在于请到医生，而在于能邀请到医术高明的医生。

【临证】

农村患者，非危及生命，不敢轻易求医问药。一旦发病，就成九死一生的危局。李可老中医为救危亡，殚精竭虑地研习仲景《伤寒论》，借鉴后世百家成功经验，搜集大量针灸、救急处方；自针穴位，亲自体验针灸感应；亲尝毒药及研制速效解毒诸法；参与中毒急救，以积累经验；超常破格用药，独闯新路。他在20世纪60年代和70年代分别研制出“破格救心汤”“攻毒承气汤”，用于救治各类型心衰病症和多种危重急腹症，大获成功。在当地县人民医院，急救竟成中医科的事。他艰苦奋斗，积极探索中医治疗疑难杂症、急症的道路，打破了世人对“中医治慢不治急”的刻板印象。（临证经验选自《李可老中医急危重症疑难病经验专辑》）

【条文】

学医当学眼光，眼光到处，自有的对之方，此有说不尽之妙，倘拘泥于格理，便呆钝不灵。

清代曹仁伯《琉球百问·语录》

【条解】

学医应当培养观察、分析、思考的能力，具备了这样的能力，遇到患者自会有准确的治疗方法，这有难以言表的妙处，假如拘泥于刻板的医理方药，便使得治法呆板不灵活。

【临证】

有人患伤寒五六日不解，时头出汗，齐颈而还，手脚冰冷，大便干结，甚是复杂。名医许叔微给患者诊脉，脉沉而紧，病位既在表又在里，按表证来治，解决不了里证；按里证来治，又解决不了表证。对于这种半表半里之病，需用和解的方剂——小柴胡汤来治疗。结果，患者服药后，很快痊愈。本证虽然复杂，因其病机属邪在半表半里，并不因其组方而强求口苦、咽干、目眩等症状悉具。（临证经验选自《伤寒九十论》）

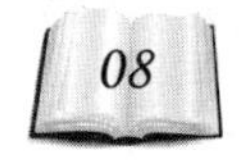

【条文】

大约功夫到时，眼光中无相同之病。看一百人病，便有一百人方，不得苟同，始为有味。若功夫未到，便觉大略相同。

清代曹仁伯《琉球百问·语录》

【条解】

具备了中医独特的诊病技术（辨证论治）之后，眼中便不存在一模一样的疾病了，治疗一百个患者，便有一百个方子，没有完全一样的，这便是辨证论治的精妙处。若辨证能力不够，便觉得治疗大多都是相同的。

【临证】

名医冉雪峰辨证精细。某年，武汉流行霍乱，有夏姓夫妇二人均受感染。同一天发病，症状都是大吐大泻，汗出，四肢厥逆，六脉俱无，腹痛转筋，症状相似，似乎病情相同。名医冉雪峰辨证“析入微芒”察出同中之异，寒热之别，发现一个是苔白、津满，不多饮水，喜热，吐泻之物不很臭。另一个则是苔黄、津少，大渴，饮冷不休，吐泻之物甚臭。因而考虑为一人偏寒，一人偏热。前者用四逆汤温补，后者用甘露饮清热。三剂后，夫妇吐泻均止，四肢转温，六脉皆出，二人均获痊愈，这便是中医治法中同病异治之妙。（临证经验选自《冉雪峰医案》）

【条文】

凡看病须要格分寸。谅病之分寸，而定药之分寸，格成一方，看去增减一味不得。

清代曹仁伯《琉球百问·语录》

【条解】

凡是治疗患者都要推究适当的标准，预估病证的程度，从而确定用药的限度，最终推究出处方，增加或减少一味药物，更改用量都是不能够的。

【临证】

张仲景用药精当，配伍严谨，尤以小柴胡汤最为经典。方用柴胡半斤，黄芩三两，人参三两，半夏半升（洗），甘草（炙）、生姜（切）各三两，大枣十二枚（掰）。以柴胡为主药，和解退热，调气疏肝，走少阳之表，配黄芩苦寒，清泄半里之热，二药配伍，相须而用，内外分解，共祛半表半里之邪。佐以半夏，和胃止呕除痞，生姜辛散走表达邪，伍以人参、甘草、大枣，甘温益气，扶正和中。尤其病邪借居表里之间，配人参有顾护正气之意，鼓邪外出，使表里相持之势，战而胜之。

【条文】

凡少年人看病，心中必谓天下无死症，如有死者，总由我功夫不到，一遇难处，遂打起精神，与他格算，必须万全而后止。学医者，不可无此种兴会。

清代曹仁伯《琉球百问·语录》

【条解】

少年人治疗病证，认为天下没有治不好的病证。如果有治疗无效的患者，都是因为自己能力不足。一旦遇到困难就打起精神，仔细探究，直到完全解决。学医者，不能没有这种态度。

【临证】

李可老中医从医五十多年，大部分时间奔波于穷乡僻壤、缺医少药的山村。农民生活困苦，一旦患病，只能望医院而兴叹。李可为解救患者痛苦，苦练针灸，搜集简便廉验的中医治法。又因求医者病种繁多，贫病交困，遂白天诊病，晚上挑灯苦读，从未在凌晨两点以前睡过觉。故其一生所学，涉猎内、外、妇、儿、五官、皮肤等各科。正是这个特殊的年代、特殊的环境，以及他刻苦钻研的精神，造就了其攻克多种疑难病的特

殊能力。（临证经验选自《李可老中医急危重症疑难病经验专辑》）

【条文】

凡临证，须审病人情状，酌配方药。但记每方治某病便非。

清代曹仁伯《琉球百问·语录》

【条解】

凡是临证，必须仔细审查患者情况，据此斟酌选方用药。但若只死记某方治疗某病则不可取。

【临证】

刘渡舟先生治疗一位患风湿性心脏病女性。初冬感冒，发热恶寒，头痛无汗，胸胁胀满，兼见心悸，时觉有气上冲于喉，更觉心烦不安，倍感痛苦，脉结代。此为少阳气机郁滞不舒，复感风寒，由于心阳衰惫，君主坐镇无权，故见气上冲喉，脉结代。此患者原有风心病而又多郁，外感内伤相杂，治法：解少阳之邪，兼平上冲之气，方选小柴胡去人参加桂枝汤。由此可见《伤寒论》小柴胡汤随证加减，可治疗多种疾病，一方一病不可取。（临证经验选自《刘渡舟临证验案精选》）

【条文】

大凡名家亦有偏处。当日雨田先生善用凉药，非无用温处，用至七分止矣；性天先生善用温药，非无用凉处，用至七分而止。两家对待，各具至理。雨田先生曰：一分热邪不除，便为不了之病，易戕正气。性天先生曰：一分阳气不亏，不受阴邪为病。当时两家论治最好看，然亦须有学问去领会，无学问者安能识此奥旨，而两家亦终不相通。

清代曹仁伯《琉球百问·语录》

【条解】

凡是名家用药也有偏好。以前雨田先生善于用凉药，但也不是没有用温药的地方，而是使用到七分就停止了；性天先生善于用温药，也不是没有用凉药的地方，而是使用到七分就停止。两家的用药，各有各的依据道理。雨田先生说："只要有一分热邪不除，就是治疗不彻底，容易内伤正气。"性天先生说："只要一分阳气都不亏损，就不会受到阴邪致病。"当时两家的临床治疗都很精彩，但是，必须有一定知识学问才能领会，若是没有学问的人是不能领会其中深奥的内涵，两家的理论也始终不会融会贯通。

【临证】

火神派是指以郑钦安为开山宗师，理论上推崇阳气，临床擅用附子的一个医学流派。目前在急症、重症等方面应用深远，影响了一大批后世中医人。李可老中医善用附子，故被后人尊称为"李附子"。他自拟破格救心汤治疗心力衰竭重症，方中重用附子为君药。其方化裁于《伤寒论》四逆汤类方，四逆汤合参附龙牡救逆汤及张锡纯来复汤，破格重用附子、山茱萸加麝香而成。方中四逆汤疗效类似于西医强心药，临床应用1700余例，救治心力衰竭疗效卓著。心力衰竭患者病情错综复杂，不但阳气衰微，而且阴液内竭，故加人参，即四逆加人参汤，大补元气，滋阴和阳，益气生津，使本方更臻完善。然李可老中医非盲用火热之附子，临证首当辨证论治。（临证经验选自《李可老中医急危重症疑难病经验专辑》）

【条文】

医之事岂易言哉？非讨论而悉其源，无以施临证之功，非临证而著其效，无以验讨论之力，二者未至，不足言医也。

清代叶天士《医效秘传·张序》

【条解】

医治患者这件事哪里容易呢？不进行理论探究无法知道它的源头，不能施展临床诊治的功用；不在临床诊治中发挥它的效用，不能验证理论的功用，这二者未能做到，不能说是医者。

【临证】

王清任治疗江西巡抚，年74岁，唯有袒露前胸方能入睡，已持续七年之久。王清任分析认为：这位患者年高体弱，夜间睡觉前胸部却不盖被子，可以推知其胸中窒闷，又拖延治疗日久，气阻血行，胸中必有血瘀，予以“血府逐瘀汤”进行活血化瘀。服药五剂后，此病霍然而愈。王清任知其源头，辨证得当，用药准确，效如桴鼓，这也是医者的必备技能。（临证经验选自《医林改错》）

【条文】

医是讲学，而非市道，故商贾贸迁之术，无一书之传，而医家言则汗牛充栋。

清代陆懋修《世补斋医书·下工语眉》

【条解】

医术是讲学问而不是卖东西，所以商人流货之类的方法没有什么书流传下来，但是医生们的论述著作却很多。

【临证】

古代医家成名后，多著书立说，以传承自己的学术思想、诊治方法。其中，最常见的就是医案。医案历史悠久，《史记·扁鹊仓公列传》收录了淳于意的25例医案，每则医案详细记载了患者的姓名、性别、职业、住址、症状、诊断、治疗、预后等，堪称我国现存最早的医案，距今已有两千多年的历史。因而医案是中医学伟大宝库的重要组成部分，对继承、交流和推广中医诊疗经验具有特殊的作用。

【条文】

学医从《伤寒论》入手，始而难，既而易；从后世分类书入手，初若易，继则大难矣。

清代陆懋修《世补斋医书·序》

【条解】

学医从《伤寒论》入手，起初艰难，后来容易，从后世分类书籍入手，起初容易，后期十分艰难。

【临证】

《伤寒杂病论》的问世，使得医方的结构“君、臣、佐、使”有了明确的定式，故陶弘景称其为“众方之祖”，说明了仲景方的先导地位及对后世医方的影响。后世医家皆宗《伤寒论》，经过发展，产生了诸多分类书籍，然其根源则在于《伤寒论》。历代出现的一些沿用至今的效验良方，追本溯源，脱胎于仲景之方者甚众。如仲景小建中汤，原方用于治疗伤寒阳脉涩、阴脉弦，腹中急痛、心中悸而烦及尺中脉迟，营气不足之证。孙思邈在《备急千金要方》中将其灵活衍变为一系列类方，如前胡建中汤等。若只读后世医家著作，则容易思想受限，且不利于思想的开放和独立思考的建立。

【条文】

《内经》无论真不真，总是秦汉间书。得其片语，即是治法。《伤寒论》无问全不全，苟能用其法以治今人病，即此亦已足矣。后学能识病，全赖此数书。

清代陆懋修《世补斋医书·下工语屑》

【条解】

不论《内经》是不是真实的黄帝之言，总是秦汉年间的书籍，领会其中零散的言论，便是治疗法则；不论《伤寒论》是否齐全，如果能用它记载的方药治疗现在人的疾病，这便足够了。后世的医者能识证治病，都依靠着这几本书。

【临证】

东汉末年张仲景总结在此之前的医药成就撰写的《伤寒杂病论》是我国第一部临床医学巨著，也为中医学经典著作，本书载医方250余首，奠定了后世医方的基础，因此被尊称为“方书之祖”。刘渡舟先生治一位咳喘十余年的患者，冬重夏轻，夜晚加重，不能平卧，苔滑脉弦。诊断为寒饮内停，上射于肺，故用《伤寒论》之小青龙汤，温化寒饮而愈，可见仲景医方之精妙。（临证经验选自《刘渡舟临证验案精选》）

【条文】

临病人于俄顷便处汤剂，何敏捷乃尔。要惟有定识于平时，乃克有定力于片刻。

清代陆懋修《世补斋医书·下工语屑》

【条解】

诊查患者时，在很短的时间内就给汤药服用，是多么迅速。只有在平时就加强学习认识，才能够迅速决定处方。

【临证】

李可老中医勤奋刻苦平日苦练针灸，搜集简便廉验的中医治法。临床急症，旦发夕死，治疗时机仅在须臾。李老独创破格救心汤等，用于治疗各种类型心衰和多种急腹症，卓有功效。急救时的精准辨证，果敢决断，都离不开他平日的经验积累和思考学习。（临证经验选自《李可老中医急危重症疑难病经验专辑》）

【条文】

医之为道，非精不能明其理，非博不能至其约。

清代喻昌《医门法律·先哲格言》

【条解】

为医之道，不精通就不能明了其中的道理，不使自己渊博就不能达到应有的程度。

【临证】

王孟英治疗一位石姓患者，夏天患病，遍寻名医不得，每况愈下，已一月余。寻求王孟英，根据病证诊断后，为暑热致病，服用寒凉的“白虎汤”即可治愈。然患者其父认为大便溏泻，属寒，见方子属寒凉之药，初不敢服药。遍寻名医不得，无奈尝试。最后，王孟英用白虎汤加减，一剂服后，咽喉立通；三剂服后，病证全无。此病复杂，常人随意医书所得，必难痊愈。唯有深谙医理，博学多闻，才能见病知著。（临证经验选自《王氏医案绎注》）

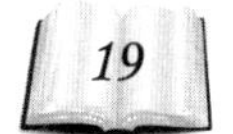

【条文】

学医一道，既不能离开书本，也不能专靠书本，既要凭些经验阅历，也要懂得经籍要义。

现代冉雪峰《冉注伤寒论·冉雪先生生平和学术思想》

【条解】

医学这门学问，既不能离开书本，也不能专靠书本；既要依靠一些经验阅历，也要懂得经典要义。

【临证】

张子和有亲戚，大便燥结，除此以外，别无他病。常不敢吃饱，恐大便艰难。服用巴豆等大泻之药无效。如此多年，怕药性太暴，不敢服用，只能卧病等死。张子和诊断，其脉滑实有力，属于燥证，予《伤寒论》之大承气汤，并随后让患者服用麻子仁丸。结果，患者在百余日内重新强健起来。由此可见，善用经典，结合自身经验，临证可有奇效。(临证经验选自《儒门事亲·燥形》)

第二章 脏腑

【概述】

中医之脏腑，各有其所主，其患病也往往各具特色，在治疗上，八法皆有其所宜。中医之藏象学说，十分关注疾病的动态过程，充分反映脏腑之间相互关系。一脏患病，往往延及他脏，故在治疗上，往往需多脏同治，或脏腑兼治，以达治未病之功。

【条文】

调理脾胃为医中之王道，节戒饮食乃却病之良方。

明代方广《丹溪心法附余·医指》

【条解】

调理脾胃是治病的王道，节制饮食是治病的良方。

【临证】

李杲善用甘温补益法温补脾胃。他认为，胃气就是元气、卫气、荣气，就是生发之气，如同春夏之气，有欣欣向荣、生气勃勃之机，因而治疗内伤病，处处以甘温之剂补益脾胃之气，常用药物如人参、黄芪、白术、炙甘草。在方剂上，他创制了补益上、中、下三焦之气的方剂，如治疗肺弱表虚的升阳益胃汤、治疗脾胃内伤的补中益气汤、治疗肾阳虚损的沉香温胃丸。三者虽以三焦分治，但均从益胃、补中、温胃入手，这就是三焦之气以脾胃为本的理论在治疗上的具体运用。（临证经验选自《脾胃论》）

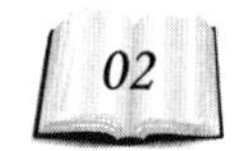

【条文】

胃气弱则百病生，脾阴足而万邪息。

明代龚信《古今医鉴·病机赋》

【条解】

胃气虚弱、脾阴不足会使邪气侵扰、疾病滋生。

【临证】

袁红霞教授治疗某女，21岁，脘腹胀满疼痛伴恶心欲吐3年余，呕吐2年。患者身体羸瘦，脘腹胀满，以食后为重，喜温按。纳少，食多则胀，恶心呕吐，肠鸣，口干微苦，偶有反酸，大便1～2日一行，质软，寐欠安，心悸乏力，便前便后腹痛。舌淡红胖，苔薄白，微有裂纹，脉细。辨证为久吐伤中，脾胃气阴两伤，脾失健运，久而内湿自生。脾胃弱，百病生，故治宜益气养阴，健脾助运。仿《外台秘要》茯苓饮治痰饮吐后“消痰气”之法，方取《外台秘要》茯苓饮合麦门冬汤化裁：茯苓、柴胡各15g，生白术30g，党参、枳实、半夏、黄芩各10g，麦冬35g，炙甘草、陈皮各6g，生姜8片，大枣5枚，粳米18g。每日1剂，水煎服。服药7剂，恶心呕吐得止，诸症渐消，遂以原方加减调治。服药半月，余症悉除。

【条文】

胃有邪火，宜养不宜燥；胃无邪火，宜燥不宜养。养者，养胃阴也。

明代周慎斋《慎斋遗书·用药权衡》

【条解】

胃中有火邪，治疗应当滋养而不应该用燥法；胃中没有火邪，治疗应当用燥法而不应该用养法。所谓养，指的是滋养胃阴。

【临证】

胃为多气多血之海，燥则气增而血耗，所以治胃之法宜养，不可偏言燥，这里的养，指的是滋养胃阴；胃无邪火，若有饮停于胃，则宜燥不宜养。叶天士治疗一人，外受风温郁遏，内因肝胆阳升莫制，斯皆肺失清肃，咳痰不解，经月来犹觉气壅不降，进食颇少，大便不爽。津液已久乏上供，腑中之气亦不宣畅。宜养胃阴以杜阳逆，而不得泛泛治咳。方用麦冬、沙参、玉竹、生白芍、扁豆、茯苓。方中麦冬、沙参、玉竹等皆为养胃阴之佳品。（临证经验选自《临证指南医案》）

【条文】

诸病不愈，必寻到脾胃之中，方无一失。

明代周慎斋《慎斋遗书·辨证施治》

【条解】

各种疾病难以治愈，一定要从脾胃的角度寻找治疗方法，这样才能达到预期的疗效。

【临证】

脾胃为后天之本，为人体气血生化的关键。脾胃虚衰，则机体失养，百病丛生，故补脾，是治疗一切疾病的关键。脾胃一伤，四脏皆无生气，故疾病日多矣。万物从土而生，亦从土而归，所以补肾不如补脾。治病不愈，寻到脾胃而愈者甚多。凡见咳嗽，自汗，发热，肺虚生痰，不必理痰清热，土旺而痰消热退，四君子加桂、姜、陈皮、北五味，后调以参苓白术散，多效矣。（临证经验选自《周慎斋遗书》）

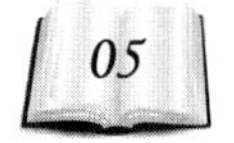

【条文】

脾阳虚则不能统血，脾阴虚又不能滋生血脉。

清代唐容川《血证论·脏腑病机论》

【条解】

脾阳虚就会失去统血的功能，脾阴虚就会失去滋生血脉的功能。

【临证】

肖京治疗一患者，年二十，元气虚寒，面色青白，肢体频冷，呕痰饱胀。小便清利，大便脱血，数月不瘳。脉沉伏如无，着骨重寻，方见蠕动，脉证相符。肖京认为这是脏气虚寒脱血之象，投以十全大补汤。去川芎、白芍，加熟附、炮姜，少佐升麻。仅服四剂便血顿止神思健爽。其中，特别是大便脱血之象，综合其他症状，可知病机在于不能摄血，甚至伴脾肾阳虚，火不暖土。（临证经验选自《轩岐救正论》）

【条文】

欲补心者须实肾，使肾得升；欲补肾者须宁心，使心得降……乃交心肾之法也。

明代周慎斋《慎斋遗书·阴阳脏腑》

【条解】

想要补心的时候必须先补肾气，使肾气得以向上而升；想要补肾的时候必须先清心宁神，使心气得以下降。这是使心肾相交的方法。

【临证】

交泰丸是一首治疗心肾不交的著名方剂，方中黄连味苦性寒，入心经，降心火；肉桂味辛性热，入肾经，暖肾水，寒热并用，交通心肾，如此肾水、心火得以交通，彼此协调。可见，交泰丸主要适用于肾阳不足、心火亢盛所致的心肾不交证。程门雪治疗一患者，纳呆、脘中不舒，泛泛欲恶。不寐、心悸不安，夜半发烦，阳不入阴也。拟用交通心肾之法，予交泰丸加味，夜寐渐安。（临证经验选自《程门雪医案》）

【条文】

脾胃俱虚，则不能食而瘦；或少食而肥，虽肥而四肢不举，盖脾实而邪气盛也。

明代龚廷贤《寿世保元·饮食》

【条解】

脾胃都虚弱的人，会不想进食而体型瘦；或者吃得很少但体型肥胖，虽然肥胖但是四肢无力，这是因为邪气盛而致脾实。

【临证】

对于长期缺乏运动导致的肥胖患者，有时可从脾湿论治。《伤寒论》第 67 条曰："伤寒若吐、若下后，心下逆满，气上冲胸，起则头眩，脉沉紧，发汗则动经，身为振振摇者，茯苓桂枝白术甘草汤主之。"患者多见腰腹部肥胖，即下焦有水饮，故于方中加牡蛎、泽泻，取牡蛎泽泻散之意，以加强利水，且牡蛎为咸寒之品，尚有软坚散结之功。同时此类患者长期伏案，耗伤局部气血，故见局部僵硬疼痛，方中加天花粉、葛根以润燥生津、解肌止痛，亦可防利水太过而伤津。水饮不化，气机不畅，加厚朴以行气以消除胀满。再加牛膝以活血利水，引邪下行。而达到温阳化气、利水降逆之功，气化则湿化，水饮得除，"肥胖"得消，则健康得复。

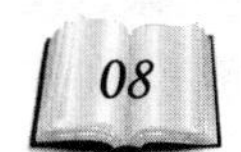

【条文】

世人徒知香燥温补为治脾虚之法，而不知甘寒滋润益阴之有益于脾也。

明代缪希雍《先醒斋医学广笔记·幼科》

【条解】

世人只知道香燥温补是治疗脾虚病的方法，却不知道甘寒滋润益阴也有益于脾胃病。

【临证】

缪仲淳治无锡秦公安案。患者中气虚不能食，食亦难化，时作泻，胸膈不宽。他医误投枳壳、青皮等破气药，下利完谷不化，面色暗白。仲淳用人参四钱，白术二钱，橘红钱许，干姜泡，七分，甘草炙，一钱，大枣，肉豆蔻，四五剂渐愈，后加参至两许痊愈。三年后病寒热不思食，他医认为前病因参得愈，仍投以参，病转剧。而仲淳认为此阴虚也，不宜加参，乃用麦门冬、五味子、牛膝、枸杞、芍药、茯苓、石斛、酸枣仁、鳖甲等。十余剂愈。此因脾阴不足，食不能消，则脾虚中满，不思食。胃不和则卧不安，进而不眠。阴不制阳则病热。投参病转剧，说明病不属脾气虚，而属脾阴虚，应以滋阴为法，所谓甘寒滋润益阴之品亦有益于脾胃病也。（临证经验选自《续名医类案》）

【条文】

神静则心火自降，欲断则肾水自升。

明代李梴《医学入门·医学溯源》

【条解】

静心宁神则心火自会下温肾水，寡欲淡泊则肾水自然上济心火。

【临证】

《伤寒论》黄连阿胶汤为交通心肾的代表方，其中黄连、黄芩清心火，阿胶、鸡子黄及芍药滋肾水，临证治疗心火盛于上，肾水亏于下的水火不济证。本方在《汤液经》中称为朱鸟汤，陶弘景注谓：“朱鸟者，清滋之方。”宋代《是斋百一选方》仿此名称创立朱雀丸，可用于心肾不交之失眠恍惚。由茯神二两、沉香五钱两味药组成，从药量比例来看偏于治心。方中茯神归心、脾、肾经，健脾宁心，宁心则心静，气容易下行，其有渗下的作用，又可使心气下行；沉香归脾、胃、肾经，行气温中，纳气平喘，沉香的行气作用又能助肾的气化作用，将肾水蒸化上行滋助心阴，从而达到交通心肾的目的。

10

【条文】

五脏皆有精，精者人之本也。

清代程杏轩《医述·遗精》

【条解】

五脏都有精，精是人类赖以生存的根本，人的生命由精而产生。

【临证】

人身之精分藏于五脏，在肝为血，在心为脉，在脾为营，在肺为气，在肾为精（指肾精，主要是先天之精）。正如《灵枢·本神》说：“血、脉、营、气、精，此五脏之所藏也。”故曰：“五脏皆有精。”五脏所藏的精气是五脏功能活动的基础，也是维持人体各种功能活动及五脏神志活动的物质基础。精存则神存，精足则神旺，精亡则神亡。故曰：“精者人之本也。”由此可见，不论养生抑或治病，当时刻注意保护人体之精。如临床上治疗耳鸣效果不显时，可从五脏角度分析耳鸣之病因病机，辨脏取方，以治疗耳鸣。《太平惠民和剂局方》中治肾气虚乏，下元冷惫，方用小安肾丸，症见夜多漩溺，肢体倦怠，渐觉羸瘦，腰膝沉重，嗜卧少力，精神昏愦，耳作蝉鸣等。肾精亏虚，则脑髓不充，且肾开窍于耳，故补肾可治疗耳作蝉鸣。

11

【条文】

补脑必须添精，而添精必须滋肾。

清代陈士铎《辨证录·目痛门》

【条解】

补脑必须增添精气，增添精气必须先滋补肾阴。

【临证】

周信有先生治疗一位脑萎缩患者，患者患病后，逐渐性情冷漠，记忆力衰退，懒惰无力，郁郁寡欢；舌瘦红，少苔，脉弦细。中医辨证：肾元亏损，脑髓空虚，元神失养。治则：益肾填髓，和血通脉，养心安神，豁痰开窍。服药两个月后，患者精神、神志较前大为改善，走路已不要人搀，语言渐趋流利，反应也较前敏捷，嘱其继续服药，以滋巩固。此案，即体现了补肾填精充脑之法。（临证经验选自《中医临床家郑魁山》）

【条文】

盖人之一身，以胃气为本。胃气旺，则五脏受荫；胃气伤，则百病从生。

清代罗美《古今名医方论·四君子汤》

【条解】

胃气是人的根本，胃气旺盛则五脏受养，胃气耗伤则会出现多种疾病。

【临证】

《内经》曰："人以胃气为本，有胃气则生，无胃气则死。"自此医家多重视胃气，保住一分胃气，留得一分生机。张仲景《伤寒论》六经辨治始终都贯穿着保胃气的思想。辨证论治时他十分注意胃气之盈虚，如《伤寒论》第145条："妇人伤寒，发热，经水适来，昼日明了，暮则谵语，如见鬼状者，此为热入血室，治之无犯胃气及上二焦，必自愈。"强调用药应注意证型和用量，不可伤及胃气。

【条文】

治脾胃者，补其虚，除其湿，行其滞，调其气而已。

清代汪昂《医方集解·补养之剂》

【条解】

（参苓白术散）是治疗脾胃疾病的方剂，有补虚、降湿、行滞、调气的功效。

【临证】

汪石山治疗一位产后患者，数喘促不能卧，痰与血交涌而上，日夜两人扶坐，侧身壅绝。汪老认为，新产后，血气脾胃，大虚顿损，故虚痰壅盛，而败血乘之，方用犀角六君子加失笑散，一服痰血俱下，喘亦立止。次日诸病皆去，仅不能食耳，与参苓白术散调理，后痊愈。从中可以看出，用参苓白术散以其调理脾胃作用全面，具有补虚、除湿、行滞、调气之功，用于后期调护，作用甚佳。（临证经验选自《古今医案按》）

【条文】

肾中真阳，得水以济之，则留恋不脱；得土以堤之，则蛰藏不露。

清代喻昌《医门法律·阴病论·论辨中寒证要法》

【条解】

肾阳受肾阴滋养，则固摄不脱；脾主运化水液，可防止肾水泛滥。

【临证】

《丹溪心法·水肿》云："水肿因脾虚不能制水，水渍妄行，当以参、术补脾，使脾气得实则自健运，能升降运动其枢机，则水自行。”患者脾虚健运失司，土不制水而反克，以致下焦水邪泛滥，故下肢浮肿，按之凹陷；脾虚及肾，腰为肾府，腰脊失养，故腰痛隐隐；脾虚气血生化乏源，阳不温煦，故面色不华，神疲肢冷；脾虚运化乏力，故食少纳呆；舌淡、边有齿印、苔白，脉沉重按无力，均为脾肾两虚之证。故方选黄芪建中汤加减以温运脾阳为主，未用补肾之药，正是补脾土以资精血，化生之源以益肾之意。

【条文】

阳邪之至，害必归阴；五脏之伤，穷必及肾。

清代顾靖远《顾松园医镜·论治大纲》

【条解】

阳邪如果入侵到人体，最终一定会伤及人体的真阴；五脏受损，最后一定会导致肾脏亏损。

【临证】

《伤寒论》中有阳明三急下证和少阴三急下证，二者皆为阴液重亏，需要急下存阴，选用承气汤类。阳明三急下证，指急性热病传至阳明腑实阶段的三种急下证，传及阳明，日久必伤胃阴；少阴三急下证，脏邪传腑，由虚转实，日久则肾水危矣。故二者用承气汤类，急则泻之。

【条文】

是知脾胃实，诸病皆实；脾胃虚，诸病皆虚，此医家之大关也。

清代王三尊《医权初编·论治病当以脾胃为先第三十一》

【条解】

脾胃有实邪内扰时所患疾病多为实证，脾胃精气虚弱时患者多表现为虚证，这是医生在诊治疾病时候的关键。

【临证】

李杲作为金元四大家中补土派的代表人物，提出了“内伤脾胃，百病由生”的重要理论观点。他认为脾胃是元气之本，元气是健康之本，脾胃伤则元气衰，元气衰则百病生。李杲认为：“饮食损胃，劳倦伤脾，脾胃虚则火邪乘之，而生大热。”宜用补脾胃泻阴火升阳汤，方用柴胡一两五钱，炙甘草、黄芪、苍术、羌活各一两，升麻八钱，人参、黄芩各七钱，黄连（去须，酒炒）五钱，石膏少许。（临证经验选自《脾胃论》）

【条文】

脾土虚者，温暖以益火之源；肝木虚者，濡润以壮水之主；肺金虚者，甘缓以培土之基；心火虚者，酸收以滋木之宰；肾水虚者，辛润以保金之宗。此治虚之本也。

清代冯楚瞻《冯氏锦囊·杂症大小合参卷一》

【条解】

脾虚者，应该用温补之法以益心火。肝虚者，应当用濡养之法来补益肾水。肺虚者，应当用甘缓之法来培育脾土。心虚者，应当用酸收之法来滋养肝阴。肾虚者，应当用辛润之法来顾护肺水。这是治疗虚证的根本。

【临证】

肾水虚者，必辛润以保金之宗，即生金滋水，此顾母之本也。伤寒热退后，或汗后，烦躁未除，口渴微热，大便艰涩，小便短赤，可用生金滋水饮，方用生地黄、牡丹皮、当归、白芍、人参、麦冬、白术（生用）、甘草。滋肾的同时，虚则补其母，通过护肺以滋肾水。（临证经验选自《医家心法》）

【条文】

治肝实者，先实脾土，以杜滋蔓之祸；治肝虚者，直补本宫，以防外侮之端。

清代尤在泾《金匮要略心典·脏腑经络先后病脉证第一》

【条解】

治疗肝脏的实证，要先充实脾土，从而杜绝病情发展的弊端，治疗肝脏的虚证，直接补益本脏，从而防止他脏乘虚损害的发生。

【临证】

《金匮要略》言：“见肝之病，知肝传脾，当先实脾。”肝木脾土，生理相关，病理相连，肝病能传脾，实脾能治肝。肝病除本脏损害外，常见神疲乏力、胃胀、纳差、便溏、口黏等症，故运用疏肝健脾，化湿解毒之法，常能取效。柴胡剂、四逆散、平胃散、二陈汤，为治疗慢性肝炎之良方，其共同特点是肝脾同调。而目前临床上一些医者一见病毒感染，即用大剂苦寒清热解毒药，以其病情较长，用之日久，往往导致脾胃受损，加重病情。故肝病治疗要时刻顾及脾胃功能，不可寒凉太过。

【条文】

盖精之藏制虽在肾，而精之主宰则在心。

明代张介宾《景岳全书·遗精》

【条解】

所以先天之精虽然储存在肾脏，但是先天之精的主宰是心。

【临证】

金玫治疗一位老年女性患者，腰酸痛，右下肢麻木，心烦失眠，此乃肾水不足，心火过亢。肝肾不足，肝阳上亢，故见头晕头疼，口干口渴。诉胸闷胸痛，乏力气短，劳累后加重或者发作，舌暗红，苔薄白，脉沉细涩，阴虚血瘀之象可见也。气虚不能行血，故见胸闷胸痛，劳累后伤气所以劳累后胸闷痛发作或者加重。方中生地黄、桑寄生、续断、牛膝补肾通络，延胡索、水蛭、鸡血藤行气活血，生黄芪、太子参、五味子、山药健脾补气，生地黄、麦冬、知母、炒枣仁滋阴凉血，生甘草调和诸药。全方补肾活血，益气养阴，能够从肾论治胸痹心痛病，交通心肾，即因为精之藏在肾，精之主宰在心。

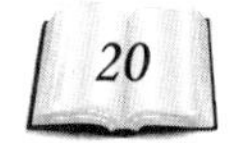

【条文】

治肝不应，当取阳明。

清代叶天士《临证指南医案·木乘土》

【条解】

从肝论治疾病没有效果，则应当从脾胃论治。

【临证】

脾胃虚弱而致肝木顺乘，则其本在脾胃，若仍着眼于治肝，未免舍本逐末，治当扶土为主，佐以抑木。叶天士常用人参、茯苓、半夏、白术、陈皮、甘草等培补中宫，再佐以白芍、木瓜、乌梅、当归等柔养肝木，使脾胃健运，则肝气自平。临床可见用健脾抑肝法治疗风痰上扰型眩晕。中医学认为眩晕多数病机为风痰上扰，因此治以健脾抑肝、祛风化痰之法。法半夏搭配天麻为风痰眩晕治疗要药，郁金和菖蒲具有化痰解郁作用，天南星、半夏具有祛风痰、湿痰功效。药对合用，具有清肝息风、祛脾胃痰湿功效。葛根升发清阳，泽泻利水渗湿，陈皮理气健脾化痰，白术与茯苓健脾气，郁金、菊花、龙胆草具有清肝火功效。多种药物共同作用，发挥化痰息风、健脾平肝功效。（临证经验选自《临证指南医案》）

【条文】

凡肝阳有余，必须介类以潜之，柔静以摄之，味取酸收，或佐咸降，务清其营络之热，则升者伏矣。

清代叶天士《临证指南医案·眩晕》

【条解】

凡是肝的阳气过剩的人，须用贝壳类药物来平潜它，用柔静的药物来固摄它，用酸味的药物收敛它，或者加入咸味的药物使它沉降，务必要清除营血和络脉的热，这样上升的阳气就可以向下潜伏了。

【临证】

药物的四气五味，运用十分广泛，影响十分深远。如羚角钩藤汤中羚羊角味咸能平肝息风，白芍味酸用以滋阴柔肝。镇肝熄风汤中牡蛎、龟甲味咸能滋阴潜阳。张锡纯云："用龙骨、牡蛎、龟甲、芍药以镇息肝风。"张老用此方治疗因肝肾阴亏，肝阳上亢所致内中风证，不仅潜阳息风，且同时注意疏肝，从而减少过度镇降引起的不良反应。（临证经验选自《医学衷中参西录》）

【条文】

肝为起病之源，胃为传病之所。

清代叶天士《临证指南医案·脾胃门》

【条解】

肝是疾病产生的源头，胃是疾病传变的场所。

【临证】

《素问·六元正纪大论》记载："木郁之发，民病胃脘当心而痛，上支两胁。"临床上诸多消化系统疾病与肝郁存在一定关系，此为疾病防治的重要靶点之一。西医学胃癌的癌前病变基于中医"未病先防、既病防变"的疾病防治观，应尽早进行监测及干预。该病病机复杂，其中肝胃不和型发病尤与情志不遂有关，和法在其治疗上具有一定优势。

【条文】

胃为卫之本，脾乃营之源。

清代叶天士《临证指南医案·肿胀》

【条解】

脾胃是气血生化之源，营卫之本。

【临证】

中医自古重视脾胃，因其为气血生化之源。如桂枝汤的药后调服、大承气汤的若得下则止后服等。经后世发展，其中李东垣的《脾胃论》对后世医家影响极其深远，其法宗《黄帝内经》中“有胃气则生，无胃气则死”的胃气学术思想，提出了“脾胃内伤，百病由生”的著名脾胃学说论断，并由此创立了“脾胃学派”（又称补土派），由此诞生了诸多奇效良方，如补中益气汤等，皆是补脾常用方。

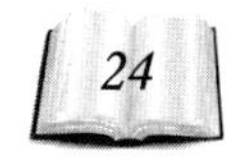

【条文】

夫胃为阳明之土，非阴柔不肯协和，与脾土有别。

清代叶天士《临证指南医案·木乘土》

【条解】

胃为阳明燥土之腑，只有运用养阴的方法才能使其调和，这和脾土不同。

【临证】

上燥治气，下燥治血，此为定论。今阳明胃汁之虚，因久痛呕逆，投以香燥破气，津液劫伤，胃气不主下行，肠中传送开合，皆失其职司。《经》（《黄帝内经》，下同）云：“六腑以通为补。”岂徒理燥而已，仍以清补胃阴为法。方用鲜生地黄、甜梨肉、天冬肉、人参、生白蜜。（临证经验选自《叶天士医案存真》）

【条文】

太阴湿土，得阳始运；阳明燥土，得阴自安。

清代叶天士《临证指南医案·脾胃门》

【条解】

脾为性湿阴土之腑，用燥湿的阳性药物能够健运脾气；胃为阳明燥土之腑，用柔润的药物滋补胃阴往往能取得较好的疗效。

【临证】

脾为阴土，其性湿，湿性重浊而黏滞，湿遏则脾气难升，所以喜燥恶湿，用燥湿的药物能够健运脾气，脾燥则升；胃为阳明燥土之腑，喜润恶燥，用柔润的药物滋补胃阴往往能取得较好的疗效。陈修园治疗土虚湿聚，不主健运，痰食留滞中焦，致有痞满之患，常用平胃散。方用制苍术二钱，川朴一钱（姜汁炒），橘红一钱，炙甘草一钱，生姜两片，大枣三枚，水同煎服。（临证经验选自《南雅堂医案》）

【条文】

所谓胃宜降则和者，非用辛开苦降，亦非苦寒下夺，以损胃气，不过

甘平，或甘凉濡润以养胃阴，则津液来复，使之通降而已矣。

清代叶天士《临证指南医案·脾胃门按》

【条解】

所说的胃气降则胃腑调和，不是用辛开苦降的药物来实现，也不是用苦寒的药物使胃和降，这样会损伤胃气。正确的方法是使用甘平或者甘凉之性的药物濡养胃阴，使胃中津液恢复，从而胃气通调和降。

【临证】

胃阴不足，则胃失濡养，胃气上逆，治当滋补胃阴为主。由此可见，胃气上逆者，并不可滥用降逆之法，还应以辨证为要。叶天士治疗一人，外受风温郁遏，内因肝胆阳升莫制，斯皆肺失清肃，咳痰不解。经月来犹觉气壅不降，进食颇少，大便不爽。津液久已乏上供，腑中之气亦不宣畅。治当养胃阴以杜阳逆，而不得泛泛治咳。方用：麦冬、沙参、玉竹、生白芍、扁豆、茯苓。全方为甘凉滋阴之配，胃阴得复，胃气平和，则脏腑气机和顺。（临证经验选自《临证指南医案》）

【条文】

若有胃阳虚者，参苓必进；脾阳衰者，术附必投。

清代叶天士《临证指南医案·肿胀》

【条解】

胃阳虚必用人参、茯苓；脾阳虚必用白术、附子。

【临证】

陈自明治疗一妇人，病气弱息，四肢厥冷，恶寒自汗，不进饮食。一医作伏暑治之，投暑药，一医作虚寒治之，投热药，均无效。陈自明诊脉察觉六脉虽弱，而关独甚，此中焦寒也。中焦者，脾也。脾胃既寒，必有腹痛吐泻之症。今四肢厥冷属脾，是脾胃虚冷，无可疑者。方用附子理中汤，附子、人参、白术、甘草、干姜，温中散寒，补火助阳。诊脉时尚未见有腹痛吐泻之症，随后旋即腹痛而泻。投此方药，诸证好转。（临证经验选自《续名医类案》）

【条文】

仲景急下存津，其治在胃也；东垣大升阳气，其治在脾也。

清代叶天士《临证指南医案·脾胃门》

【条解】

张仲景常用泻下药通大便，泻去实热，以保存津液，治在胃；李东垣常用升阳益气，治在脾。

【临证】

魏龙骧治疗便秘，常重用白术，以运化脾阳，少则一二两，重则四五两。脾不运化，不能为胃行其津液，终属治标。重用白术，运化脾阳，实为治本之图。便干结者加生地黄以滋之，时或少佐升麻，乃升清降浊之意。若便难下而不干结，或稀软者，其苔多呈黑灰而质滑，脉亦多细弱，则属阴结脾约，又当增加肉桂、附子、厚朴、干姜等温化之味，不必通便而便自爽。（临证经验选自《重订古今名医临证金鉴·腹泻便秘卷》）

【条文】

肝主疏泄，肾司闭藏；肝为相火，有泻无补；肾为真水，有补无泻。

清代叶天士《叶氏医效秘传·阴虚论》

【条解】

肝主疏泄，肾主闭藏；肝中之火为相火，有泻法而无补法；肾为真水，有补法而无泻法。

【临证】

“肝为相火，有泻无补”的治则，是叶天士根据肝气不得疏泄，气郁化火而提出来的。肝为乙木，胆为甲木，两者互为表里，肝藏相火（指胆火，在出现肝病证状时亦称肝火），甲木升则乙木升，肝火亢则胆火盛，临床所见目赤易怒、头胀，面热、口苦、咽干等证即是。法当疏肝郁，清胆火，泻其有余，所以叶天士说：“肝为相火，有泻无补。”然而对水不涵木而肝火亢盛的病者，若以灌苗滋根，则肝木自然敷荣畅茂，亦可达到使其肝火柔降的效应。

肾中真阴之水即精，又称“真水”，为人体阴气的根本，人体非此不能生存，“人生全盛之数，前后二十余年，若真水亏虚，可见发热作渴，头目眩晕，眼花耳聋，咽燥舌痛，齿牙不固，发白易脱，腰脊腿胫酸软疼痛，齿衄，男子精少，女子经闭，小儿发育迟缓等症”。当以补益肾精为治，所以清·叶天士《医效秘传·卷三·阴虚论》说：“肾为真水，有补无泻。”肾与膀胱为表里，若出现所谓的肾经湿热证，则又宜用清利下焦湿热之法。（临证经验选自《名医治则解析》）

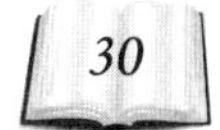

【条文】

多食易化，责在阳明之火；少食难化，责在太阴之虚。

清代叶天士《叶选医衡·寝食说》

【条解】

患者进食量多且容易消化，是因为阳明胃热盛；患者进食量少且难消化，是因为太阴脾虚弱。

【临证】

许叔微治疗曹生，初病伤寒，六七日，腹满而吐，食不下，身温，手足热，自利，腹中痛，呕，恶心。医者谓之阳多，尚疑其手足热，恐热蓄于胃中吐呕，或见吐利而为霍乱，请许老诊治。其脉细而沉，许老当机立断，认为证属太阴。太阴之为病，腹满而吐，食不下，自利益甚，时腹自痛，予以理中丸，用仲景云“如鸡子黄大”，昼夜投五六枚，继以五积散，数日愈。（临证经验选自《伤寒九十论》）

【条文】

治上焦如羽（非轻不举），治中焦如衡（非平不安），治下焦如权（非重不沉）。

清代吴瑭《温病条辨·杂说》

【条解】

治疗上焦疾病要选用药性较轻的药物（如果不轻，就不会上升）；治疗中焦疾病要选用药性较为平和的药物（如果不平，中焦就不会安定）；治疗下焦要选用药性较重的药物（如果不重，就不会沉降）。

【临证】

治疗咳嗽时，常需选用质轻性升的药物，如止嗽散。患者咳嗽咽痒，咯痰不爽，或微有恶风发热，舌苔薄白，脉浮缓者，可用止嗽散，止咳化痰，疏表宣肺。其中，桔梗、荆芥、白前等皆为质轻性升之品，升提肺气，治疗上焦病证。（临证经验选自《医学心悟》）

【条文】

泻心者必泻小肠，病在脏，治其腑也；但无出路，借小肠以为出路，亦必泻小肠也。

清代吴瑭《吴鞠通医案·癫狂》

【条解】

想要泻心的实邪一定要泻小肠，虽然病变部位在心脏，但可以从肠腑来治疗；恐邪无出路，借用小肠为祛邪的出路，所以一定要清泻肠腑。

【临证】

在“心与小肠相表里”理论的指导下，泻心火可以通过治肠实现，《伤寒论》中大黄黄连泻心汤，名为泻心，实则泻胃，亦可清肠。同时补心要注意通腑，用炙甘草汤治疗心悸动，脉结代的疾病，炙甘草汤中火麻仁一药，滑利小肠、疏通小肠经气，从而改善心经气血之运行，使全方共奏益气滋阴、通阳复脉的功效。

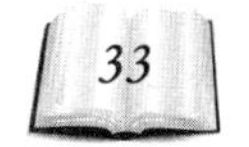

【条文】

治形必先治气，形特气之宫城；治气必先治心，心实气之主宰。先天之植此形者惟气，后天之帅此气者惟心。

清代唐笠山《吴医汇讲·祖气论》

【条解】

治疗人的身体必须先调养人的气机，身体是气所在的地方；调养人的气机必须先治疗心的病变，心是主宰人体气机的脏腑，先天形成人的肉体的只有气，后天统帅人的气机的是心。

【临证】

细读《内经》全书关于气的论述，不难发现一切有形物质，包括大地、星辰都是由气通过气化作用生成的。故“物之生从于化，物之极由乎变”“气合而有形，因变以正名，天地之运，阴阳之化，其于万物”（《素问·六微旨大论》），断定气的升降出入和相互作用，引起世界上的各种变化，“气始而生化，气散而有形，气布而蕃育，气终而象变，其致一也”（《素问·五常政大论》）。进一步表明，无论动植物的生育繁衍，还是无生命物体的生化聚散，万物的生成和变更，无一不是气的敷布和化散所造成。

【条文】

心无水则孤火上逆，肾无火则寒水下凝。

清代唐笠山《吴医汇讲·摄生杂话》

【条解】

心失去肾水的滋养则心火会向上犯逆，肾没有心火的温煦则会向下产生阴寒之水。

【临证】

汪春圃常用交泰丸合半夏秫米汤，治疗“昼夜不能寐，诸药不效”，并言其“一剂即得酣睡”。除心火亢盛之外，若痰湿阻滞中焦，“胃不和则卧不安”，导致升降失调，心肾不交，症见失眠干呕，心下痞塞胀满，下利，舌胖厚或者有齿痕，苔厚腻的情况，可选用半夏秫米汤、半夏泻心汤等方，通过化痰除湿等方法恢复气机升降，使得心肾相交、水火既济。（临证经验选自《纯粹医案》）

【条文】

肝病变幻多端，总宜从其性，适其宜，而致中和，即为达也。

清代唐笠山《吴医汇讲·木郁达之论》

【条解】

肝系疾病变化多端，应当顺从其升发之性，用合适的药，使肝气和合，即为木郁达之。

【临证】

《内经》记载："木郁达之。"木郁者，即肝郁也。《素问》云："治病必求其本。"郁证的产生，必有所因，当求所因而治之，则郁自解，郁者既解，而达自在其中矣。妇人情性偏执，故患者妇人居多。因郁致疾，调治方法，亦当求其所因而治之，则郁自解。郁者既解，则发、夺、泄、折俱在其中矣。（临证经验选自《吴医汇讲》）

【条文】

肝阳伏，则风息而镇静；肝阳升，则风旋而鼓舞。

清代谢映庐《谢映庐医案·头痛门》

【条解】

肝脏的阳气潜伏起来，则不会生风且肢体平静无抽动；肝的阳气升浮，则风起而手足抽搐。

【临证】

帕金森病属于中医学"颤证"范畴。本病的病机重点是本虚标实，肝肾亏虚为其根本，在肝肾亏虚的基础上，阴不敛阳，阳无所制，肝阳偏亢，生风化热所致，而见强直、震颤、拘挛等症。故虚风是颤证的主要病理变化，治疗当以镇肝息风、舒筋止颤为主，佐以豁痰清热安神、补益肝肾之法。镇肝熄风汤为镇肝息风、滋阴潜阳之要方，该方中怀牛膝滋补肝肾，引血下行，血能载气，故可引动肝风随血而下为君药；代赭石、龙骨、牡蛎、僵蚕息风止痉，涩精止汗，镇惊安神，龟甲、玄参、天门冬滋阴潜阳，益肾养血，白芍、木瓜养血柔筋活络，诸药共为臣药；麦芽、茵陈清泄肝热为佐；甘草调和诸药。诸药合用，共奏养肝益肾、定颤除风之效。为治疗阴虚风动型颤证的常用方剂。（临证经验选自《医学衷中参西录》）

【条文】

夫肝之伤脾，人所知也。肝能损肾，人所不知。

清代程杏轩《医述·生克》

【条解】

人们都知道肝能伤脾，却不知道肝也能伤肾。

【临证】

肝为木，肾为水，水生木，是肾为肝之母。子窃母气以自强，子强则母弱。然肾虚补肝，亦常用之法。凡肾精不足，头脑突痛，视物昏花，男子阳痿早泄，女子经闭不孕，可用补肝血以养肾精。如女子以肝为先天，经闭、不孕虽常责之肾，但临床治疗上每以养肝血，舒肝气为主。唯其肝血充盈，方能任通冲盛，生机盎然。此即肾（母）虚补肝（子）之意，为妇科临床之常规。

【条文】

治肝病三法：辛散以理用，酸泄以体用，甘缓以益用。

清代程杏轩《医述·治法素问》

【条解】

治疗肝病有三种方法，辛散药用来疏理肝气，酸泄药用来舒缓肝体，甘缓药用来补益肝虚。

【临证】

程杏轩曾治疗梅氏女呕吐，病逾四载，起初呕吐，渐致经期不行，温清攻下，遍投无验。因此其他医生认为是痨瘵，弃而不治。患者所病非真寒，又非实火，所以温清俱不投机。而下法，此为内伤久病，故更不可乱用。程杏轩询其饮食，下嗌停注膈间，不肯下行，旋即呕出，冲逆不平，时时嗳噫。这是因为肝为受病之源，胃为传病之所，胃宜降则和，肝气横逆，阻胃之降，致失其和而为患也。肝为将军之官，脏刚性急，木喜条达，最嫌抑郁。古人治肝病用药辛散酸收甘缓，有补水生木，培土御木之法，方法多端，非仅伐之泻之而已。治宜安胃制肝，厥阴阳明两调，王道无近功，戒怒舒怀，以佐药力为要。

【条文】

盖人赖胃气以生，药亦赖胃气以运。

清代程杏轩《医述·伤寒提钩》

【条解】

人有胃气才能存活，药物也需要胃气的推动才能到达病所。

【临证】

胡国华教授治疗某患更年期综合征的女性，时至更年，脏气渐衰，绝经半年，潮热汗出，情绪易激动，夜寐眠浅，入睡困难，左少腹隐痛，腰酸神疲，畏寒肢冷，小便频数，纳可，大便调，脉弦细无力，舌暗偏红苔薄。证属肝肾亏虚，冲任气滞，治拟养肝益肾，宁心安神。此重在治疗肝肾之病，然而方中特别加入炒谷芽、炒麦芽、枳壳、苍术，以此健脾消食、宽胸除满，调阴和阳，顾护脾胃，充分体现出医家对于脾胃功能的重视。

【条文】

脾元健运，则散精于肺，而肤腠坚固，外湿无由而入；肾气充实，则阴阳调和，而升降有度，内湿何自而生？

清代程杏轩《医述·湿》

【条解】

脾气健运，就会向上疏布精微于肺，肌肤腠理坚固，体外湿邪不得由表而入；肾气充实，阴阳调和，升降有度，内湿从哪产生呢？

【临证】

脾主运化，故水液正常代谢，有赖于脾胃的运化功能；肾主水液，体内水液的分布与排泄，主要靠肾气之“开”“阖”。《伤寒论》中苓桂术甘汤证：“伤寒，若吐若下后，心下逆满，气上冲胸，起则头眩，脉沉紧，发汗则动经，身为振振摇者，茯苓桂枝白术甘草汤主之。”即为脾阳虚水泛之象；《伤寒论》中真武汤证：“心下悸，头眩，身瞤动，振振欲擗地”皆为阳虚水泛之象。由二者可见，脾肾阳虚，皆可致水湿内停，若调治脾肾，则湿邪不得袭、内湿不可生。如张简斋先生曾治一例，夜晚咳甚，食后呕涎，舌苔白淡，脉濡滑。证属脾肾阳虚，水饮上泛，偏于脾阳虚。治当温阳化气，故选用苓桂术甘汤加减，效果甚佳。

【条文】

胃中之阳，能化津液以归肺者，全藉脾阴转输之力。脾阴不足，则胃中之火，莫非心火。壅而上行，生金者从此刑金。脾阴得复，胃中之心火自平也。

清代程杏轩《医述·脾胃》

【条解】

胃中阳气能够运化津液归于肺脏，这都是依赖脾阴转运输布的效用。脾阴不足，胃阴耗伤，则心火亢盛。热壅盛上行，脾土侵犯肺金。如果脾阴恢复，得以填充，心火自然平和。

【临证】

王泰林治疗一位患者，自云腹中微微撑痛，此属中虚，阴虚未复，夜寐不安，热退不清，仍宜养阴。治当补益脾阴，兼清心肺之热。方用生地黄、沙参、洋参、山药、麦冬、枣仁、薏米、茯神、甘草、白芍、赤苓、百合，另归脾丸。滋养脾胃阴，则心肺之火自降，诸证皆却。（临证经验选自《环溪草堂医案》）

42

【条文】

养生则以实脾为枢，治病则疏膀胱为枢。

清代程杏轩《医述·小便》

【条解】

养生重在健脾，治病重在疏利膀胱。

【临证】

脾为后天之本，气血生化之源，脾气散精，气血入心贯肺，然后布散全身，以滋养四肢百骸，脏腑经络，故养生重在健脾；膀胱具有藏津液与排尿的功能，膀胱在排尿的同时，能将人身之病气随尿而排出，故曰治病则疏膀胱为枢。

清晚期，慈禧垂帘听政，虽掌握清朝大权，但终日闷闷不乐。晚年常常感到两肋胀满，腹泻便溏。故用陈实功的八珍糕方，方用：薏仁米、茯苓、莲子、芡实、山药、扁豆、藕粉、糯米八味中药合成的八珍糕，并以此八味熬成八珍汤。慈禧每日食用，效果极佳，由此可见健脾对于养生的重要。（临证经验选自《外科正宗》）

刘渡舟先生治疗某女，患浮肿八年，每因遇寒冷而加剧，全身浮肿，以颜面部为甚，伴恶寒，肢体沉重疼痛，无汗，胸脘痞满，小便不利，大便常秘。舌苔白滑，脉浮紧。方用：麻黄 9g，桂枝 6g，杏仁 10g，炙甘草 3g，苍术 10g。每次服药后，均有微汗出。三剂服尽，肿消，其他各症亦随之而愈。为巩固疗效，以苓桂术甘汤善后。其中，以伤寒之苓桂术甘汤善后，温阳化饮，健脾利湿。（临证经验选自《刘渡舟临证验案精选》）

43

【条文】

善治脾胃者，能调五脏，即所以治脾胃也。能治脾胃，而使食进胃强，即所以安五脏也。

清代程杏轩《医述·脾胃》

【条解】

善于治疗脾胃的人，能通过协调五脏来治疗脾胃。通过治疗脾胃，使得脾胃受纳运化之力强健，水谷精微得以补充，以此使得五脏调和。

【临证】

五脏失和，脾胃难安；四方充足，脾胃受益。脾胃健运，食物进入得以消化，水谷精微濡养全身遍及五脏，使五脏调和。姜树民教授认为五脏气机升降是以脾胃为气机升降的枢纽，肝之疏泄、肺之肃降，一升一降，调节机体一身之气血，心肾上下相通，水火互济，一阴一阳，维持机体一身之气的平衡，气机调畅，机体乃健。故用补中益气汤，通过升举中阳，可治疗多种疾病。

【条文】

凡病颠倒难明，必从脾胃调理。

清代程杏轩《医述·脾胃》

【条解】

但凡疾病病机复杂，治疗思路不明确，一定要先调理脾胃。

【临证】

脾胃虚衰，则机体失养，百病丛生，且药物入胃，有赖于脾胃的吸收运化，故疾病多可从脾胃进行调理。虞抟治疗一位三十五岁的男子，胃脘作痛日久，人形黄瘦，食少而胸中常若食饱，逐日痛剧，虞抟予以大剂量桃仁承气汤，连二服，大下瘀血四五碗许，困倦不能言语者三日，教以稀粥少食，渐渐将理，病全安，复壮如旧。本证病机错杂，虞抟从脾胃论治，大下瘀血，治疗腹痛，并用稀粥调理脾胃，由此可见脾胃在疾病诊治中的重要作用，以及医家对于脾胃疾病治疗的发展。（临证经验选自《医学正传》）

【条文】

百凡治病，胃气实者，攻之则去，而疾易愈。胃气虚者，攻之不去。

清代程杏轩《医述·脾胃》

【条解】

大凡治病，如果胃气充实，使用攻法就可以祛除病邪，疾病容易痊愈。如果胃气虚衰，使用攻法就没有效果。

【临证】

桂枝汤为仲景“群方之冠”，《伤寒杂病论》中出现频率最高的药物分别是人参、甘草、姜、枣四味。《金匮要略》共用药157种，使用次数较多的药物有甘草、生姜、桂枝、大枣、芍药、半夏、茯苓、白术、人参等，其中前五味刚好是桂枝汤组方，胡希恕先生曾指出桂枝汤能鼓舞胃气，为安中养液之方。《金匮方歌括》中注释桂枝汤证言：“桂枝汤立意非专在解表风，实在调中焦，畅化源，盛谷气，祛邪气之功能。”治病必须细察胃气的有无，患者邪甚而胃气不虚者，可以祛邪，邪去则病疾自愈。而胃气虚者，虽有实证也不可轻易使用攻法，攻之则病益甚，盖因胃气本虚，攻之胃气益弱，胃气弱又不能行其药力，攻之亦无功。

【条文】

治肝三法，辛散、酸收、甘缓。逍遥一方，三法俱备。

清代程杏轩《杏轩医案·辑录》

【条解】

治疗肝系疾病的三种方法，用辛味药发散，用酸味药收敛，用甘味药缓和，逍遥散这一个方子，同时具备这三种方法。

【临证】

某女，36岁，右颈肿块，质偏硬，表面光滑，边缘清楚。患者一般情况良好，唯心情急躁，烦躁易怒，胃纳不佳，月经不调，经来腹胀，苔薄腻，脉细弦。辨证为肝郁气结，日久化火，灼伤津液，痰火胶结，凝结成核。治以疏肝解郁，理气散结，用逍遥散加减。处方：柴胡9g，当归9g，白术12g，茯苓12g，白芍12g，生甘草6g，昆布24g，夏枯草24g，橘叶6g，象贝母12g。其中柴胡散、白芍收、生甘草缓，三法皆备。

47

【条文】

欲泄水，必崇土；欲平气，必疏木。

清代王旭高《王旭高医案·鼓胀水肿》

【条解】

想要泄水就必须健脾，想要平气就必须疏肝。

【临证】

脾失健运，水湿困脾，湿阻中焦，治宜健脾燥湿，方选平胃散。患者胸胁满闷或疼痛，或乳房及少腹胀痛，善太息，嗳噫频作，食纳呆滞，或咽中如物梗阻，吞吐不利，或见颈项瘿瘤，情志抑郁，腹部积聚，月经不调，甚或闭经，苔薄，脉弦，均治当疏肝解郁，行气散结，方选柴胡疏肝散加减。其中柴胡疏肝，枳壳、陈皮、佛手等理气，共奏疏肝理气之功。（临证经验选自《医学统旨》）

48

【条文】

清阳明以利机关，养肝肾以滋阴血，运脾气以化湿痰。

清代王旭高《王旭高医案·中风》

【条解】

清泻阳明热盛来通利关节，调补肝肾来滋阴养血，运化脾胃来祛除湿气痰浊。

【临证】

叶天士曾治疗一位周姓患者，因为长夏的湿热之气内蕴而泄泻，故用胃苓汤调和阴阳，健脾渗湿。方为平胃散与五苓散之合方，其中苍术、陈皮、厚朴、甘草（平胃散）四味药，化湿和胃；猪苓、茯苓、白术、泽泻、桂枝（五苓散）五味药利水渗湿，温阳化气。除此之外，如果是长期脾胃虚弱，反复生湿热的患者，除调后天之本脾胃外，亦当注重调补先天之本，使肝肾精血充盛，脾胃之气化生有源，疾病则不易复发。（临证经验选自《临证指南医案》）

【条文】

脾虚生痰，肝虚生风。运脾即是化痰，养肝佐以息风，为虚实参半之治。

清代王旭高《王旭高医案·中风》

【条解】

脾气亏虚则生痰湿，肝血不足则生内风。运化脾气就是在化痰，滋养肝血就是在平息内风，这是补泻兼施的治法。

【临证】

中风之人，多伴痰蒙神窍，而脾为生痰之源，故临床运脾既是除痰之法，又是治风的思路。此外患者肝血不足，水不涵木，阴虚动风，肝风夹痰是此病经络不通之根本，为平息肝风，首当柔肝养肝。针对此类肝风夹痰的中风患者，治疗当围绕虚实论治，扶正与祛邪不可偏颇。

【条文】

养营阴须求甘润，理肝郁必用苦辛。

清代王旭高《王旭高医案·疟疾》

【条解】

滋养营血阴液必须用甘味质润的药物，疏解肝郁必须用味苦辛散的药物。

【临证】

中药的四气五味，对于临床选药具有重要指导作用。甘味能补，如四物汤中熟地黄、当归、白芍都是具有甘味的药物用以补血和营。辛味能散能行、苦能泄，如柴胡疏肝散中柴胡辛苦条达肝气，疏散郁结；香附、陈皮、枳壳等都是辛、微苦用以疏肝理气止痛。胡希恕用四逆散合四物汤，疏肝散痛，养血益肾，治疗肝郁肾虚、冲任痰阻等证型的输卵管梗阻、低热、紫癜等疾病，即取甘润养阴，苦辛解郁之效。（临证经验选自《胡希恕医论医案集粹》）

【条文】

肝虚无直补之法，补肾即所以补肝；中虚有兼补之方，补火而更能生土。

清代王旭高《王旭高医案·痰饮》

【条解】

肝脏虚损没有直接补益的方法，可以用补肾的方法来补肝；脾阳虚或服用补脾药无效时，可以兼服补肾阳之品，温补肾阳更有助于脾的运化。

【临证】

肝与肾同居下焦，乙癸同源，精血互生，生理病理互相影响。如肾阴不足，则水不涵木致虚阳上亢；肾精不足，则阴血亏虚致肝失所养。临证以“滋水涵木”法治疗，即补肾以养肝。肾为先天之本，脾为后天之本，补先天可养后天，补后天可滋先天，临床可用补火生土法，即运用补肾阳以温补脾气的方法，治疗饮食劳倦伤脾、脾失阳气温煦、推动无力所致病证，如功能性消化不良、泄泻等。

【条文】

肝风上升于巅顶，原属阴亏；痰浊弥满于中宫，多因脾弱。

清代王旭高《王旭高医案·肝风痰火门》

【条解】

肝火上炎升于头项部，是属于阴液亏虚；痰浊弥漫中焦，大多是因为脾虚。

【临证】

一患者目痛头疼，心嘈便结，属阴亏阳亢之征，又舌苔浓浊，纳少恶心，为胃虚浊泛之象，高年久病，图治实难，勉拟一方备参。方用人参、半夏、天麻、橘皮、玄明粉、茯神、沙苑子（盐水炒）、磁石、黄柏、元精石、干姜。服方后，头痛减而得寐，苔薄白而带灰。火降则神安，湿化则燥显，前方去干姜、黄柏，加知母、北沙参、姜竹茹。又头痛虽减，风阳犹未全平，舌苔灰白，痰浊仍未全化，拟养营阴以降火，和胃气而化痰，参以镇逆，佐以宁神。（临证经验选自《珍本医书集成》）

【条文】

治先天当求精血之属，培后天须参谷食之方。

清代王旭高《王旭高医案·虚劳门》

【条解】

治疗先天肾精不足，应当用补养精血之品，培补后天脾胃须加入谷食之药。

【临证】

肾为先天之本，精血之源，肾虚则精血不足，当治以血肉有情之品，如龟甲、鳖甲、阿胶等；脾为后天之本，生化之源，后天资生，纳谷为宝，故培补脾胃要参以谷食之方，如薏苡仁、粳米、麦芽等。

常熟名医陶君仁先生，治疗肝气犯胃的诸多疾病，多用其经验方柔肝饮。其中麦芽一味，为谷物食物，既可疏肝，又可健脾。同时，陶君仁先生也善用血肉有情之品。他认为其药少、力大、效专，是滋补佳品，并根据营血亏虚、阴虚火旺等病机，活用鹿角胶、龟甲等，多疗效显著。（临证经验选自《陶君仁临证医验集》）

【条文】

脾肾为生痰之源，肺胃为贮痰之器。

清代王旭高《王旭高医案·痰饮门》

【条解】

脾肾失常会导致痰湿生成，肺胃是痰湿易停滞的地方。

【临证】

若元气受损，生气不布，或久居湿地，淋雨涉水，外湿内侵皆能困厄脾阳，则津液转输不利，化成痰湿，上输于肺；同时，脾亦受痰湿之困，愈加重气困，两因相缠，脾越虚，痰越多。如气困重于湿，可选补中益气汤加减，健脾益气，药用人参、白术、炙甘草等；湿困重于气，可选二陈汤加减。百病多因痰作祟，可从脾肾肺胃论治。如焦树德治疗悬饮，采用“导水必自高源”的精神，从治肺（顺气、消痰饮）入手，结合利水（治肾）、化湿（治脾），并运用“以温药和之”的经验，屡用于临床，均取得了满意的效果。（临证经验选自《树德中医内科》）

【条文】

养心营以济肾阴，清肝热以安相火。

清代王旭高《王旭高医案·虚劳》

【条解】

通过补养心营来向下补济肾阴；清泄肝热来安定相火。

【临证】

邹云翔的“导阳归肾汤”方用生蒲黄、川黄连泻心火，麦门冬、生甘草助之，生地黄、败龟甲、黑玄参、川石斛、川黄柏补肾真阴而生血，肉桂藉咸寒滋肾之力，归入肾宅，而安肾阳，以此真阳归原，龙潜大海。本方组织严密，配伍精当，是根据反佐疗法和泻南补北的理论而组成。凡属于心营肾阴不足，虚阳无制，浮越于上，表现为上实下虚者，皆为其适应范围。临床上凡属于虚阳上越的口腔疾病，如舌疮、口糜和狐惑、牙痛等，用导阳归肾汤加减进行治疗，均取得满意的疗效，即寓含了“养心营以济肾阴”的重要思想。（临证经验选自《临证效验秘方》）

“滋水清肝饮”出自清朝高鼓峰《医宗已任编》，药用生地黄25g，淮山药15g，山茱萸12g，牡丹皮9g，泽泻12g，茯苓15g，柴胡6g，当归6g，白芍12g，山栀子12g，大枣4枚。其功用为滋阴补肾，清泻肝火。适用于一切肝肾阴虚，相火内扰，腰酸膝软，骨蒸潮热，头晕，目眩，耳鸣，耳聋，胸满胁痛，自汗盗汗，五心烦热，口苦咽干，舌燥喉痛，男子梦泄遗精，女子月经不调，消渴淋沥，牙齿松动，或上则衄血，下则溲血，舌质红，苔黄少，脉弦细数等症，蕴含了“清肝热以安相火”的重要思想。

56

【条文】

肝风一证，虽多上冒巅顶。亦能旁走四肢，上冒者，阳亢居多；旁走者，血虚为多。然内风多从火出，气有余便是火，余故曰：肝气、肝风、肝火，三者同出异名，但为病不同，治法亦异耳。

清代王旭高《王旭高医书六种·西溪书屋夜话录》

【条解】

肝风内动，虽然大多上犯头项，也可以旁走四肢，肝风上扰，以肝阳上亢居多；肝风旁走的证型，多伤风动血，以血虚为主。但肝风内动多易化火，气的过盛有余便会产生使人为病的火邪。所以我说，肝气、肝风、肝火这三者虽都是肝病，病机不同，所致疾病不同，治法也不同。

【临证】

某吴姓人，脉弦小数，形体日瘦，口舌糜碎，肩背掣痛，肢节麻木，肤腠瘙痒，目眩耳鸣，已有数年。此属积劳阳升，内风旋动，烁筋损液所致。故先清血分热，后养血息风。方用：生地黄、玄参、天冬、丹参、犀角、羚羊角、连翘、竹叶心（丸方）、何首乌、生白芍、黑芝麻、冬桑叶、天冬、女贞子、茯神、青盐。又如某吉姓人，心悸荡漾，头中鸣，七八年频发不止，起居饮食如常。此属肝胆内风眩动，宜用镇静之品，佐以辛泄之味，如枕中丹。（临证经验选自《临证指南医案》）

【条文】

养肝之体，必借酸甘；泻肝之用，苦辛为要。

清代王旭高《王旭高医书六种·退思集类方歌注》

【条解】

（肝以血为体，以气为用），养护肝体（血）必须用酸甘化阴之类的药物，清泄肝用（气），以苦辛发散之类的药物为主。

【临证】

董某，男，44岁，面部感觉异常，左侧面部肌肉麻木、阻滞感为多，搓揉时可缓解，左耳偶有耳鸣7个月，左侧头痛1周，口干时有口苦，容易出汗。冬天四肢厥冷，睡眠稍差。大便黏，小便黄。舌淡嫩，中白腻，两边白线，脉弦细。证候诊断：少阳病夹有痰，给予柴芎汤加减。服上药后头痛明显好转，麻木阻滞、耳鸣大减，现仍感口干口苦，大便稍黏，左眼皮瞤动2天，上方以透少阳气分瘀滞为主，现内郁相火未解，故口干口苦不减，在上方基础上加用白芍、天花粉、菊花、黄芩，养肝阴、泻肝火。

【条文】

久病虚羸，胸无痞满者，宜补肾；胸有痞满者，宜补脾，亦要诀也。

清代王旭高《王旭高医书六种·医方证治汇编歌诀》

【条解】

久病体虚，胸中没有痞满，应补肾；胸中有痞满，应补脾，这也是要领。

【临证】

补肾，抑或补脾，以胸中是否痞满为鉴别要点。患者若久病，或年老体衰则可致肾虚，即肾精不足。肾的精髓不足，则会出现头目眩晕、健忘恍惚、精神萎靡、耳鸣时作、腰膝酸软等症状，可用大补元煎等方滋补肾精。若元气大衰，中焦气机升降失司，阴火上乘，则上焦阴津亏虚。以患者胃脘胀满，饮食不化，呕吐下利，消瘦乏力，口苦干渴，气急汗出，脉微而结等为主要临床特点，方用大补脾汤。（临证经验选自《辅行诀脏腑用药法要》）

【条文】

肾水亏则生火，而脾胃亦必枯槁；肾火亏则生寒，而脾胃亦必湿润。

清代程芝田《医法心传·阴阳不可偏补论》

【条解】

肾水亏虚则会阴虚生内热，脾胃也必定会枯槁不荣；肾火如果亏虚则会阳虚生内寒，脾胃也必定会为湿所困失于运化。

【临证】

宋光明治疗一患者，女，64岁，双下肢水肿，泡沫尿，乏力、肢体倦怠，头晕、头痛，口干口苦，纳寐可，大便调，每日一行。舌淡，苔微黄腻，脉沉细。中医辨病为“水肿”，证属“脾肾气虚兼湿热证”，处方以健脾益肾、益气升阳、清热除湿为法，选方《脾胃论》升阳益胃汤加减，7剂后复诊，患者水肿症状明显好转，尿中泡沫减少，乏力等症状明显改善，药已对症，病势渐佳。患者年老体弱，脾肾气虚，湿浊内生，故应益气升阳，肾火得旺则湿气自消。

【条文】

下焦阴气上升，非温不纳。中宫虚馁，非补不行。

清代余听鸿《诊余集·虚胀》

【条解】

下焦的阴寒之气上升，得不到温煦则不能受纳；中焦脾胃虚损，得不到补益则不能运化。

【临证】

余听鸿曾治疗朱云卿，年三十六七，其有气从少腹直冲胸膈，腹胀如鼓，坚硬脐突，屡服槟榔、枳壳、五皮等消导克伐之品，愈服愈胀，匝月未得更衣，两足渐肿，小便不利，面上色泽渐枯，胃气日惫，袖手待毙矣。前来寻求余听鸿，脉迟涩而肌肤枯暗，腹硬而坚，不得更衣，诊断为冲任、足三阴肝脾肾阳虚，阴气之所结。按照“下焦阴气上升，非温不纳”的原则，投以东洋参、白术、鹿角胶、附、桂、茴香、巴戟、苁蓉、枸杞、菟丝、姜、枣等温补滑润之品，一剂胀更甚。余先生认为这是气虚不能运药，若更他法，则非其治。就说服患者再服一剂，胀益甚，并且气阻不爽。余先生又嘱托坚持服药，再令其服一剂，忽然气从下降，大解坚粪甚多，其腹已松，后来再服二十剂，煎膏慢服，服尽而愈。（临证经验选自《诊余集》）

61

【条文】

肺为敷布精液之源，胃为生化精液之本，肾又为敷布生化之根柢。内湿起于肺、脾、肾，脾为重，肾为尤重；盖肺为通调水津之源，脾为散输水津之本，肾又为通调散输之枢纽。

清代石寿棠《医原·百病提纲论》

【条解】

肺是输布津液的源头，胃为生化津液的根本，肾脏又是输布生化的基础。内湿多与肺、脾、肾相关，与脾关系密切，与肾关系最密切；这是因为肺是通调水液的源头，脾是运化水液的根本，肾是输布水液的枢纽。

【临证】

谢映庐曾治疗一位患者，时值秋冬，偶患咳嗽，气急，微有寒热，已服参苏败毒之类如故。故与泻白散一剂，小便短涩，渐久遍身肿满，略与导湿利水之药，更加腹胀气促，脉弦数，舌灰白，唇皱红。以升阳益胃汤加黄柏一味，服之小便倍于平时。有寒热，咳嗽，水肿之证，再加泻肺利水药，以致阳愈下陷，阴愈上冲，故腹胀气急。脉来数急者，乃阴火上冲之明证，其病机为肺气虚甚，阳气不升，阴火上冲。治疗法当疏其肺，益其气，举其阳，降其阴。（临证经验选自《得心集医案》）

62

【条文】

治心火，以苦寒，治肾火，以咸寒。

清代徐灵胎《医学源流论·君火相火论》

【条解】

可以用苦寒的药来清心火，可以用咸寒的药来降肾火。

【临证】

心火实证居多，宜用苦寒直折，且苦味入心，能泻降心火，导邪下行，如用黄连清心汤清降火邪，故曰治心火以苦寒；肾火多为虚火，大多由于真阴耗伤，而致阳亢无制，故宜用咸寒之品以填补真阴，真阴足则阴与阳并，水能制火。如大补阴丸中，龟甲即属咸寒之品，可育阴潜阳，使阴液得养，则肾火自然平息，是培本清源之法，此即王冰所说“壮水之主，以制阳光”之义。（临证经验选自《丹溪心法》）

【条文】

肝以散为补，心肾以收为补，脾以燥为补，肺以润为补，肠胃以通为补。

清代许豫和《怡堂散记·又录名言》

【条解】

补肝宜发散为主，补心肾以收敛为主，补脾以燥湿为主，补肺以清润为主，肠胃以通顺为补。

【临证】

“柔肝饮”是常熟名老中医陶君仁先生用治肝胃气痛的经验方，方中茵陈、生麦芽柔肝，发散肝气而不伤阴；白术、半夏、茯苓健脾除湿；食后脘胀者，加鸡内金健胃消食。方中药味，充分体现发散、燥湿、通顺的治疗原则。

【条文】

善补肾者，当于脾胃求之。

清代许豫和《怡堂散记》

【条解】

擅长补肾的人，应该从脾胃论治以求补肾。

【临证】

肾为先天之本，脾为后天之本，脾肾之间在生理、病理等方面都有着极为密切的关系。在生理上，脾为气血生化之源，精藏于肾，人出生以后，肾精必须依赖脾胃运化之饮食精微的不断滋养，方能生生不息；在病理上，脾虚可使精血的来源匮乏，导致肾精不足，引起水肿、阳痿等。先天不足，通过补益脾胃，使脾胃运化功能健旺，生化有源，则肾精充沛，肾气强盛。王旭高治疗一患者，产后数十日，忽发肝风，心荡不寐，继以血崩。见周身浮肿，气逆不得安卧，头眩，口不渴，病势夜重，此土弱不制水，水反侮土也。欲培土，先补火，佐以泄木。故药用肉桂、冬术、茯苓、泽泻、大腹皮、木香、陈皮、炮姜、神曲、通草，即含补脾治肾之意。（临证经验选自《王旭高临证医案》）

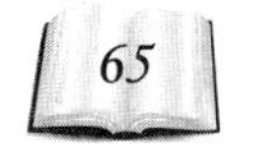
65

【条文】

惟肝一病，即延及他脏。

清代李冠仙《知医必辨·论肝气》

【条解】

肝脏一旦起病，若不及时预防或治疗，他脏则易受累，而最终使得多脏同病，病情迁延。

【临证】

《素问·举痛论》载："百病生于气也。"清·刘鸿恩《医学八法》载："诸病多生于肝。"清·何梦瑶《医碥》中云："百病皆生于郁……郁而不舒，则皆肝木之病矣。"名医岳美中说："中医所称之肝，其生理复杂，其病理亦头绪纷繁，所以有'肝为五脏之贼''肝病如邪'等说法。而临床所见杂病中因肝致病者十居六七。"(《岳美中论医集》)在病理状态下，肝病最易影响他脏，正如清·李冠仙《知医必辨·论肝气》载："人之五脏，惟肝易动而难静。其他脏有病，不过自病，亦或延及别脏，乃病久而生克失常所致。惟肝一病，即延及他脏……五脏之病，肝气居多，而妇人尤甚。治病能治肝气，则思过半矣。"亦有"肝病繁多，为万病之贼"之说。可见，肝病除肝气郁结、肝气横逆、肝阳上亢、肝火上炎、肝风内动、肝胆湿热以及肝之气、血、阴、阳虚等本脏病证外，还能涉及他脏，如木火刑金、肝木犯胃、肝木乘脾等，影响冲任则可出现冲任失调。

66

【条文】

心阴不足，心阳易动，则汗多善惊；肾阴不足，肾气不固，则无梦而泄。以汗为心液，而精藏于肾故也。

清代尤在泾，见于《柳选四家医案·静香楼医案》

【条解】

心的阴液不足，心的阳气就易于浮动，则会出汗增多易受惊吓，这是因为汗为心之液；肾的阴液不足，肾的阳气失去固摄作用，则睡觉时无梦但有遗精，这是因为肾藏精。

【临证】

某患者，顽固性出汗，发病五年来就诊于多家医院，均未能明确诊断，结合"心在液为汗"理论，中医医生建议患者行冠状动脉造影检查，结果显示冠状动脉为严重的三支弥漫性病变，用影像学手段验证了"心在液为汗""汗为心之液"理论的正确性，辨证为心气亏虚证，后给予保元汤加减治疗而愈。

67

【条文】

肝阳因劳而化风，脾阴因滞而生痰。

清代尤在泾《增评柳选四家医案·尤在泾医案》

【条解】

肝脏的阳气多因虚劳而上亢化风，脾脏的阴液多气滞阴凝而生痰。

【临证】

某男，7岁，不自主咽部发声伴颈部、肢体不自主抽动3年余。现喉中时有异响，咽有痰，身痒，不自主抽动，盗汗，卧不安，纳差，便可，嗜咸味。舌红，尖边红，舌中有裂纹，唇红。左脉沉细弦，右脉沉细滑，手心热汗。诊断为慢惊风，辨证为肝郁化火、脾失健运。治当清热除烦、健脾养阴，处方以山五汤加减。此类患儿多以脾胃虚弱、营卫失和体质为多，故以健脾和胃为法贯穿始终。初诊时抽动及发声明显，兼盗汗、眠不安、舌红、脉弦滑等阴虚阳亢证，故以山五汤为主方急则治标。栀子、钩藤、生龙骨、生牡蛎清肝泄热、敛魂安神，加桂枝、白芍调和营卫，菖蒲、远志交通心肾，党参、麦冬、五味子益气养阴，待标证缓解后，始终以桂枝加龙骨牡蛎汤加减健脾养阴，疗效显著。最终以玉屏风散固表实卫，巩固收功。

68

【条文】

胆虚则神自怯，气郁则痰自凝。

清代王旭高，见于《柳选四家医案·环溪草堂医案》

【条解】

胆气虚则神情怯弱，气机郁滞则生成痰液。

【临证】

清热化痰开郁法治疗胆郁痰扰型不寐，常见失眠、惊悸、头晕、口苦、胃脘痞满、饭后烦躁加重，舌苔黄腻或白腻。胆主少阳，内寄相火，胆气冲和，则能上养心火；若五志过极，少阳枢机不利，气郁化火，炼液成痰，痰随火而炎上，上扰心神，轻者可致寤寐失调，重则可致癫狂等。如柳宝诒指出："胆虚则神自怯，气郁则痰自凝，于是咽喉若塞，气短似喘，偶值烦劳，夜寐多魇。无形之气，与有形之痰，互相为患……欲安其神，必化其痰；欲壮其胆，必舒其气。故清之化之，和之益之，必相须为用也。"选方可用温胆汤加减。

【条文】

营阴虚，则气火宜升；肝木横，则脾土受侮。

清代王旭高，见于《柳选四家医案·环溪草堂医案》

【条解】

营阴亏虚则气火旺盛，肝气横逆犯脾，则脾土受损。

【临证】

真定路总管刘仲美，年逾六旬，宿有脾胃虚寒之证，天寒劳作饮冷，夜半自利两行。其脉弦细而微，四肢冷，手心寒，唇舌皆有褐色，腹中微痛，气短而不思饮食。《内经》云："色青者，肝也，肝属木。唇者，脾也，脾属土。木来克土，故青色见于唇也。舌者心之官，水挟木势，制火凌脾，故色青见于舌也。"《难经》云："见肝之病，则知肝当传之与脾，故先实其脾气。" 患者脾已受肝之邪，故以黄芪建中汤加芍药附子主之，芍药味酸，泻其肝木，微泻其胜；黄芪、甘草甘温，补其脾土，是重实其不胜；桂、附辛热，泻其寒水，又助阳退阴；饴糖甘温，补脾之不足；肝苦急，急食甘以缓之，生姜、大枣、辛甘大温，生发脾胃升腾之气，行其荣卫，又能缓其急。每服一两，据法水煎服之，再服而愈。

【条文】

肺如钟，撞则鸣，言肺为邪贼，则发音顿失其常；肺如钟，空则鸣，言肺气为实邪所窒，则不能金声玉振。

清代王孟英《王氏医案译注·卷一》

【条解】

肺像一口钟，撞击它，就会发出响声。邪气犯肺，声音会突然与正常不同。肺像一口钟，只有钟空，才会发出响声。实邪阻滞肺气，则咳声不再高亢。

【临证】

某患者，素患噫气，凡体稍不适，其病即至，既响且多，势不可遏。戊子冬发之最甚，苦不可言。孟英曰：此阳气式微，而浊阴上逆也。先服理中汤一剂，随以旋覆代赭汤投之，遂愈。用后，每发如法服之，辄效。后来发亦渐轻，今已不甚发矣。孟英常云，此仲圣妙方，药极平淡，奈世人畏不敢用，殊可陋也。石念祖按：噫气有二：一阳虚；一邪实。此证辨阳虚在既响且多，冬发最苦。肺如钟，空则鸣，言肺气为实邪所窒，则不能金声玉振。此证噫气如因肺阻实邪，断不能既响且多、冬发最苦。清阳虚则卫外之阳亦虚，表阳不充于皮毛，故冬寒易发。浊阴上逆，由于阳气式微，当专治阳微。气为阳，气以虚而上逆，补阳则气纳丹田，而上逆何有？先服理中者，阳虚致病。必脾阳、肾阳两足，而后中气升降适常。随以旋覆代赭投之。（临证经验选自《王氏医案》）

【条文】

肝为刚脏，非柔养不克；胃为阳土，非清通不和。

近代丁甘仁《丁甘仁医案·调经》

【条解】

肝脏有刚强之性，不用阴柔滋养的方法不能克制它；胃在五行属土，不用清肃通降的方法不能使之和降。

【临证】

丁氏医案在治疗妇女月经病中指出，月经病的病机特点有肝胃气逆、肝脾气滞、冲任虚寒、瘀血阻滞等，治疗应该遵循“欲调其经，先理其气”“调经以顺气为主”的原则，“养血柔肝，和胃通经”为其治法之一。丁氏治疗某一患者，气升呕吐，止发不常，口干内热，经事愆期，行而不多，夜不安寐，舌质红，苔薄黄。脉象左弦右涩，弦为肝旺，涩为血少。良由中怀抑塞，木郁不达，郁极化火，火性炎上，上冲则为呕吐，经所谓诸逆冲上，皆属于火是也。肝胆同宫，肝郁则清净之府岂能无动，挟胆火以上升，则气升呕逆，尤为必有之象。口干内热，可以类推矣。先哲云：“肝为刚脏，非柔养不克，胃为阳土，非清通不和。”拟进养血柔肝、和胃通经之法，不治心脾，而治肝胃，穷源返本之谋也。患者因肝郁化火，火逆而动，犯胃则胃失和降，胃为水谷气血之海，胃伤而心脾受病；木克土虚，中焦失其变化之功能，气血化源匮乏，精血不足，而见经事愆期行少，是气之为病。治疗不治心脾而治肝胃，这是丁氏治本求源之法，也是调经原则的体现。（临证经验选自《丁甘仁医案》）

【条文】

胃以通为补，脾以健为运。

近代丁甘仁《丁甘仁医案·膏方》

【条解】

胃司受纳，以通为顺，顺应生理特性为补益之法。脾主运化，脾气健旺，才能发挥正常运化功能。

【临证】

呕吐伤胃，泄泻伤脾。患者脾胃两败，健运失常，木乘土位，清不升而浊不降。宜抑木扶土，佐入益火之品。方用熟附块（一钱）、云茯苓（三钱）、黑防风（一钱五分）、生姜（二片）、焦白术（二钱）、姜半夏（三钱）、大砂仁（八分）、范志曲（三钱）、炒白芍（三钱）、广陈皮（一钱）、煨木香（五分）。其中，焦白术、范志神曲（由香附、槟榔、乌药、白芷、茯苓等药物组成）健运，陈皮、木香通调，共治脾胃疾病。（临证经验选自《丁甘仁医案》）

【条文】

肝气乃病理之一大门，善调其肝，以治百病，胥有事半功倍之故。

现代张山雷《脏腑药式补正·肝部》

【条解】

肝气失于疏泄是多种疾病的发病机制之一，善于调理肝脏气机，可以达到治疗多种疾病，事半功倍的效果。

【临证】

翟竹亭曾治疗一位年十九岁的女子，该女被诬奸情事，出堂就审，女恃理直气壮，触犯县尊，恼羞变怒，横加五刑拷打，任死不屈，三堂后无二词。大冤昭雪归家，愤恨郁怒，大病在床，两胁疼如刀刺，时上冲心，口吐鲜血。每日夜四五发，每一次辄疼死，约半小时方能苏醒。诸医治法，均是止血止疼之药，服二十余剂罔效，后事已备，待死而已。又过三日，病仍旧，无奈请翟老诊疗。肝脉沉弦有力，直冲至寸部，脾脉滑数微虚，知属郁怒伤肝，木旺土衰，脾虚生痰。此证以疏肝调气为主，清利脾热化痰为标，用小柴胡汤重剂加减。服一帖病去三四，共服四帖，诸症十痊。（临证经验选自《湖岳村叟医案》）

【条文】

肺家实邪，本只两种：苟非痰结，即是气窒。

现代张山雷《脏腑药式补正·肺部》

【条解】

肺病的实邪，从根本来说只有两种：如果不是痰结，就是气机不利。

【临证】

《金匮要略·肺痿肺痈咳嗽上气病脉证治》言："咳而上气，此为肺胀。其人喘，目如脱状，脉浮大者，越婢加半夏汤主之。"指出久咳之人，常因痰饮之邪作祟，与喘证并行，予以越婢加半夏汤取其逐水清热之效。

【条文】

肾脏内寓真阳，非温不纳；肝脏内寄相火，非清不宁。

清代叶天士《清代名医医案精华·叶天士医案》

【条解】

肾脏之中蕴含着真阳，温煦才能潜藏守位；肝脏中内含相火，清火养阴才能宁静不妄动。

【临证】

肾脏之阳又称“元阳”“真阳”，乃人体阳气的根本，能温养各脏腑组织。若肾阳亏虚，不能温养周身，可出现神疲乏力、动则气喘、形寒肢冷、腰膝冷痛、小便不利或尿频消长、男子阳痿早泄、女子宫寒不孕等，固当治以温肾。亦有虚阳浮越，上热下寒者，亦宜温补真阳，其浮越之火方能下归宅窟。故曰：“肾脏内寓真阳，非温不纳。”肝为将军之官，相火内奇，得阴血的涵濡，遂能顺其条达之性，从其生生之机。故一旦阴亏血少，失于濡养，则相火旺盛，常见眩晕、躁怒，甚则猝然昏厥等症。治之者当以滋阴养血，但必须伍以清火，如一贯煎的配伍即是。故曰：“肝脏内寄相火，非清不宁。”

胡国华教授治疗更年期妇女时，因为其时至更年，脏气渐衰，绝经半年，潮热汗出，情绪易激动，夜寐眠浅，入睡困难，左少腹隐痛，腰酸神疲，畏寒肢冷，小便频数，纳可，大便调。脉弦细无力，舌暗偏红苔薄。证属肝肾亏虚，冲任气滞，治拟养肝益肾，宁心安神，疏利冲任，以膏代煎，缓缓调治，冀来年体健恙除。其中，可见胡教授对于真阳、相火的调理之法。

【条文】

肺主一身之表，肝主一身之里。五气之感，皆从肺入；七情之病，必由肝起。

清代王孟英《王孟英医学全书·柳洲医话良方》

【条解】

肺脏主持全身的卫表，肝脏主导全身的内部气机。外感六淫之邪，多由侵袭肺卫而入；七情所致的疾病，多因肝失疏泄而发。

【临证】

外感疾病的治疗大多运用解表剂，情志疾病大多运用理气剂。卢永屹教授认为情志病发病机制的关键在于肝，情志病与心、肝二脏关系最为密切。肝主疏泄而调畅气机，气又是人体功能活动的物质基础。生活中的精神刺激致使肝失疏泄，气机升降出入失常，就会出现痰湿、瘀血、郁火等病理产物。故在临床上多用合欢皮、合欢花以达安心神、解忧郁之效。

第三章 气血

【概述】

气与血作为人体两大基本物质，“气主呴之，血主濡之”，若气血失常，则会患病。气血之间也关系密切，“气为血之帅”“血为气之母”，两者生理相依、患病相连，故治疗上往往气血同治，蕴含着阴阳互求的重要思想。

【条文】

血贵宁静，不善疏动，疏动则有泛溢之虞；血贵流通，不当凝滞，凝滞则有瘀著之患。

宋代朱端章《卫生家宝·产科方》

【条解】

血的宝贵之处在于宁静，不宜疏散妄行，如果疏散流动就会有泛溢出血的危险；血的宝贵之处在于流通，不应当将他凝结不通，如果凝滞则会有瘀血诸症的忧患。

【临证】

李杲《兰室秘藏》中的圣愈汤，可补气养血，治诸恶疮血出过多，一切失血或血虚，疮证脓水出多，妇女月经超前，量多色淡，其质清稀，舌质淡，苔薄润，脉细软。方中当归一味，既可以补血，又可活血；人参、黄芪补气，生、熟地黄、川芎补血滋阴。药味配合成方，共奏补气养血之功。宁血使其不泛滥，活血使其不凝滞。

【条文】

治火，轻者可降，重者从其性而升消。理气，微则宜调，甚则究其源而发散。

南宋杨士瀛《仁斋直指方论·病机赋》

【条解】

治疗火热证的患者，病情轻者可以运用降火之法，病情重者根据他疾病的性质选择升法或者是消法。治理气机，病情轻者应当调气，病情重者应当探究其疾病的本质而治其本源。

【临证】

无论治气还是治火，病情不同，选用的方法也不同。清营汤为《温病条辨》之清营凉血名方，温热之邪，已传及营分。故方中不仅用犀角、生地黄清营凉血，还加用金银花、连翘透热于外，使入营之邪透出气分而解，方法巧妙。此方对后世影响极大，凡身热夜甚，口渴或不渴，时有谵语，心烦不眠，或斑疹隐隐，舌绛而干，脉细数，属热入营分者，均可选用。

【条文】

专于补益，而不加之以行气，补益者何能成功？偏于行气，而不先之以补益，行气者何能获效？

明代周慎斋《慎斋遗书·用药权衡》

【条解】

面对虚证的患者，在运用补益药的同时不配以行气药，补益的方法如何能够成功呢？偏重于行气而不先用补益药，行气药如何获得效果呢？

【临证】

归脾汤主治心脾气血两虚之证。方中以参、芪、术、甘草补气健脾；当归、龙眼肉补血养心，酸枣仁、茯苓、远志宁心安神；尤其以木香理气醒脾，以防补益气血药腻滞碍胃。组合成方，心脾兼顾，气血双补。在补益药中加入行气药，可使全方补而不滞，滋而不腻。刘渡舟先生治疗一赵姓患者，心中悸动、失眠少寐、时发低热、月经量少、血色浅淡。视其舌淡而苔薄白，切其脉细缓无力。刘老辨为忧思伤脾，心脾气血不足之证。治当益气养血，补益心脾。此病进归脾汤加减为宜。服药后，心悸大减，发作次数明显减少，夜间能睡眠。精神转佳，诸症亦随之好转。效不更方，又服十余剂，心悸不发，夜能安睡，逐渐康复。嘱其安静，将息调养。（临证经验选自《刘渡舟验案精选》）

【条文】

有形之血，不能速生；无形之气，所当急固。

明代赵献可《医贯·绛雪丹书》

【条解】

血是有形之物，在大量失血后不可以快速化生；气为无形之品，在失血之时应当快速予以固摄，防止进一步的丢失。

【临证】

张桂森医师治疗某女，产后恶露不绝两月余，量多，色淡红质稀，小腹空坠引痛，伴心悸，头晕，面色㿠白，神疲懒言，食欲不振，舌质淡红，少苔，脉沉弱。此属脾胃素虚，加之产后失血，气血耗伤，以致气虚下陷，脾不统血，恶露不绝。治以益气升提，补脾摄血。药用：党参、黄芪、白术、柴胡、陈皮、当归、阿胶、艾炭、鹿角胶。服药 3 剂后，腹痛逐减，恶露减少，后改人参归脾丸调理善后。患者平素体质虚弱，加之产后失血耗气，正气愈虚，气虚下陷，统摄无权，故恶露不绝，方中柴胡与党参、黄芪配伍，益气升阳，提其下陷，当归、阿胶养血补血，角胶、艾炭温阳止血，诸药便气血充足，则行其固摄滋养之职。全方补阳、温阳、升阳并举，足可见治疗失血患者时，急固阳气的重要性及有效性。

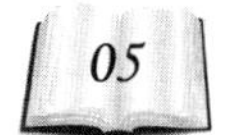

【条文】

补血以益荣，非顺气则血凝；补气以助卫，非活血则气滞。

清代李梴《医学入门·卷首》

【条解】

在运用补血药滋养营分之时，不配伍调气顺气的药就会出现营血的凝滞；在运用补气法助长卫气之时，不配伍活血的药就会出现卫气的停滞。

【临证】

八珍汤为气血双补的著名方剂，具有益气补血之功效。主治气血两虚证。症见面色苍白或萎黄，头晕目眩，四肢倦怠，气短懒言，心悸怔忡，饮食减少，舌淡苔薄白，脉细弱或虚大无力。临床常用于治疗病后虚弱、各种慢性病，以及妇女月经不调等属气血两虚者。全方由四君子汤和四物汤组成，四君子汤补气顺气，防血液凝滞；四物汤补血活血，防气机停滞。调气并活血，二者互相促进，以资生化气血之功。（临证经验选自《瑞竹堂经验方》）

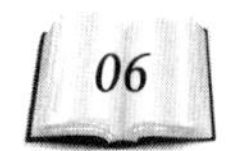

【条文】

血在内，引之出表，则气从内托；血外散，引之归根，则气从外护。

清代罗美《古今名医方论·保元汤》

【条解】

血在体内，引导它离开体表，那么气就会从体内托起；血向外散去，引导它回归根源，那么气就在体外保护人体。

【临证】

血与气二者之间相互渗透、相互转化，在生理功能上又存在着相互依存、相互制约和相互为用的关系，可概括为气为血之帅、血为气之母两个方面。故在治疗上血病虽当用血药治疗，但还有补气生血、理气和血、行气化瘀、血脱固气等治法；在出血不止时，还必须用补气药以收摄；血虚甚者，更应选用补气药以生血。当归补血汤，出自《内外伤辨惑论》，治肌热，燥热，口渴引饮，目赤面红，昼夜不息，其脉洪大而虚，重按全无。方中黄芪补气固表，当归养血和营。有形之血不能速生，无形之气所当急固，黄芪当归以 5：1 比例运用，重用黄芪益气生血。

07

【条文】

血虚者，补其气而血自生；血滞者，调其气而血自通；血外溢者，降其气而血自下；血内溢者，固其气而血自止。

清代吴瑭《温病条辨·治血论》

【条解】

血虚的患者，运用补气之法血自然就可以化生；血液瘀滞的患者，通调气机那么血也可以通畅；血液不行脉中而外溢的患者，通降其气那么血自然向下沉降；血液不行脉中而内溢的患者，固摄其气那么出血便可以停止。

【临证】

钟益生先生治疗某女，71 岁，腹泻，贫血现象突出，颜面苍白，眼睑黏膜毫无血色，形体消瘦，精神困乏。舌淡无华，脉细弱。治宜健脾补肾，益气生血。用“生血灵”验方，药用炙黄芪、熟地黄、制何首乌、当归、鸡血藤、白术、山药、陈皮、公丁香、大枣、生姜、胎盘片。连服 4 剂后，食量增加，精神转佳，肤色渐红润。

对于血虚，钟老认为，脾主运化，为营卫生化之源；肾主骨髓，为造血之本。故当健脾补肾，兼理肝胃，以加强机体的造血功能，同时补充营养，则效果显著。通过多年临证体会，总结出治疗血虚的有效验方——生血灵。可见，治疗血虚，钟老特别重视气血的关系及生血之根源，而非独补血。

08

【条文】

治实火之血，顺气为先，气行则血自归经；治虚火之血，养正为先，气壮则自能摄血。

清代汪昂《医方集解·理血之剂第八》

【条解】

治疗实证火热，迫血妄行而引起的出血，应当先顺降气机，气机通畅那么血就可以重新行于脉中而不外溢；治疗虚火上炎，燔灼血液而引起的出血，应当先滋养正气，正气强盛就可以固摄血液。

【临证】

逍遥散为治疗肝郁血虚脾弱之名方，其中柴胡理气疏肝，白芍养阴柔肝，当归补血，三药合用补肝体而助肝用，血充肝柔；又以白术、酸枣仁健脾宁心，远志解郁养心安神，香附疏肝解郁；玄参、麦冬滋阴润肠通便，甘草调和诸药。诸药合用，顺气、养心并举，令肝气得疏，郁热得解，血证得除。（临证经验选自《太平惠民和剂局方》）

【条文】

活血必先顺气，气降而血自下行；温血必先温气，气暖而血自运动；养血必先养气，气旺血自滋生。

清代李用粹《证治汇补·内因门》

【条解】

想要活血必须先运用顺气调气之品，气沉降那么血自然就可以向下运行；想要温暖血液必须先温气，气暖血自然就可以在气的推动下运行；想要滋养血必须先养气，气血同源，气旺盛血自然就可以化生。

【临证】

中医学认为，气血关系密切，故治血的同时必须兼顾治气。叶天士在《临证指南医案·郁》中道："若嗔怒而动及肝阳。血随气逆者。用缪氏气为血帅法。如苏子、郁金、桑叶、牡丹皮、降香、川贝之类也。"肝阳上亢，治疗气血上逆时，应把握病机。此乃血随气逆，治血时必须顺气，故用诸多降气之品。由此可见，治血与治气必须相统一。以此类推，无论是活血、温血还是养血，都必须同时治气。

【条文】

夺血者不可复发其汗，夺汗者不可复取其血。

清代张璐《张氏医通·诸血门》

【条解】

大量失血的患者在治疗时不能运用发汗之法，大量出汗的患者在治疗时注意不能耗散其阴血。

【临证】

戴会禧治疗一位7岁的幼女，症见大热、大烦、大渴、大衄、无汗，舌燥，脉洪大而芤。其父代诉：曾在当地使用止血针和葡萄糖注射液及中药四生丸、犀角地黄汤类处理后，不仅无效，反而衄血如涌泉，三天内，出血七八碗许。综合病情分析：大热、大烦、大渴等症状，显似阳明经证，所不同者，唯大衄无汗耳。《内经》云："夺血者无汗，夺汗者无血。"汗血同源，即此之谓也！因而可以断定，此衄应属阳明经证中之虚证无疑，立即处以白虎加人参汤。次日复诊：衄止，微热、微烦，微渴未净，在原方基础上加入麦冬6g，竹叶3g，一剂，照原法煎服。三诊：诸证悉除。嘱回家服滋养物品，以善其后。

11

【条文】

初病在经，久痛入络，以经主气，络主血，则可知其治气活血之当然也。

清代叶天士《临证指南医案·气逆不降》

【条解】

疾病初起病位在经，病久邪气便会入络，由于经主气，络主血，通过此便可以知道在治疗之时是治气还是活血了。

【临证】

中医学十分重视疾病的动态过程，初病时的邪气表浅，后逐步入络出现虚、滞、瘀等变化。因此在诊治久病时，往往在活血的基础上采取益气、养血、理气等手段。《金匮要略》曰："五劳虚极羸瘦，腹满不能饮食……经络营卫气伤，内有干血，肌肤甲错，两目黯黑。缓中补虚，大黄䗪虫丸主之。"叶天士对仲景治络病用虫药进行了高度评价，"考仲景于劳伤血痹诸法，其通络方法，每取虫蚁迅速飞走诸灵，俾飞者升，走者降，血无凝着，气升宣通，与攻积除坚，徒入脏腑者有间"，指出虫类药搜剔疏拔，有"追拔沉混气血之邪"的独特疗效，能更好地达到通络止痛、活血祛瘀的功效。临床上应辨别病之新旧、在经在络、在气在血，并采取相应的治疗。

12

【条文】

内出者为子火，外至者为贼火，分别虚实，以定补泻。

清代程国彭《医学心悟·凡例》

【条解】

由于内部因素（七情、劳逸、饮食等）所致者为虚火，由于外感邪气而致者为实火，要分清疾病的虚实，来决定治疗的补泻。

【临证】

周慎斋治疗一男子，年二十余，房事不节，酒食无度，火挟脐起，上入胸膈，腹内痛，外皮抽进，如有物闭住胸中。他医消导、温补，服药愈多，而病愈凶。周老见火起于脐，至胸而止，乃因色欲过度，真阳不足，丹田有寒也。作痛者，脾虚有寒，土无火生也。药用乌药二钱，以制附子一枚，每用附子三分，水煎服，五日见效。服附子百枚，而痛自愈。患者虚实错杂，故用附子扶阳，乌药破滞。（临证经验选自《古今医案按》）

13

【条文】

苦降能驱热除湿，辛通能开气宣浊。

清代叶天士《临证指南医案·暑疟》

【条解】

苦味降泄能清热祛湿，辛味通散能发散行气宣通浊瘀。

【临证】

虞恒德治一妇人，年四十余，夜间发热，早晨退，五心烦热，无休止时。诊六脉皆数，伏而且牢，浮取全不应。与东垣升阳散火汤，四服，热减大半，胸中觉清快胜前；再与二帖，热悉退；后以四物加知母、黄柏，少佐炒干姜，服二十余帖愈。知母、黄柏，味苦，故能除热。（临证经验选自《古今医案按》）

【条文】

丹溪谓气有余便是火，此一火也，治宜清凉。气不足亦郁而成火，东垣所谓阳虚发热也，又一火也，治宜甘温以补其气，少加甘寒以泻其火。

清代何梦瑶《医碥·火》

【条解】

朱丹溪说："气有余便是火。"这是一种火，治疗宜用清凉的药清热泻火。气虚不足，郁而化火，这就是李东垣所说的"阳虚发热"，这又是一种火，治疗宜用甘温的药来补气，少佐甘寒的药来泻火。

【临证】

王式钰治疗一人，脾胃作泻，阴火上升，目齿痛。时医以为火也，用苦寒治之，愈泻愈痛。切其脉，下部有脉，上部无脉也。此为阳气下陷，阴火上升之证，不用升散而用凉降，使火无出路，故乘虚处上攻，以补中益气汤加干姜疗之而愈。升中带温，则阳明之阳自回于太阴，而上焦之虚热得中焦之蒸腾而自退。此即为东垣所创，甘温除热之法。（临证经验选自《东皋草堂医案》）

【条文】

如求汗于血，生气于精，从阳引阴也；又如引火归原，纳气归肾，从阴引阳也。此即水中取火，火中取水之义。

明代张介宾《景岳全书·阴阳篇》

【条解】

血中求汗，精中生气，阳虚可适当配合滋阴治疗，引阴水以生火；引火归原，纳气归肾，阴虚可适当配合温阳治疗，引阳火以助水。这是阴中求阳，阳中求阴之义。

【临证】

张景岳认为："阴根于阳，阳根于阴，凡病有不可正治者，当从阳以引阴，从阴以引阳，各求其属而衰之。"故阳虚可适当配合滋阴治疗。例如，考虑到汗血同源的理论，临床中常遇到因血虚而致汗源不足的患者。《伤寒论》中的桂枝汤，原本用于解肌祛风，方中芍药则具补血以滋养汗源之功效。另外，精可化气，在治疗肾气不足时，除直接补肾气外，还需注意滋补肾水。正如《金匮要略》所载，肾气丸通过附子、桂枝与地黄、山茱萸及山药的配伍，正是体现了这一治疗原则。

阴虚可适当配合温阳治疗。例如，针对水火不济，阴阳相离之疾，张景岳常用附子、肉桂等药物，施小剂以引火归原、灭浮游之火；交泰丸中运用肉桂，亦有引火鼓动肾水上滋心火之义。

【条文】

凡用调气药，须兼用和血药佐之。盖未有气滞而血能和者，血不和则气益滞矣。

清代程杏轩《医述·治法》

【条解】

在运用调气药的同时，需要用和血药来辅佐，使得血和而气调。所以没有那种气机郁滞而营血还能调和的人，血不调和，气滞就会加重。

【临证】

刘完素所创“芍药汤”充分体现了“行血则便脓自愈，调气则后重自除”这一治疗法则：方中重用白芍，取其苦酸微寒，柔肝理脾，调和气血，而止泻痢腹痛。以木香、槟榔行气导滞；当归柔肝和血，与大黄合用，又有行瘀之用。使气行血活，积滞得下，则里急后重自解。综合全方，调气与活血并用，互相促进。

【条文】

气不足便是寒，气有余便是火。

清代程杏轩《程杏轩医案·饶君扬翁脾虚泻血肺燥咳嗽证治异歧》

【条解】

人体的阳气不足便会化生寒凉，阳气过盛便会化生火热。

【临证】

《素问·阴阳应象大论》曰：“阳胜则热，阴胜则寒。”阳气偏亢，则会化热，热盛则伤津。胡希恕先生曾治疗张某，因患肺炎而高烧半月方退，但遗心烦、失眠一月不愈，口苦思饮，手足心热且易汗出，苔黄，舌质红，脉弦细数。证属久热伤阴，致使阳不得入于阴，治以养阴清热，予黄连阿胶汤。上药服一剂即感心烦减，夜眠好转，三剂诸证全解。（临证经验选自《胡希恕讲伤寒杂病论》）

【条文】

液生于气，惟清润之品可以生之；精生于味，非黏腻之物，不能填之；血生于水谷，非调补中州不能化之。此阴虚之治有不同也。

清代陈修园《医学从众录·虚痨》

【条解】

人体的津液是由气生成的，只有清新润泽的东西可以生津液；人体后天之精是由饮食滋味产生的，不是性质黏腻的东西，就不能够填补人体之精；人体之血是由水谷产生的，不调补脾胃就不能化生血液。这就是阴虚有不同治法的原因。

【临证】

脏腑之阴，各不相同，其治亦别，即“所谓阴虚有三者如肺胃之阴，则津液也；心脾之阴，则血脉也，肾肝之阴，则真精也”。补肾阴法、补脾阴法、补肝阴法、补心阴法、补胃阴法等均是补阴法的重要内容，各有区别，又相互联系，相互为用，以补肝肾阴法为本，以补脾阴法为源。如补养胃阴常用《金匮要略》的麦门冬汤，以麦门冬甘寒之性，滋肺胃之阴，且清虚火；人参、甘草、粳米、大枣，大补中气，大生津液，以使胃得其养；又佐半夏降逆和中。全方主从有序，润降相宜，使肺胃气阴得复，虚火平，逆气降。

【条文】

补血之道不过令其阴阳相和，饮食渐进则元气自复，非补剂入腹，即变为气血也。若以重剂塞其胃口则永无生路矣，况更用温热重剂，助阳烁阴而速之死乎。

清代徐灵胎《洄溪医案·吐血》

【条解】

补血的方法不过就是让患者阴阳调和，逐渐进食，那么元气自然就会恢复，而不是服用补益剂，就可化生为气血。如果用味厚之品的方药就会填塞患者的胃口，那么元气永远没有生化的方法了，更何况用温热的重剂助阳气使阴虚火旺，则会加速病情的恶化。

【临证】

徐灵胎在《洄溪医案》中，记载了一则庸医误治病案。洞庭吴伦宗夫人，向来患有血证。每次发作，徐灵胎都用清和之药调之，相安者数年。但是有位好事庸医认为是阳虚失血，应立温补方加鹿茸二钱。连服六剂后，患者血上冒，连吐十余碗，一身之血尽脱，奄奄待毙。患者今脏腑经络俱空，非可以轻剂治。觅以鲜生地黄十斤，绞汁煎浓，略加人参末，徐徐进之，历一昼夜尽生地黄汁，稍知人事，手足得展动，唇与面红白稍分。更进阿胶、三七诸养阴之品，调摄月余，血气渐复。血脱补阳，是指大脱之后，阴尽而阳无所附，肢冷汗出。才应先用参附以回其阳，而后补其阴。或现种种虚寒之证，亦当气血兼补。患者素体阴虚，又遇气升火旺之时，偶尔见红。如果反用大热升发之剂，则会扰其阳而烁其阴，实为谬治。

【条文】

补气之品可重也，行气之品不可重。补血之品可重也，行血之品不可重。

清代周声溢《靖庵说医》

【条解】

在运用补气药时其药量药性可以偏重，但是行气药不可以，行气太过易耗气伤正。在运用补血药时，其药性药量可以偏重，但是行血药不可以，行血太过易夺血亡阴。

【临证】

行气太过则耗气，首先耗伤肺气，肺（卫）气虚则多汗；汗多则伤心液（汗乃心之苗），心火独盛；下不能暖脾寒则不能运化水谷精微，耗气则伤津，津伤则血少。脾之统摄功能失司则离经，气不足以温煦则血凝。凝则血瘀，瘀则不通，百病丛生。故在运用三棱、莪术等药时，尤当注重剂量；用重剂除顽疴的同时，避免太过。缪希雍曰："三棱，能泄真气，真气虚者勿用。""莪术，若夫妇人、小儿气血两虚，脾胃素弱，而无积滞者用之，反能损真气，使食愈不消而脾胃益弱。"所以，破血、破气法虽然有效，使用时仍需严谨缜密。（临证经验选自《神农本草经疏》）

【条文】

气为血所郁则痛，血为气所蒸则化为脓。

清代唐容川《血证论·便脓》

【条解】

气不运血，反被血郁，而凝结为痛。血郁为气所蒸，则血腐为脓。

【临证】

刘完素治疗里急后重、便脓血、赤白相间的湿热痢疾，创立芍药汤。并指出"调气则后重自除，行血则便脓自愈"的重要治疗原则，方中木香、槟榔行气导滞，当归、芍药调畅血脉。行气、活血并用，以此缓解疼痛、减少脓血。（临证经验选自《素问病机气宜保命集》）

【条文】

邪气不去而补之，是关门逐贼。瘀血未除而补之，是助贼为殃。

清代唐容川《血证论·用药宜忌论》

【条解】

在邪气没有被祛除时运用补益之法，就如同把门关起来而驱赶贼人。在瘀血没有被祛除时运用补益之法，就是助长祸害。

【临证】

王长海医师治疗某男，咳嗽8天。一周前患感冒，经治将愈，但近3天出现咳嗽，西医常规治疗不效。就诊时咳声无力，吐白色稀痰，量中，伴饮食减少，气短乏力，大便溏薄，一日2～8行，舌淡红，苔薄白，脉沉细而滑。辨证属脾肺气虚，痰饮内停。治以补益脾肺，燥湿化痰，并佐以收敛止咳，方用六君子汤加减。然复诊，服上药后，胸闷不适，喘急更甚，且时吐黄痰，口中黏腻，自觉肛门肿胀，灼热感加重，大便不畅但无脓血，舌质转红，苔腻略黄，脉滑有力。脉证合参，此为痰热阻肺，肺失宣降；大肠湿热，传导失司。治以清热化痰，宣肺止咳为主，兼以清利大肠湿热为辅，使邪从下出，则腑气得通，喘咳得平。方用清气化痰丸加减。三诊，喘咳已平，悉证俱减。本案，医者见患者有虚象，而过早误用补益之品，闭门留寇，郁里化热，而成痰热咳嗽。故临床辨证，仍需仔细，并合理选择补益时机。

【条文】

存得一分血，便保得一分命。

清代唐容川《血证论·吐血》

【条解】

在大量失血的危重病中，应当快速止血补血，留存的血液多一分，患者的病情危急程度便少一分。

【临证】

胡希恕老先生治疗某手术术后出血不止的患者，神志尚清，但目喜闭合而不愿看人，烦躁汗出，面色苍白，双鼻孔见黑紫血块，口干思饮，大便溏稀而色黑，一日一行，舌质红无苔而见血染，脉细滑数。证属血虚热扰，急补血清热，方用胶艾汤加减，服药一剂血即止。方中四物汤，治疗营血虚滞，为补血名方。患者失血严重，危及生命，故应当快速固血补血。（临证经验选自《经方传真》）

【条文】

人之生也，全赖于气。血脱气不脱，虽危犹生，一线之气不绝，则血可徐生，复还其故。血未伤而气先脱，虽安必死。

清代唐容川《血证论·脉证死生论》

【条解】

人的生命活动全依赖于气。如果是大量失血但是气还在，虽然危险但还可以有生的希望，只要还有一点儿气在，那么血液就可缓慢地生长，最终恢复如旧。如果是血虽然没伤，但气已经外脱了，虽然看似安全，最终必死。

【临证】

姜良铎曾会诊一脑出血、术后昏迷不醒的患者，其昏迷、高烧、神志不清、皮肤干枯、焦薄。姜老认为，此患者元气不足，火衰，气血双虚，难以医治。然不少医生认为患者化验指标正常，无贫血。姜老认为此乃死血，无用，故可见皮肤耳轮焦枯。会诊后第三天，患者虽指标正常，却仍然离世，此乃气脱之故也。

【条文】

天下无倒行之水，因风而方倒行，人身无逆行之血，因火而即逆上。

清代张聿青《张聿青医案·吐血》

【条解】

天下没有会颠倒流淌的水，是因为风的原因才会颠倒流淌，人体内也没有会逆流的血液，因为火邪的原因才会上炎逆流。

【临证】

张聿青治疗某吐血患者，其湿热有余，肝阳偏亢，肺胃之络为阳气所触，遂致络损不固，吐血频来，时易汗出，阳气发泄太过，脉象弦，两关微滑，亦属火气有余之象。清养肺胃，益水之上源，方可不涉呆滞而助湿生痰，所谓王道无近功耳。药用金石斛、茜草炭、女贞子、茯神、黑豆衣、北沙参、牡蛎（盐水炒）、炒白薇、川贝。（临证经验选自《张聿青医案》）

【条文】

治风先治血，血行风自灭。治痰先化气，气化痰自失。

清代王旭高《王旭高医案·肝风痰火门》

【条解】

凡因血病而见风证者，宜治其血，血病愈则风证自愈。凡因气滞而见痰证者，宜治其气，气顺则痰证自除。

【临证】

王旭高认为若肝肾精血衰微，不能制约肝的阳气升腾过亢，则可发为肝阳上亢、肝风内动的病证。如治孙案，其人右臂疼痛，或止或作，病因为血不养筋，肝风走络；气血精衰弱，还易夹痰涎；如治薛案，其人年已六旬，右偏手足无力，舌强謇涩，类中之根萌也，病因为肝肾精血衰微、内风痰涎走络。由此可见，精气血的亏虚，既可致肝之疏泄失常发为肝气，又可导致肝阳上亢、肝风内动的肝风证，甚则致顽痰内生。中医治病求本，故应从治血、化气入手。（临证经验选自《王旭高医案》）

【条文】

治血莫若顺气，气为血帅，气降而血自降，气顺而血自归经。

清代王旭高《王旭高医案·吐血门》

【条解】

在治疗血证之时，调理气机是重要的方法，气为血之统帅，气通降则血也通降，气调顺则血也可以各行其脉而不外溢。

【临证】

补阳还五汤为王清任的名方，补气活血，祛瘀通络，主中风后遗症。正气亏虚，脉络瘀阻而见半身不遂，口眼㖞斜，语言謇涩。现用于脑血管意外后遗症、小儿麻痹后遗症，以及其他原因引起的半身瘫痪、截瘫，属气虚血瘀者。方中重用生黄芪，为君药，补气调气，气顺则瘀血自除。（临证经验选自《医林改错》）

【条文】

治血之要：其取效在调气而补血，其收功在安神而固精。

清代罗美《古今名医汇粹·病能集四》

【条解】

治疗血病的纲领：若要取得疗效宜调养气血，若要成功治愈应安神固精。

【临证】

《丹溪心法》云："气血冲和，百病不生，一有怫郁，诸病生焉，故人身诸病多生于郁。"妇人以血为本，经血、乳汁均由血液所化生，月经期、色、量、质，及孕育胎儿均离不开血液的充盈和正常运行，故而妇科疾病多与精血衰少，或气血运行失常有关。"气为血帅，血为气母"，气可生血，参与血液的化生；气可行血，可推动血液运行有序；气可摄血，可控制血在脉中循行而不溢出脉外。妇女因有其特有的情志特点，或气机不畅，血行受阻，或思虑过度，耗气伤血。所以治疗妇人时，应当重视气分药的使用以畅达气机，养血行血。如疏肝气常用制香附、川楝子、软柴胡、广郁金等，和胃气用八月札、木香、枳壳等。柴胡疏肝散中，即可见此法。

第四章 六淫

【概述】

六淫外邪性质不同，表现迥异。在治疗上，应当辨证论治，“虚则补之，实则泻之”“寒者热之，热者寒之”。六淫致病，常易兼夹，需当同治。适应六气的太过与不及，调整机体状态，方可阴平阳秘。

01

【条文】

治燥不可太寒，开结不可太峻。燥必润之，随下而行，结欲开之，随气而行。

明代方隅《医林绳墨·燥》

【条解】

治疗燥邪引起的疾病不可以用过于寒凉的方法，开解郁结于里的疾病不可以用过于峻下的方法。针对燥邪要用滋润的方法，让燥邪随着二便而下行；要想开解郁结，需让其随着体内气机升降而畅行。

【临证】

干燥综合征属于中医学燥证范畴，黄煌教授认为其病机以少阳机枢不利，气血运行失调多见，治疗上运用小柴胡汤合当归芍药散疏理少阳气机，调和津液分布。此方用药，当归、芍药性味平和，以此滋阴；小柴胡汤，和解少阳，较为缓和，随气而行。此方解郁润燥并举，因燥必润之，结必开之。

02

【条文】

湿从阴者为寒湿，湿从阳者为湿热；燥从阳者因于火，燥从阴者发于寒。热则伤阴，必连于脏；寒则伤阳，必连于经。

明代张介宾《景岳全书·表证篇》

【条解】

湿邪附着阴液则为寒湿，湿邪附着阳气则为湿热。燥邪附着阳气是因为体内火的推动，燥邪附着阴液是由于寒邪的凝滞。热邪会损伤阴液，一定会与五脏的损伤相联系；寒邪会损伤阳气，一定与经络的损伤相关。

【临证】

湿证虽多，而辨治之法，其要唯二，病热者谓之湿热，病寒者谓之寒湿。湿热之病，宜清宜利，热去湿亦去也；寒湿之病，宜燥宜温，非温不能燥也。《伤寒论》第259条："伤寒发汗已，身目为黄，所以然者，以寒湿在里不解故也。以为不可下也，于寒湿中求之。" 此为寒湿发黄，故治当温中散寒、祛湿退黄。小便不利者，方用茵陈五苓散；小便利者，方用茵陈术附汤。《伤寒论》第236条："但头汗出，身无汗，齐颈而还，小便不利，渴引水浆者，此为瘀热在里，身必发黄，茵陈蒿汤主之。" 此为湿热郁蒸，腑气壅滞，故治当清热泄湿，利胆退黄。

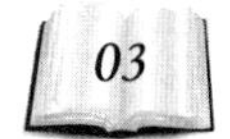

【条文】

凡治阳虚者，只宜补阳，阳胜则燥，而阴湿自退；阴虚者，只宜壮水，真水既行，则邪湿自无所容矣。

明代张介宾《景岳全书·湿证》

【条解】

但凡治疗（湿证兼）阳虚的人，宜补阳，阳气胜则燥（湿），湿邪自然会消退；（湿证兼）阴虚者，宜滋补阴液，体内水液运行，湿邪自然无附着之处。

【临证】

虽说治疗湿邪多以发汗、利小便为大法，然亦有很多情况，用此二法徒伤津液而难见效。治疗时，仍需观其脉证，知犯何逆，随证治之。叶天士治疗一患者，素有痰饮，阳气已微，再加抑郁伤脾，脾胃运纳之阳愈惫，致食下不化，食已欲泻。夫脾胃为病，最详东垣，当升降法中求之。药用人参、白术、羌活、防风、生益智、广皮、炙草、木瓜。食已欲泻，乃脾阳虚衰，寒湿内生。故方中用益智仁、木瓜等，温阳健脾，渗湿止泻。（临证经验选自《叶天士医案评析》）

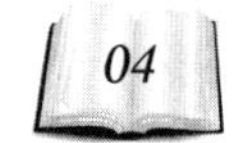

【条文】

有形之火不可纵，无形之火不可残。

明代张介宾《景岳全书·君火相火论》

【条解】

有形的相火不能放纵不管，无形的君火不能清泻。

【临证】

薛立斋治一位十四岁的幼童，发热吐血。薛老认为宜补中益气，以滋化源。他医不信，用寒凉降火，愈甚。丹溪云：肾主闭藏，肝主疏泄，二脏俱有相火，而其系上属于心，心为君火，为物所感则易动，心动则相火翕然而随，虽不交会，其精暗耗矣。遂用补中益气及地黄丸而瘥。（临证经验选自《古今医案按》）

【条文】

凡治燥病，燥在气而治血，燥在血而治气，燥在表而治里，燥在里而治表。

清代喻昌《医门法律·伤燥门》

【条解】

凡是治疗燥邪引起的疾病，燥邪侵袭气分，则治疗要点在血分，燥邪侵袭血分，则治疗要点在气分；燥邪侵袭体表，则治疗要点在体内，燥邪侵袭体内，则治疗要点在体表。

【临证】

叶天士治疗一患者，中气素虚，形寒饮冷，遏伏暑湿之火，蕴于膻中，劫津耗液，尽从燥化，肺气不能下输，肠胃燥满下行，下之遂逼血下行，血既下夺，亦云竭矣。阴不配阳，汗从外泄，即为上厥。上厥下竭，肺经独受燥累，急进清燥救肺汤以回阴液。药用枇杷叶、人参、麦冬、桑叶、阿胶、杏仁、生石膏、竹叶。继进方：羚羊角、酸枣仁、茯神、山栀皮、黑豆皮、枇杷叶、麦冬、甘蔗汁、鲜菖蒲。再进方：生地黄、人参、阿胶、茯苓、黑豆皮、枇杷叶、青蒿、麻仁、麦冬。该患者素有阴虚之体，又因燥热灼伤津液，成汗多、便结、神呆之症。前医误为阳明腑实，用攻下之法，遂致阴伤血下，上厥下竭之证。叶天士先用清燥救肺汤加减以治肺燥，复诊用羚羊角、酸枣仁、茯神、鲜菖蒲等以治心肝之热，最后用加减复脉汤养真阴善后。此病为燥病重症，叶氏采用先上后下，先清上焦燥热治其标，后养下焦真阴治其本，使燥热去而阴虚复。（临证经验选自《叶天士诊治大全》）

【条文】

治燥病者，补肾水阴寒之虚，而泻心火阳热之实，除肠中燥热之甚，济胃中津液之衰。

清代喻昌《医门法律·伤燥门》

【条解】

治疗燥邪为病，要滋补亏虚的肾水，并清泄盛实的心火；清解肠中燥热的过盛，滋养胃中津液的不足。

【临证】

方略治疗一小儿，年方五岁，五六月间身热不退，昼夜烦躁异常，身如枯柴，口渴喜饮，小便清长，医者汗、吐、和解均施未效。小便长者，热在血分而不在气分，不须芩连知柏苦寒之味，以治实热。于是用生地黄十两，阿胶二两，麦冬去心二两，共煎浓膏一大碗，以开水冲化，代茶服之。一日而头有汗，二日而汗至胸，三日而汗至腰，四日面汗出足底，热退身凉，后以清凉食物调养而安。此案充分体现治疗燥症的滋阴润燥

之法。（临证经验选自《尚友堂医案》）

07

【条文】

湿在表在上，宜发汗；在里在下，宜渗泄；里虚者，宜实脾；挟风而外感者，宜解肌；挟寒而在半表半里者，宜温散。

清代汪昂《医方集解·利湿之剂》

【条解】

湿气在肌表、在上焦的应当发汗，湿气在体内、在下焦的应当淡渗泄泻，伴有里虚者应当充实脾气，伴有外感风邪者应当解除肌表之邪，伴有病位在半表半里之寒邪的人应当温通发散。

【临证】

湿之为病，错综复杂，治法繁多。湿病有外因、内因之不同，湿热、寒湿之各别。外因之湿，有感天地之气者，有中阴湿之气者，多伤人皮肉筋脉；内因之湿，有由于饮食者，有由于停积者，多伤人脏腑脾胃。《内经》曰："壮者气行则已，怯者着而为病。"若脾元健运，则散精于肺而肤腠坚固，外湿无由而入；若肾气充实，则阴阳调和而升降有度，内湿无由而生。故治湿应当首先重视脾肾功能，辨证论治，再辅以发汗、渗泄、解肌、温散之法。

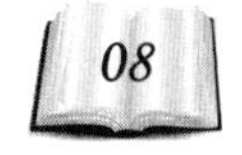

08

【条文】

治湿之法，理脾、清热、利小便为主。

清代程杏轩《医述·湿》

【条解】

治疗湿邪的方法，要以调理脾胃、清泄湿热、通利小便为主要的治疗措施。

【临证】

治疗湿邪，当抓住病机，辨证论治。脾失健运，水气不化则成湿，故应理脾；湿邪多郁久化热，故应清热；水气津液的代谢，有赖于膀胱与肾的功能，故当通利小便。张璐治疗湿邪时，思路为在表之湿，其有可汗者，用附子合桂枝汤以驱之外出；在里之湿，其有可下者，用附子合细辛、大黄以驱之下出；在中之湿，则用附子合白术以温中而燥脾。由此可见治疗湿邪的方法有发汗、利小便、理脾等。（临证经验选自《张氏医通》）

【条文】

降有余之火，在于破气；降不足之火，在于滋阴。

清代李用粹《证治汇补·提纲门》

【条解】

清降实火，要破气；降泻虚火，要滋阴。

【临证】

王式钰治疗一老人，平素多患火证，或咽喉肿痛，或两目肿赤，或口舌生疮，或头疼齿痛。时当冬月，卒然齿痛不可忍，几不欲生。两手脉上盛下虚，两尺浮而无力，知是命门火衰，龙火飞腾。药用附子一钱，肉桂八分，山楂二钱，枳壳七分，熟地黄二钱，牡丹皮八分，泽泻六分，山茱萸一钱，茯苓八分，山药一钱，浓煎浸冷服之，一剂霍然。方中以桂附地黄丸为底方，滋阴补阳，降泻上亢之虚火。（临证经验选自《东皋草堂医案》）

【条文】

阳火一清便退，阴火愈清愈起。

清代程杏轩《医述·水火》

【条解】

实火一用清法便能消退，虚火却越清越盛。

【临证】

薛立斋治疗沈大尹，不时发热，日饮冰水数碗，寒药二剂，热渴益甚，形体日瘦，尺脉洪而数，时或无力。王太仆曰："热之不热，责其无火；寒之不寒，责其无水。"又云："倏热往来，是无火也；时作时止，是无水也。法当补肾，用加减八味丸，不月而愈。"患者形体日瘦，尺脉时而无力，可见此乃虚火。阴火愈清愈起，故饮冰水，寒凉之剂不解。（临证经验选自《古今医案按》）

【条文】

治少年人惟恐有火，高年人惟恐无火。无火则运化艰而易衰，有火则精神健而难老。

清代喻昌《寓意草·论鼎翁公祖颐养天和宜用之药》

【条解】

年少之人最怕肾阴虚火旺，年老之人最怕肾火虚衰，肾火虚衰则水谷难以运化而且容易衰老，肾阳充足则精神强健而不易衰老。

【临证】

邵兰荪曾治疗一患者，年近古稀，常有遗溺，常服滋阴之药，无效。诊得左手三部，脉尚和平；唯右手三部，脉俱微细。邵老认为，此证气虚脾弱，釜底火衰。法宜益气助阳，使火土相生，则脾气旺而土可实水，元气固而溺自不遗。盖少年人不患阳亏而患阴亏，老年人不患阴亏而患阳亏。若过服滋阴则脾先受害，土不制水，水满必溢，溢则溺多，遂至自遗。缓则治其本，随后可逐渐温补肾阳，于老年，肾阳充足则精神健而难老。（临证经验选自《周辑邵氏医案评议》）

【条文】

外感之湿，非附于风寒，不能中于表；内蕴之湿，非附于寒热，不能肆于里。

清代程杏轩《医述・湿》引魏荔彤语

【条解】

外感的湿邪，如果不附着于风寒之邪，就不能伤及体表；内在产生的湿邪，如果不附着于内在的寒热之邪，就不能在体内肆虐。

【临证】

湿为土气，火热能生湿土，故夏热则万物湿润，秋凉则万物干燥。湿病不自生，因热怫郁，不能宣行水道，故停滞而生也。叶天士治疗湿阻上窍，湿温阻于肺卫，症见咽痛、足跗痹痛，治用清上焦、利湿邪，方用滑石射干方，药用滑石、竹叶、连翘、桔梗、射干、芦根；叶天士治疗湿热内陷，阳虚夹湿，邪热内陷，症见神识如蒙、舌滑脉缓，治用扶正通降。方用人参泻心汤，药用人参、干姜、黄芩、川黄连、枳实、白芍。（临证经验选自《叶天士诊治大全》）

【条文】

治湿病之里，以利小水为第一义；治湿病之表，以取微汗为第一义。

清代程杏轩《医述・湿》引魏荔彤语

【条解】

治疗湿病的里证，要以利小便为第一要义；治疗湿病的表证，要以微微发汗为第一要义。

【临证】

吴鞠通宗叶天士“通阳不在温，而在利小便”之说，在治疗湿温、暑湿、伏暑多取利小便而通达阳气法。利水通阳四法，适用于湿温之邪上蒙清窍，中蕴脾胃，下阻膀胱所致的湿热阻遏三焦清阳证。吴鞠通曰：“吸受秽湿，三焦分布，热蒸头胀，身痛呕逆，小便不通，神识昏迷，舌白，渴不多饮……继用淡渗分消浊湿，茯苓皮汤。”可见自古

治疗里湿，多宗利小便之法。（临证经验选自《温病条辨》）

《金匮要略》曰："湿家身烦疼，可与麻黄加术汤，发其汗为宜，慎不可以火攻之。"陈修园认为湿家之表证，其身烦疼而不发黄，可知未郁于内而为热。且无小便不利，可知未入于里而为痹。表则宜汗，而不宜大汗。斟酌其适可者，当与麻黄加术汤，发其微似汗为宜，慎不可以火攻之，致火逼汗过多而产生变证，况且又有湿与热合，致衄增黄之虑。（临证经验选自《金匮要略浅注》）

【条文】

休治风兮休治燥，治得火时风燥了。

清代程杏轩《医述·燥》引张从正语

【条解】

不需要治疗风邪也不需要治疗燥邪，治好了火邪，风邪和燥邪自会消除。

【临证】

王式钰治疗一丧偶妇人，面红唇裂，遍身疼痛，手足瘛疭，咳嗽便难，疑是痨瘵之症。其脉数而长，左关尤甚，知其火无所制，燥热使然。药用黄柏、知母、天冬、麦冬、远志、白芍、生地黄、当归、川芎、白术、广陈皮、甘草四帖，六味地黄丸一斤而愈。本方以黄柏、知母为主，清热降火，火降则燥除。（临证经验选自《东皋草堂医案》）

【条文】

上燥治气，下燥治血。

清代林珮琴《类证治裁·燥症论治》引叶天士语

【条解】

燥邪侵袭上焦，从气分论治，燥邪侵袭下焦，从血分论治。

【临证】

方略治疗一女子，冬月患病，治至新春，奄奄一息，医云六脉俱代，难以医治。食少肌瘦，皮枯似癣，瘙痒不安，二便闭塞，粪从吐出。然脉虽代，惟右手寸脉六至一止，其为促脉，方老认为此为秋燥证。投以八仙长寿饮加玉竹、龟甲，二十余剂，二便顺畅，饮食日增，皴皮尽脱，肌肤润泽，脉息亦为之流利。患者为秋燥后期，损伤下焦肝肾之阴，故以麦味地黄丸加减，养阴滋肾。（临证经验选自《尚友堂医案》）

【条文】

凡诸燥热证，皆不可认为实火。

清代王燕昌《王氏医存·老年证治说》

【条解】

凡是燥热之证，都不能认为是实火。

【临证】

王式钰治疗一人，咳嗽三月，口鼻气热，四肢渐瘦。切其脉，决是燥症，用干地黄煎与之，一月而愈。药用生地黄五两，牛酥一两，生姜汁一两，蜜一两，鹿角胶五钱。本证为燥热，而非实火，故用生地黄为君滋阴润燥，兼清热降火。（临证经验选自《东皋草堂医案》）

【条文】

治暑邪之方，最难着笔，要清热而不碍湿，化湿而不碍热者，惟有河间之天水散、三石汤，吴鞠通之清络饮、三仁汤，如补而不助热、不聚湿，则孙真人之生脉散，此诸方皆暑证之要方也。

清代余听鸿《余听鸿医案·暑温》

【条解】

治疗暑邪的方药，最难下笔，要清热的同时不助湿为碍，化湿的同时无增热之嫌，只有刘河间的天水散、三石汤，吴鞠通的清络饮、三仁汤能做到，如果是补益的同时不助生火热，不聚生湿邪，那就是孙真人的生脉散可以做到，这些方子都是治疗暑证的要方。

【临证】

滑伯仁治临安沈君彰，自汗如雨不止，面赤身热，口燥心烦，自云至虚亡阳，服术附药已数剂。伯仁诊其脉，虚而洪数，视其舌上苔黄。脉虚身热，得之伤暑。而患者误用术附药，轻病重治。暑家本多汗，误用刚剂，脉洪数则病进。令其撤幔开窗，少顷渐觉清爽。方用黄连人参白虎等汤，三进而汗止大半，诸证稍解；又兼以既济汤，渴用冰水调天水散，服七日而病悉去。（临证经验选自《古今医案按》）

【条文】

养阴而火自降，指久病虚羸而言；火退而阴自充，乃暴病未虚之症。

清代王旭高《王旭高医案·温邪门》

【条解】

滋阴而虚火随之清降，是对久病体虚之人而言；火热消退而阴液随之恢复，则是对急性起病且正气未虚之症来说。

【临证】

李中梓治疗某一患者，发热干咳，呼吸喘急。服苏子降气，不应；服八味丸，喘益急。两颊俱赤，六脉数大，认为是肺肝蕴热。以逍遥散，用牡丹皮一两，薏苡仁五钱，大青叶三钱，连进二剂，而喘顿止；以地黄丸料，用麦冬、五味煎膏，及龟胶为丸，至十斤而康。患者病情较重，故急当除热，火退而阴自充。患者久病，阴液暗耗，故予以滋阴，养阴而火自降。（临证经验选自《古今医案按》）

【条文】

寒必伤营，亦必化热。

清代曹仁伯，见于《柳选四家医案·评选继志堂医案》

【条解】

寒邪一定会伤营分，日久必会化热。

【临证】

曹仁伯治疗一患者咳嗽不止，呕吐紫血，咽中干痛，苔白边青，脉紧而数。近更咳甚则呕，气息短促。证属肺胃两经皆失其清降，药用荆芥、杏仁、紫菀、桑皮、地骨皮、金沸草、麦冬、苏子、玉竹。再诊，白苔已薄，舌边青，痰出虽稀，咳逆未止。观其喘急呕逆，多见于咳甚之时。正所谓肺咳之状，咳而喘；胃咳之状，咳而呕也。药用桑皮、地骨皮、知母、川贝、淡芩、浮石、桔梗、甘草、紫菀、麦冬、芦根、莱菔汁。风寒之邪，郁于肺胃，久而化火，遂至见血，先用金沸草散、泻白散，以搜剔其邪。第二案即加入芦根、知母，清营中之热。用法转发，层次碧清。（临证经验选自《增评柳选四家医案》）

【条文】

风寒非温散不解，其治在经；寒湿非温燥不化，其治在腑。

清代费绳甫《孟河费氏医案·常州杨君廷选之夫人》

【条解】

外感风寒证不用温散法不能解除，治疗的要点在于经络。寒湿内阻不用温燥法不能化解，治疗的要点在于脏腑。

【临证】

张介宾认为寒气在经者，以邪在表也，宜用温散；寒气在脏者，以阳气虚也，或宜温补，或止温中。这指出了温法的重要作用，然其临床应用关键要辨清真假寒热。温法适应证为伤寒发热，而命门阳虚，脉弱气虚者，代表方为理阴煎等。景岳尚有温药凉服法，治疗真寒假热证。用井水的假寒之味，以解上焦之假热；用温药的真热之性，以救下焦之真寒。（临证经验选自《景岳全书》）

【条文】

外因之病，风为最多；内因之病，火为最烈。

清代费伯雄《医醇賸义·火》

【条解】

外感因素所致疾病，以感受风邪居多；内伤因素所致杂病，以火邪最为猛烈。

【临证】

王式钰治疗一人，伤风，身背发热，肩臂牵痛，胸膈满闷，每食第一口必呕，呕而复下。他医以香燥、疏散、温暖、镇坠下焦之品，不效。王医认为此漏气证，因上焦伤风，闭其腠理，经气失道，邪气内着所致。《经》曰："诸痿喘呕，皆属于上。"且其人伤于外感风邪，风为百病之长，其性轻扬开泄，易袭阳位，他医不治上而治下，故无效。照古方麦门冬汤作散，八日痊愈。（临证经验选自《东皋草堂医案》）

【条文】

湿为阴邪，病发徐而不急。

近代何廉臣《重印全国名医验案类编·湿淫病案》

【条解】

湿是阴邪，疾病发生徐缓而不急骤。

【临证】

雷丰认为中湿者，即类中门中之湿中也。湿为阴邪，病发徐。虽说如此，然临床仍可见到不少急中者。其必因脾胃素亏之体，宿有痰饮内留，偶被湿气所侵，与痰相搏而上冲，令人涎潮壅塞，忽然昏倒，神识昏迷。中湿与中风之证颇相似，但其脉有沉缓、沉细、沉涩之不同，且无口眼㖞斜，不仁不用各异。宜用增损胃苓法去猪苓、泽泻、滑石，加苏子、制夏、远志、菖蒲治之。若痰筑喉间，声如鼎沸，可加苏合香丸，分为两次冲服。若痰平人省，始有转机，否则不可救。故湿邪起病徐缓，但发病可急可不急。治疗时应当明晰病性病势，正确谨慎处理。（临证经验选自《时病论》）

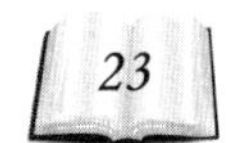

【条文】

六淫外邪，侵入人体，善于传变，宜乘体力未衰，一鼓作气以祛邪，

邪去正安，多获速效。

现代朱南山《近代中医流派经验选集·朱南山先生的医学成就》

【条解】

六淫外邪，侵入人体之后，善于传变，应该趁着体力（正气）还没有衰竭，一鼓作气祛除邪气，邪气祛除之后正气就能安稳，经常会快速得效。

【临证】

六淫外邪，祛除务尽，朱南山推崇张子和学派，善用下法攻邪，认为外感病首重祛邪，更主张外邪祛除务尽。先生曾治疗一姜姓患者，年 42 岁，生 8 胎，流产手术后月经初尚正常，四个月后，忽然行经过多，形成崩涌，持续五六个月。淋沥不断，形瘦，心跳，失眠，腰酸，心中懊侬，服补气益血止涩药多剂，未效，故前来医治。所述症状，多属虚象，惟按其小腹，则隐隐作痛，切其脉则虚细而涩。朱老认为其久病血出甚多，血虚且留瘀，新血未能归经，病机关键即在虚中有实，遂处将军斩关汤方以奏清热养阴、凉血止血之效。初服 1 剂，崩即停止，再经调理，恢复健康，是邪去正安之理也。

【条文】

无虚者，急在邪气，去之不速，留则生变也。

明代张介宾《类经·疾病类》

【条解】

病发而无正虚之象，必是邪气为患，若祛除不够迅速，邪气留存会产生变证。

【临证】

张从正兼采百家之长，但又不为所囿，提出“病由邪生，攻邪已病”的观点，认为人身之病都是邪气之所为，或外感六淫，或内伤七情，或饮食不节，因此祛除病邪是治疗疾病的首要环节，以防传变，提出以汗、吐、下三法治百病。张氏的攻邪学说不仅纠正了医界滥用温补的不良风气，而且对丰富和发展中医学的病因学、发病学作出了卓越的贡献，同时充实和发展了中医辨证论治体系，对后世医界产生了深远影响，被后世推崇为攻下派代表医家。（临证经验选自《儒门事亲》）

【条文】

内火召风，苦降辛泄，少佐微酸。

当代丁光迪《中药的配伍与运用·苦辛酸清热安胃（蛔）》

【条解】

内生之火热极生风，宜辛开苦降，稍加性味微酸的药。

【临证】

某一妇人，形瘦多火，患风热病，头疼身痛，发热畏寒。医者误治，不知风为阳邪，寒为阴邪，误用辛温发散，汗出昏厥，不省人事。面红脉大，为火气焚灼。为血液衰弱之体，又值汗出过多，热极生风，决非清降可投。讱庵先生云："阴虚火旺，则内热生风，火气焚灼，故身热支满，痰随火涌，故不知人。"又曰："汗出过多，血少，阳气独上，气塞不下而厥，妇人尤多此症，宜白薇汤，以白薇达冲任而利阴，参、归生血液而固气，合甘草以缓火势，药下即效。"（临证经验选自《得心集医案》）

第五章 辨证

【概述】

辨证论治乃中医学理论体系主要特点之一，其中辨证在中医诊治中发挥着尤为重要之作用。方从法出，法随证立，医者首先应通过辨证，将病因、病机、病位、病性及疾病传变合而参之，从而确定施治思路，以达未病先防、既病防变之目的。

【条文】

虚实之要，莫逃乎脉。如脉之真有力，真有神者，方是真实证。脉之似有力，似有神者，便是假实证。

明代张介宾《景岳全书·传忠录》

【条解】

判断疾病虚实的要点离不开脉诊。如果脉象有力有神，才是真实证。脉象只是切脉时似乎有力有神（实际无力无神），则是假实证。

【临证】

陆姓老太，年弥八旬，素有心悸宿疾，七九年夏月某日食鸡蛋炒饭，初觉香满口，旋即胃脘饱闷，遂心悸不宁，夜难成寐。翌晨就诊，诊断为冠心病心房纤颤，服生脉散合桂枝加龙牡汤，三日之后症情未解。后求诊于夏武英，主诉心动悸，胸闷气促，脘腹痞满，口干欲饮，头昏乏力。切其脉，三五不调，然弦滑有力；察其舌，质嫩带紫，苔薄黄微糙。夏老思忖，据脉舌而论，决非纯虚之证，乃询问病史，得知病起于伤食之后，且大便四天未解。此虚中夹实也，积滞中阻，浊气填胸，心神被扰，故心悸；津液为浊热所阻，不得上承，故口干苔糙。急则治标，以导滞通腑为法，予五仁丸加减主之。药后大便即解，胸脘舒适，心悸亦大定，夜能安寐。再诊，略有自汗，脉象转软，偶见结代，苔见潮润，惟舌质嫩红。改以生脉散加柏子仁、火麻仁、谷芽等维养气阴、润肠和胃，以从本调治。

【条文】

证有真假凭诸脉，脉有真假凭诸舌。果系实证，则脉必洪大躁疾而重按有力；果系实火，则舌必干燥焦黄而敛束且坚牢也。岂有重按全无脉者，

而尚得谓之实证？满舌俱胖嫩者，而尚得谓之实火哉？

清代杨乘六，见于《古今医案按》

【条解】

证的真假要凭借于脉象来判断，脉象的真假要依靠于舌象来鉴别。如果是实证，其脉象一定洪大躁疾且重按有力；如果是实火，其舌象一定干燥焦黄且僵硬收缩不利。哪有重按完全摸不到脉还称之为实证，整个舌头都胖嫩还称之为实火的？

【临证】

杨乘六治归安医者张学海，疲于临证，微寒壮热，头痛昏沉，服发散药数剂，目直耳聋，口渴便闭，改用泻火解毒等剂，热势尤炽，油汗如珠，谵语撮空，恶候悉具。云峰观之，其脉洪大躁疾而空，其舌干燥焦黄而胖。杨曰："证有真假凭诸脉，脉有真假凭诸舌。果系实证，则脉必洪大躁疾而重按愈有力者也；舌必干燥焦黄而敛束且坚卓者也。岂有重按全无脉者，而尚得谓之实证？满舌俱胖嫩者，而尚得谓之实火哉？"用养营汤、参附各三钱，服后得睡，热退，舌变红润而愈。该病案的特殊之处在于证属实，舌脉属虚，通过舌脉互参辨虚实，指导临床用药。其实临床上舌脉相符的情况比较常见，也更容易把握。（临证经验选自《古今医案按》）

【条文】

假寒者，寒在外而热在内也，虽大寒而恶热饮；假热者，热在外而寒在内也，虽大热而恶寒饮。

清代徐灵胎《医学源流论·寒热虚实真假论》

【条解】

假寒证的人，在外表现为寒证但内有实热，虽有大寒之象但不喜饮热水；假热证的人，在外表现为热症但内有实寒，虽有大热之象但不喜饮冷水。

【临证】

陈玉峰曾治一女性患者，年59岁，患肺心病数年。近来喘息，气短，不能平卧，面浮肿，眼窝尤甚，身热，体温38.7℃，口干渴而不欲冷饮，数日未食，小便清、大便溏。诊前曾用青、链霉素数日，又服数帖清热、化痰、止咳之剂。热不退，咳不止，病势日重，请陈老诊治。陈老诊其脉疾数无根，察其唇虽干而舌润，身热但不喜冷饮，断为真寒假热、虚阳外越之候，急投益气回阳之品，以期引火归原。方拟：人参15g，麦冬15g，五味子5g，附子20g，炮姜5g，桂枝5g，防己10g，茯苓15g，甘草5g，水煎服。服一剂则喘息转轻，体温降至37.6℃。三剂之后，诸证悉平。又于上方去附子、桂枝，加沙参、百合、桑白皮等，不日而愈，此为真寒假热之证。

04

【条文】

假实者，形实而神衰，其脉浮洪芤散也；假虚者，形衰而神全，其脉静小坚实也。

清代徐灵胎《医学源流论·寒热虚实真假论》

【条解】

假实证的人，形体充实但精神衰弱，他的脉象表现为浮洪芤散；假虚证的人，形体衰弱但精神健全，他的脉象表现为静小坚实。

【临证】

徐大椿曾治一例，患者暑热所伤，汗、吐、下、温针诸法皆用过而病不解，渐至脉微欲绝，遗尿谵语，循衣摸床，徐氏辨为阳越之证，急以参、附加童便饮之，患者少苏而识人，徐氏因故离去，三日后回访，见患者“果生矣”，他医谓前药已效，仍用其方，煎成而未饮之际，徐氏至，认为是阳已回而火复炽，阴欲竭，附子入咽即危，命以西瓜啖之，病者大喜，连日啖数枚，更饮以情书养胃而愈。此证若不辨真假，毫厘之失，预后则有霄壤之别。（临证经验选自《洄溪医案》）

05

【条文】

大抵症之不足凭，当参之脉理；脉又不足凭，当取之沉候。彼假症之发现，皆在表也，故浮取脉而脉亦假焉；真病之隐伏，皆在里也，故沉候脉而脉可辨耳。脉辨已真，犹未敢恃。更察禀之厚薄，证之久新，医之误否，夫然后济以汤丸，可以十全。

明代李中梓《医宗必读·疑似之症须辨论》

【条解】

如果凭借症状表现不足以作出诊断，就应当参考脉理，凭借脉象不足以作出诊断时，就应当沉取脉候。假证显露在表，所以浮取的脉可能是假象；真证的病邪潜伏于里，所以沉取的脉可以作为辨别的依据。正确地辨别了脉象还不够，还应当观察禀赋的强弱，症状的持续时间，是否存在误治，然后再给予相应的汤药丸剂，这样才能万无一失。

【临证】

临证之时，脉象变化多端，纷繁复杂，如何执简驭繁？明代医学大家张介宾提出了脉诊以虚实为纲。他说：“千病万病，不外虚实，治病之法，无逾攻补，欲察虚实，无逾脉息。”脉虚证虚，脉实证实。《脉学辑要》云：“以脉来有力为阳证，脉来无力为阴证。”脉以沉候为准，沉取有力为实，沉取无力为虚。无论浮取脉力如何，只要沉取无力即为虚，沉取有力即为实。沉而无力者，是正气虚的表现，阳气微弱、阴血虚衰也，无力鼓击脉道，致脉按之无力；沉而有力者，因其自身正气充盛，更加邪扰气血不宁，搏击血脉而脉力强。但必须指出，若脉过于强劲搏指亢极不柔者，不得作实脉看，恰为胃气衰败之兆。

【条文】

聚积在中，按之则痛，色红气粗，脉来有力，实也；甚则默默不欲语，肢体不欲动，或眩晕昏花，或泄泻不实，是大实有羸状。

清代顾靖远《顾氏医镜·辨证大纲》

【条解】

聚积在里，按之则痛，面色红呼吸气粗，脉有力，是实证的表现。严重者有的出现肢困懒言，有的出现头晕眼花，有的出现泄泻或大便不成形，是因为邪气亢盛（结聚体内，阻滞经络，气血不能外达）而出现了虚证的表现。

【临证】

1984年7月3日会诊一例，胡某，女，15岁，阵发性呼吸困难伴眩晕肢麻10天，加重5天。患者平素性格倔，10天前在与他人争执时突感头晕目眩，四肢麻木，继而呼吸困难，后送医，未明确诊断。持续20分钟后自行缓解，5天来发作频繁，心、脑电图未见异常。会诊时患者面色黧黑，目光滞暗，背光卧床。喘息大作时如虚脱状，张口抬肩，目睛上吊，翻滚呼救，扪之四肢厥冷。10余分钟后汗出症缓，四肢渐温，自觉头晕而疼，眼花肢麻，思睡。自发病以来胃脘两胁及少腹不适，口干苦喜凉饮，大便艰涩5日1行，舌暗红苔薄腻，脉弦滑而数，心下及少腹压痛明显。此为真实假虚，大实有羸状，肝郁气滞，血蓄下焦，阴阳之气不相顺接所致。治以疏肝理气解郁，通下活血逐瘀。方用：柴胡12g，赤、白芍各15g，枳实8g，炙甘草、川芎各6g，香附18g，桃仁6g，大黄5g（后下），厚朴、旋覆花（包）各10g，生姜3片，薄荷5g（后下）。上方两剂后大便泄下4次，病有转机，每日发作次数由原来的10余次减少到一二次，效果显著。查舌红苔薄白，脉弦滑。继服原方加生龙骨、生牡蛎各15g，3剂。药尽病除，于7月9日步行出院。

【条文】

心下痞痛，按之则止，色悴声短，脉来无力，虚也；甚则胀极而不得食，气不舒，便不利，是至虚有盛候。

清代顾靖远《顾氏医镜·辨证大纲》

【条解】

心下痞满疼痛，按之则止，面色憔悴，气短，脉无力，是虚证的表现。严重的人胀满不能进食，呼吸不舒畅，大便不通畅，这是因为虚证脏腑气血不足，运化无力，而出现了实证的表现。

【临证】

脾胃虚弱，脾不运化，水谷不化，气血生化乏源，主要表现食少纳呆，大便溏薄，少气懒言，四肢倦怠，舌淡而面色萎黄不华等。但由于脾胃运化无力，中焦转输不利而出现脘腹胀满疼痛，或脉弦紧等似邪气有余之盛候，如再仔细查辨便可发现腹满不舒，但时有减轻，不似实证之常急不缓，虽有腹痛但不拒按，甚或喜温喜按，虽有脉弦，但常与沉迟脉并见，且按之无力。如是分析，便可知此盛候，本质是由于正气不足所致，而与邪气盛的本质恰好相反，故为假象，属真虚假实证。

【条文】

虚中夹实，虽通体皆现虚象，一二处独见实证，则实证反为吃紧；实中夹虚，虽通体皆现实象，一二处独见虚证，则虚反为吃紧。景岳所谓“独处藏奸”是也。

清代俞根初《通俗伤寒论·气血虚实章》

【条解】

虚证中夹杂着实证，虽然全身上下都表现出虚证，只有一两处表现出实证，但实证反而更加要紧；实证中夹杂着虚证，虽然全身上下都表现出实证，只有一两处表现出虚证，但虚证反而更加要紧。这就是张景岳说的“独处藏奸”。

【临证】

车某，女，27岁。1988年11月5日初诊：婚后4年未孕。近1年多来，经量逐月减少，终至闭经。然而妇科检查，并非怀孕。近则纳谷不香，体倦懒动，时而腰痛腹满。诊见：形体消瘦，少气乏力，心悸怔忡，夜寐不宁，面色晦滞，肌肤甲错，舌质淡，脉结代。查阅前服之方，有投炙甘草汤加减者，有用归脾汤加味者亦有投八珍、十全之类者，概以气虚血少，按化源不足论治，然则均无效验。余思之再三，忽忆及仲景大黄䗪虫丸之治证，遂辨其为干血劳证，投以大黄䗪虫丸方，每日1剂，水煎顿服，黄酒为引。服至第4日，下黑色血块甚多，乃嘱其停药，以观动静。结果下血5日而止，自觉症状大减。因告其下次经潮之前，继服成药大黄䗪虫丸7日。

【条文】

浮沉以审表里之虚实，迟数以审脏腑之寒热，大小以审邪气之进退，长短以审正气之厚薄，滑涩以审血气之盛衰。

清代宝辉《医医小草·审脉》

【条解】

用脉的沉浮来审查表里的虚实，用脉的迟数来审查脏腑的寒热，用脉的大小来审查邪气的亢盛还是衰退，用脉的长短来审查正气的多少，用脉的滑涩来审查气血的盛衰。

【临证】

某女，75岁，患者有糖尿病、高血压多年，注射胰岛素，服降压药，仍控制不稳定，全身乏力，口干，反酸，近来左下腹痛，大便时干时稀，腰骶部疼痛，时向下肢放射，时有心率快，心慌。常心烦不安，头晕。舌红少苔，常口干，舌痛。小便正常，眠可，脉滑实数有力，关尺脉沉按少力，尺肤热。据此患者不仅有胃热，也同时伴有中下二焦的阴虚之热，治以清胃中实热，滋中下两焦阴虚。处方：生石膏10g，麦冬10g，生地黄10g，牡丹皮10g，白芍15g，党参15g，厚朴10g，炙甘草10g，川牛膝15g，桃仁10g，丹参10g，山药15g，山茱萸10g，上方配成浓缩粉剂，每日10g，分两次服用，连用半月。半月后，患者复诊，诸症减轻，大便成形畅快，每日一次，口干舌痛消失，腕部皮肤热感明显减退，上方去生石膏，再用半月。

10

【条文】

无脉之候，所因不一，久病无脉，气绝者死；暴病无脉，气郁可治。

明代徐春甫，见于《脉学辑要·总说》

【条解】

无脉的病候，原因不同。久病无脉气绝的人，救不活。突然发病无脉气郁的人，可以救活。

【临证】

赵女，24岁，1978年6月20日初诊：右肩臂冷痛，双手无脉，双手厥冷麻木近一年。于1977年8月10日，因一身关节疼痛，诊断为“风湿热”，住院治疗。继后发现双手无脉，自觉右肩臂冷痛，麻木，于1978年3月28日在省医院诊断为“无脉症”。曾服中药2月余，效果不显。来我院门诊，头昏，右侧头痛，胸部刺痛，右肩臂冷痛、双手冷，麻木，失眠，纳差腹胀，饥不欲食，渴不欲饮，喜食辣味，舌质紫暗有瘀点，苔根薄黄微腻，双手无脉，血压测不出，精神尚可。此为阳虚寒凝、脉络瘀阻脉道不通之证，拟以温阳祛寒、活血通脉、运脾除湿之法治疗。用乌头桂枝汤加味，方：制川乌（另包先煎3小时）15g，桂枝9g，炒白芍12g，生姜9g，大枣12g，甘草3g，苏木9g、桃仁12g，红花6g，老鹤草30g，五加皮12g，生谷芽15g，隔山撬（白首乌）15g。嘱服6剂。

【条文】

辨舌质，可诀五脏之虚实；视舌苔，可察六淫之浅深。

现代曹炳章《辨舌指南·辨舌总论》

【条解】

辨别舌质可以查验五脏疾病的虚实，观察舌苔可以审查六淫邪气的深浅。

【临证】

徐振晔在临床诊治时十分重视舌诊，认为观舌质可验其正气之阴阳虚实，察舌苔可推知邪气之寒热浅深，舌苔之润燥可验津液之盈亏。舌质淡胖或兼有齿印的肺癌患者，肺气亏虚，必补益肺气；舌质淡暗或淡而不胖者，阳虚湿停，则健脾温阳；舌质红或偏红，苔少或有裂纹者，为肺阴虚，治以养阴润肺清虚热；舌质红或红绛无苔者，提示肺肾阴虚，治以滋养肺肾之阴结合清热消肿。尤其善于根据舌质和舌苔的变化发现疾病的演变规律和预测其发展趋势，及时调整治疗策略。如患者舌质由紫暗转向淡红，或由晦暗转向明润，舌苔由厚转薄或由无苔转为薄白苔，往往提示证情好转，反之则警惕扩散、转移、出血等证情的恶化。在治疗过程中，始终努力保持患者淡红舌薄白苔。徐振晔在治疗证情复杂的肺癌患者时，常常轻症、甚或舍症而重视舌诊，收到良好的疗效。

【条文】

病不应脉，当思其病；脉不应病，当思其脉；药不应病，当思其药。

明代江瓘《名医类案·序》

【条解】

病证和脉象不对应，应当考虑病证；脉象和病证不对应，应当考虑脉象；药物没有对病证起效，应当考虑药物。

【临证】

何女，36岁，患风心病（二尖瓣狭窄伴闭锁不全）20余年。近年来又出现预激综合征，用胺碘酮后得以控制。半年前出现心房纤颤，治疗无果，遂找贾河先诊治。鉴于国内各地用生脉散加味治疗心房纤颤取得一定疗效，细思以往也用过生脉散加味治疗心房纤颤，但疗效不满意，乃决定加大剂量为其治疗。即所谓“药不应病，当思其药”。处方：党参60g，麦冬30g，五味子30g，苦参30g，玉竹15g。水煎服。连服6剂，复诊时脉濡缓，听诊心房纤颤消失，嘱病员复查心电图。经复查共同证实；心房纤颤消失，恢复窦性心律。半年后随访未复发。

【条文】

证虽重而门类明白者，不须诊脉，亦可议方；证虽轻而题目未定者，必须仔细察脉。

明代李梴《医学入门·习医规格》

【条解】

病证虽严重但证型清晰的患者，无须诊脉也可开方，病证虽轻但证型不确定的患者，必须仔细观察脉象。

【临证】

某年夏日，郭鹤轩忽患目痛，因自知医，用黄连、山栀、菊花、薄荷之类清之，转益增剧。不得已，请王堉视之。观其不红不肿，又无翳障，惟黑珠起红一点。诊其脉搏，沉数细弱，知为阴虚血热，郁于肝脏，无怪寒凉之不应也。因以杞菊地黄汤易生地而投之。一服而疼减，三服而红点除，疼全止矣。如本案中目痛，按常规可能会辨证为肝经风热，多会选用清宣浮热之黄连、薄荷、菊花等。但是王堉心有定见，凭脉辨证，诊脉为沉数细弱，可知沉为病位在里，细数为阴虚血热，此时投以寒凉药物是药不对症，正如王冰所说："寒之不寒是无水也。"故当用滋阴壮水之法以退其热，投以杞菊地黄汤变熟地黄为生地黄，增强其滋阴凉血之功效，疾病好转。（临证经验选自《醉花窗医案》）

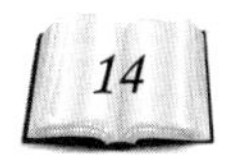

【条文】

湿病在表，一身尽痛；黄病在里，一身不痛。

清代汪昂《医方集解·利湿之剂第十二》

【条解】

湿病病位在表，表现为全身疼痛；黄疸病位在里，表现为全身不痛。

【临证】

罗天益治疗一仓官，季夏时病胸项多汗（胸项多汗先伤暑），两足逆，谵语，医者不晓，杂治经旬。谦甫诊之，关前濡，关后急，当作湿温治。盖先受暑，后受湿，暑湿相搏，是名湿温。先以白虎加人参汤，次以白虎加苍术汤，头痛渐退，足冷头痛并见，当知此是湿温证。足渐温，汗渐止，三日愈。此名贼邪，误用药有死之理。心病中暑为正邪，中湿得之，从所不胜者，为贼邪。今心受暑而湿邪胜之，水克火，从不胜是也，五邪之中最逆也。《难经》曰："湿温之脉，阳濡而弱，阴小而急。"濡弱见阳部，湿气搏暑也；小急见于阴部，暑气蒸时也。细心精别，暑湿相搏，名为湿温，是谓贼邪也，总宜白虎合五苓为佳。（临证经验选自《名医类案》）

【条文】

热在上焦，咽干口糜；热在中焦，心烦口渴；热在下焦，便闭溺赤。

清代李用粹《证治汇补·外体门》

【条解】

热在上焦，易出现口咽干燥、糜烂；热在中焦，易出现心烦口渴；热在下焦，易出现便秘尿赤。

【临证】

王某，男，64岁，邗江县蒋五乡农民，1992年4月24日初诊。3天来，小溲不畅，量少，色黄赤，有灼热刺痛感，少腹作胀，大便秘结，苔黄腻，舌质红，脉数。证属湿热下注，膀胱气化不利。拟清热利湿通淋。处方：瞿麦10g，通草5g，车前草10g，萹蓄10g，萆薢10g，滑石10g（布包），大黄6g（后下），山栀子10g，甘草5g。3剂，每日1剂，水煎，分上下午温服。二诊：药后小溲不畅好转，大便已通，上方去大黄，加蒲公英15g。5剂。三诊：诸症悉减，嘱其用蒲公英18g，煎汤内服，上下午各1次，连服5天，以巩固疗效。本案便是热在下焦之治也。

16

【条文】

凡病气重，则小便必涩；病气苏，则便溺渐通。

清代程杏轩《医述·小便》

【条解】

凡是病重的人，小便涩而不通畅；病轻的人，大小便逐渐通畅。

【临证】

五苓散治特发性水肿：特发性水肿主要表现为双下肢和两眼睑水肿，中年女性多见，其发病与月经呈周期性相关，且在活动劳累后加重，休息平卧后减轻，病势缠绵，反复发作，无明确的病因。中医治疗本病常以五苓散为基本方，因本方药性平和，无攻伐之弊，取其通阳化气，渗湿利水之功，根据患者具体情况，灵活加用益气、补肾、养血、活血、散风等药，如五苓散加楮实子15g，黄芪30g，党参15g等，往往可取得较好的疗效。本病暂时消肿较易，预防复发根治是难点，临床应灵活加减，保证膀胱气化功能则无虞。

【条文】

卫虚则外寒而栗，营虚则内热而咳；营虚则咳伤肺而唾腥，卫虚则寒入脾而吐涎沫。

清代程杏轩《医述·虚劳》引程扶生语

【条解】

卫气虚弱则易外感寒邪而战栗，营气虚弱则内生虚热而咳；营气虚弱而咳，久咳伤肺吐唾腥痰，卫气虚弱，寒邪入脾则口吐涎沫。

【临证】

患儿，女，12岁，证见形体偏胖，流涕、晨起鼻痒打喷嚏，面色㿠白，声低易汗，动则气喘，下肢不温，小便清长，大便正常，舌质淡，苔薄白，脉细弱。中医辨证：肺肾虚寒，卫表不固。治以温肺补气，和营固表，疏风通窍。方药：炙黄芪15g，防风7g，炒白术10g，苍耳子8g，辛夷7g，赤芍6g，白芷6g，地龙6g，地肤子6g，肉桂5g，生甘草3g。痰多加紫菀、杏仁。二诊：流清涕缓解，去肉桂、白芷。三诊：喘促不作，去地龙，加款冬花 10g。

18

【条文】

逢节发病，必非议补之时。

清代陆懋修《世补斋医书·下工语屑》

【条解】

若在时节发病，此时必不能补益。

【临证】

王女，62 岁，2015 年 4 月 13 日就诊。5 个月前受凉后出现面部麻木，伴下肢厥冷，无头晕、头痛，无肢体活动障碍，未予治疗，症状逐渐加重。现症见：面部麻木，伴口角流涎，面色焦红，下肢厥冷，纳眠可，二便调。既往高血压史 6 年余，自服药物控制尚可。查体：血压 147/100mmHg，神清语利，四肢活动自如，影像学排除脑干实质性损害。舌红苔白厚腻，脉弦细数。辨证：上热下寒，火不归原。治以引火归原。予引火汤，处方如下：熟地黄 50g，巴戟天 30g，茯苓 30g，麦冬 30g，天冬 30g，五味子 15g。7 剂后，诸症均减，守方继服 7 剂，诸症消失，随访至今未复发。肝气随春而盛，升发条达，患者高血压病史，可知其向来肝阳偏亢，结合诸症应为年老肾阴亏虚，水不涵木，肝木失荣而发，此非进补益之品可治。

19

【条文】

脉病人不病则病重，人病脉不病则病轻。

清代王孟英《王氏医案译注·气机不疏》

【条解】

若脉象是病脉而人体无疾病症状则疾病较严重，若人体已有疾病症状而脉象不显病态则病情较轻。

【临证】

民国 28 年，一军人，转战沙场，备受风雨寒热，一病而唾脓血，西医误用凉药，以至大下不已，滴水不饮，命在旦夕。吴棹仙先生诊之，手足厥冷而胸中灼热，两手寸脉沉缓不现，下部趺阳、少阴脉不至，舌苔红赤。因思仲景有云：“伤寒六七日，大下后，寸脉沉而迟，手足厥逆，下部脉不至，咽喉不利，唾脓血，泄利不止者，为难治，麻黄升麻汤主之。”正与此证吻合。盖外感风寒，内伏积热，医反下之，以致表邪内陷，中气大伤，胸中积热依旧，津气虚而胁迫血热上行也。因投仲景麻黄升麻汤，分温三服，一剂而病除。

20

【条文】

治病必先辨症，辨症须辨兼症，徐洄溪谓有一症不具，即需审慎者，固难为见病治病、知常不知变者道也。

清代费绳甫《孟河费氏医案·伤寒》

【条解】

治病要先辨症，辨症同时还应辨别兼症，徐洄溪认为若是辨症不全面，应谨慎审查，所以见病治病，只知一般症状而不知疾病变化的话，是很难治病的。

【临证】

治疗外感腹泻时不以止泻为主，而以发汗为先，因其病根于表，所以用发汗药而泻自止，此即“围魏救赵”之战法。在热泻中，反用泻药，以泻止泻，此所谓“通因通用”之法。在脾虚腹泻，有明显的胀满，心下坚硬时不用消导药以治胀，反用补药以治满，此所谓“塞因塞用”法。其他还有寒者热之，热者寒之，虚者补之，实者泻之等治疗原则。另外还需注意到“大实有羸状，误补益疾，至虚有盛候，反补含冤”，即必须深刻认识到疾病外在的假象，常与疾病内在的本质不一致，不要被其假象所迷惑而错误诊断。

【条文】

痛有虚实……当察其可按者为虚，拒按者为实。久痛者为虚，暴痛者多实，得食稍可者为虚，胀满畏食者为实；痛除而缓，莫得其处者多虚，痛剧而坚，一定不移者为实。

明代张介宾《景岳全书·心腹痛》

【条解】

腹痛有虚实之分……应当仔细辨察：可按者属虚证，拒按者属实证。疼痛日久为虚证，疼痛剧烈者多为实证。进食后稍缓者为虚证，腹中胀满惧怕进食者为实证。痛势缓慢，不知痛处者多为虚证；疼痛剧烈，痛处不移者为实证。

【临证】

赵男，40岁。1972年6月2日初诊，主诉：右下腹痛已十天。有时胃脘亦痛，伴发烧，不思饮食。大便秘结，小便量少色黄，口渴欲饮。已用青霉素等药未效。刻下体格检查发现右下腹肌紧张，压痛明显，痛处不移，可触及鸡蛋大小肿块。舌质红有条状紫斑，苔黄厚，脉象弦数。西医诊断为阑尾脓肿。中医辨证系湿热蕴结肠道，气血凝聚成痈。急宜清热解毒，化瘀导滞。处方：金银花15g，连翘15g，蒲公英30g，败酱草30g，赤芍8g，牡丹皮9g，桃仁9g，红花9g，冬瓜子30g，生薏苡仁30g，延胡索9g，木香9g，生大黄9g。可见切诊在中医诊断过程中的重要性。

【条文】

颈项胀是风，舌根强属痰。

清代王旭高《王旭高医案·中风》

【条解】

颈项胀痛多是风邪致病，舌根僵硬多为痰邪为患。

【临证】

患者，男，50岁，2019年4月30日初诊。患者体型超重，有脂肪肝病史，高血压病病史8年。刻下：头胀、眩晕，伴腰背酸胀，睡眠尚可，纳呆，小便黄，大便溏，舌红，苔薄黄，脉弦数。血压125/90mmHg；身高169cm；体重78kg；BMI：27.3kg/m^2。目前口服硝苯地平控释片（30mg，每日1次）、盐酸特拉唑嗪片（2mg，每日1次）。西医诊断：继发性高血压；非ACTH依赖性库欣综合征。中医诊断：眩晕病，属肝肾阴虚、肝风上扰证。治疗方继续给予原处方以控制血压，加用天麻钩藤饮加减。二诊：患者诉头胀、眩晕症状较前改善，仍有腰背酸胀感，调整用药，首诊方去柴胡、白芍，加枸杞子20g，女贞子20g，墨旱莲10g。续服7剂，煎服法同前。三诊：患者诉未有特殊不适，症状改善明显，纳寐可，二便可，血压：120/78mmHg，中药守二诊方14剂，煎服法同前。

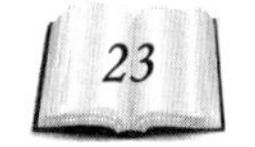

【条文】

酸主乎火，软主乎湿。

明代秦景明《症因脉治·酸软论》

【条解】

以酸感为主证的痿证主要由火邪所致，以软感为主证的痿证以湿邪致病为主。

【临证】

患者女，15岁，2019年9月18日初诊，主诉：双眼睑下垂伴四肢乏力4年余。患者4年前无明显诱因下出现双眼睑下垂，无明显晨轻暮重趋势，无视物模糊及视力下降，间有四肢乏力、不能站立行走，休息后乏力症状少许缓解，曾间断治疗，仍反复发作，近半月来症状加重，服药效果不佳。家属代诉其平素间断服用补中益气汤方基础上加减治疗，症状控制尚可。现患者双眼睑下垂，上视困难，四肢乏力，时有气促，蹲下起立、爬楼梯困难，伴心慌胸闷、烦躁易怒，纳呆，大便干结，小便黄赤。查体：舌质淡红，苔薄白，脉弦。西医诊断：重症肌无力。中医诊断：痿证（脾肾虚弱，土虚木乘）。治法：健脾补肾，疏木泻火扶土。处方：方选补中益气汤合敷和汤加减。此所谓“治痿独取阳明”之意。

【条文】

病寒则气衰而息微，病热则气盛而息粗。

金代刘完素，见于《症因脉治·喘症论》

【条解】

由寒邪导致的喘证多气浅息微，热邪导致的喘证多气促息粗。

【临证】

叶天士治疗潘三八，其因远客路途，风寒外受，热气内蒸，痰饮日聚于脏之外，络脉之中。凡遇风冷，或曝烈日，或劳碌形体，扰动络中宿饮，饮犯气逆，咳嗽，气塞喉底胸膈，病名哮喘伏饮。小青龙汤去细辛。潘三八案记载哮喘发作诱因多为突然受凉、劳倦伤身、心绪忧思等，扰动体内宿饮，喘证便作。因于寒饮为患，其必喉中痰鸣如鼾，声低气短不足以息，动则尤甚，故以小青龙汤温化水饮治之。(临证经验选自《临证指南医案》)

【条文】

凡小便，人但见其黄，便谓是火，而不知人逢劳倦，小水即黄。

清代程杏轩《医述·小便》引张介宾语

【条解】

不可一见小便色黄便谓是火，辛劳过度亦能使小便色黄。

【临证】

龚男，71岁。1980年3月1日初诊。3个月前突然出现小便淋涩不通，诊为老年性前列腺肥大。经导尿，口服己烯雌酚等治疗，症状缓解出院。以后遇劳即发，夜间尿多，尿时不甚畅达，腰脊酸楚。脉弦带数，舌淡红少苔。此年老而肾水不足所致，当滋阴利水为主，以六味地黄丸加味治之。方：生地黄12g，山药12g，山茱萸9g，牡丹皮9g，泽泻9g，茯苓12g，琥珀屑2g(分冲)，炒谷麦芽各12g，合滋肾通关丸9g(分吞)。患者自行停服西药。药后诸恙逐渐减轻。舌苔薄白，脉小弦。守方续服月余，小便畅通，面色红润，眠食亦佳，宛如平人。嘱其常服六味地黄丸以滋其阴，以善其后。

【条文】

淡白舌苔，亦有热证；黄厚满苔，亦有寒证；舌绛无津液，亦有痰证。当以脉证、便溺参勘自得。

清代王孟英《王孟英医书全集·重庆堂随笔》

【条解】

淡白舌苔也可见于热证；黄厚满苔也可见于寒证；舌绛无津，也可见于痰证。临床必须四诊合参，才能去伪存真，舌苔虽可凭，亦未可全凭。

【临证】

辨舌之法，当参合脉证便溺，细心审察，方能辨清真伪。淡白舌苔多见于表证、寒证，但若热证见此苔者，其脉必数，大便多秘结或溏而秽臭，小便短少；黄厚满苔多见于里热食滞，但亦有寒证见此苔者，其脉多迟，大便稀溏，小便清长；热入营阴而见舌绛无津，但痰证亦有舌绛无津者，其脉必细数，大便多秘结，小便多短赤。

王旭高曾治一例，患者但寒不热，便溏脉细，肢体面目俱浮，此悉属阳虚之象。唯舌红无苔属阴伤之候，但口不干渴，乃君火之色外露，治当引火归原。案中所载，多为阳虚见证，与舌象不符。王旭高细心审察，舌脉互参，从口不干渴入手，断舌红无苔，乃君火之色外露，故舍舌从症从脉，取引火归原法。“悉”“唯”“但”三字，集中反映了王旭高的辨证思路，舌脉互参，整体审查，以定取舍。伤食之证，观其舌苔厚腻，候脉可见脉缓弱，典型的舌象为实，脉象为虚，舌脉相反，但是询之脘腹胀满之候，便可确定治则。同样阴虚火旺之证观其舌质红绛，脉现细数，询之有五心烦热，盗汗遗精亦知其治则。这不仅是舌脉互参的运用，更是四诊合参的集中体现。（临证经验选自《王旭高医案》）

27

【条文】

盖邪气入里，其虚实寒热之机必现于舌，非若脉法之隐而不显也。况阴盛格阳，与邪热郁伏，多有假证假脉。惟验舌上苔色之滑、燥、厚、薄，昭若冰鉴，无所遁形。

清代张登《伤寒舌鉴·自序》

【条解】

邪气入里，其虚实寒热必定会在舌象上表现出来，不会像脉象有时比较隐晦不显。若出现阴盛格阳，或邪热伏里而不显，会表现出假证假脉。此时只要查验舌上舌象苔色，观其滑、燥、厚、薄等，真正的病情就会非常明显得知。

【临证】

王叔和在《脉经·序》中说：“脉理精微，其体难辨。弦紧浮芤，展转相类。在心易了，指下难明。谓沉为伏，则方治永乖；以缓为迟，则危殆立至。况有数候俱见，异病同脉者乎！”因此，从切脉获取信息的过程和通过诊脉信息辨证的过程来看，脉诊与舌诊比较而言主观性强，直观性、客观性相对不足。在需要进行脉证的取舍时，舌诊的定性会起到至关重要的作用，因此当真假难辨、症情错杂、难以辨证时，应当“舍症从脉”，更应当“舍症从舌”。从简便实用的诊察辨证方法角度来说，也应重视舌诊。

28

【条文】

其热传营，舌色必绛。

清代叶天士《外感温热论》

【条解】

热邪传入营分，舌色应当绛。

【临证】

患者，72岁，2019年8月4日因“服用别嘌醇后出现全身红疹1周”入院。患者既往痛风病史5年，发作时口服塞来昔布胶囊、秋水仙碱治疗，1个月来不规律服用别嘌醇，1周前出现双下肢散在红疹，点状分布，遂停服别嘌醇，红斑逐渐蔓延至全身，并出现双下肢水肿，发热（体温最高达39.3℃）。入院症见：患者全身散在弥漫性米粒大小红丘疹，密集对称分布，形态如猩红热样，伴瘙痒，发热（体温39.1℃），口腔溃烂疼痛，双下肢重度水肿，全身乏力，口干，纳差，小便量少，舌绛红，苔黄腻，脉浮细数。查体未见明显异常，唯精神差，双下肢重度水肿。中医辨证为邪毒内扰，邪热伤阴型血证（紫癜），治当清热解毒，透热养阴佐以健脾祛湿，方用清营汤加减。

第六章　论治

【概述】

医者将由辨证结果明确治疗原则与立法方药之过程便称为论治，亦称施治。在临证之时，治则之确定须注意其证候之真假，如热者寒之适用于寒证，而热者热之适用于真寒假热证，亦须明其标本缓急，急则治标，缓则治本；同时牢记整体观念，调和脏腑阴阳。

【条文】

夫病之一物，非人身素有之也。或自外而入，或由内而生，皆邪气也。邪气加诸身，速攻之可也，速去之可也。

金代张子和《儒门事亲·汗下吐三法该尽治病诠十三》

【条解】

病不是人本身就有。有的是从外侵袭人体入里，有的在人体内产生，这些都是邪气。邪气施加于人体，应该快速攻下或者袪邪，使邪外出。

【临证】

夏少农治疗一锁口疔患者，其发病五日，根脚木硬，疮顶紫滞，平塌干枯，浆水全无，壮热不减，昏昏嗜睡，肢节疼痛，频频作恶，舌尖红、苔黄腻、脉洪数。此疔疮火毒窜入阳明，走黄之象既见，急当清营解毒，防其传入心营，更以香头吊就近出邪。速去其毒以釜底抽薪，清热解毒汤主之。方：浓缩水牛角粉12g（分后），大海马一对，鲜生地黄30g，金银花15g，牡丹皮12g，川黄连9g，山慈菇12g，蒲公英30g，焦栀子9g，重楼12g，黄芩12g，豇豆壳12g。配合中医外治：当疔头正中“十”形切开，以微见血之深为度，插入香头吊药丁，盖以太乙膏薄贴，次日揭起膏药一角，见药丁周围变成黑色，复以原膏盖之；再一日，揭去膏，脓栓乃膏脱出，疮底肉色鲜红，边绝整齐，四周焮肿，可撒九一丹少许，仍以薄贴盖之。1～2日，肿势退清，撒生肌散，盖薄贴收口，可愈。

【条文】

邪之所凑，其气必虚。留而不去，其病则实。

清代王旭高《王旭高医案·痰饮》

【条解】

邪气聚集的部位，正气一定虚弱。邪气停留而不离开，那么疾病就是实证。

【临证】

谭女，4岁。1993年9月6日初诊。父母代诉，其平素饮水少、喜肥甘，自1993年3月起，已反复患“上呼吸道感染”4次。本次因调护不慎、突然咽疼、流涕、鼻塞，继而高热（腋温39℃）两日。经“感冒通”“先锋霉素”等药物治疗，未果，仍发热（腋温39～39.5℃），傍晚转甚，微汗出，汗后热不退，流涕，口干、咽疼、便干、溲赤，遂来诊。查体：体温39.5℃，高热面容，咽红，扁桃体Ⅰ度肿大，双肺呼吸音粗，可闻及干啰音。舌红苔黄，脉滑数。证属久有郁火，外感触发。投以内疏黄连汤加减：黄连、荆芥穗、黄芩、焦栀子各6g，木香、甘草、黄柏各3g，薄荷、连翘、桔梗、白芍各9g，槟榔5g，水煎服每日1剂。服用5剂后，热退，咽疼消失，已无流涕，二便调，舌淡苔薄白，脉沉实。后随访6个月，未再发。

【条文】

欲知病之难易，先知病之深浅。欲知病之深浅，先知病之部位。

清代徐灵胎《医学源流论·经络脏腑》

【条解】

要想知道疾病治疗的难易，必须提前了解病位的深浅。要想知道病位的深浅，就要明确病邪停留的部位。

【临证】

新郭沈又高，续娶少艾，未免不节，忽患气喘厥逆，语涩神昏，手足不举。医者以中风法治之，病益甚。徐大椿诊之曰：“此《内经》所谓痱证也。”少阴虚而精气不续，与大概偏中风、中风、痰厥、风厥之病绝不相类。刘河间所立地黄饮子，正为此而设，何医者反忌之耶？一剂而喘逆定，神气清，声音出，四肢展动。三剂而病除八九，调以养精益气之品而愈。其所见类中而宜温补者，止此一人。识之以见其并非禁用补药，但必对证，乃可施治耳。古云真中属实，类中多虚，其实不然。若其人素禀阳盛，过啖肥甘，积热酿痰，壅塞隧络，多患类中。治宜化痰清热，流利机关，自始至终，忌投补滞。徐氏谓宜于温补者不多见，洵阅历之言也。（临证经验选自《洄溪医案》）

04

【条文】

论病不易，论证尤难。而证中论证，难之又难也。凡有病必有证，有证必有论，论清则证明，证明则病易疗，非可以模棱两端，取效于疑似之间也。

清代程杏轩《医述·审证》引《医学阶梯》语

【条解】

辨病不容易，辨证更难，辨明证中之证，难上加难。疾病一定有证型，有证型就可以辨证，辨证清楚就可以把握住证型，疾病就容易治疗，不可以辨证模棱两端，使疗效不明。

【临证】

徐大椿治疗一位封门金姓患者，早立门首，卒遇恶风，口眼㖞斜，噤不能言。医用人参、桂、附诸品，此近日时医治风证不祧之方也。请徐大椿前往诊治，见其形如尸，面赤气粗，目瞪脉大，处以祛风消痰清火之剂。其家许以重赀，留数日。徐先生曰：我非行道之人，可货取也。固请，徐先生曰：与其误药以死，莫若服此三剂，醒而能食，不服药可也。后月余，至徐大椿家拜谢。问之，果服三剂而起，竟不敢服他药。惟腿膝未健，手臂犹麻，为立膏方而痊愈。此正《内经》所谓虚邪贼风也，以辛热刚燥治之固非，以补阴滋腻治之亦谬，治以辛凉，佐以甘温，《内经》有明训也，体现了明辨其证以治之的重要性，反之则误。（临证经验选自《洄溪医案》）

【条文】

故治病必先识病，识病然后议药，药者所以胜病者也。识病，则千百药中，任举一二种用之且通神；不识病，则歧多而用眩。

清代喻昌《寓意草·先议病后用药》

【条解】

治病要先诊断出这个病。诊断疾病后才决定用药，是选取的药物可以治疗疾病的原因。诊断了疾病，那么成百上千种的药物中间，选取一两种药物治疗就有奇效。不诊断疾病，那么用药就会杂多繁乱。

【临证】

《临证指南医案》记载："腹鸣晨泄，巅眩脘痹，形质似属阳不足。诊脉小弦，非二神、四神温固之证。盖阳明胃土已虚，厥阴肝风振动内起，久病而为飧泄。用甘以理胃，酸以制肝。人参，茯苓，炙甘草，陈皮，乌梅，木瓜。"本案为叶天士治疗泄泻验案之一。本案为肝脾不和型腹泻，患者头巅昏眩，诊脉稍弦，为肝气上逆之象。而肠鸣脘痹，久病飧泄，足见脾气不足。立法宜健脾益气、敛肝之逆。泄泻之本，无不由于脾胃。故处方为四君子汤加减，因久泻伤阴，故去白术之燥，用参、苓、草健脾益气以治本，加陈皮行气和胃，加木瓜、乌梅敛肝止痛、酸收止泻。药仅6味，功分两路。观此案可知叶氏书案突出主证，明辨病机，用药精简平和，要言不繁。

【条文】

谚云：十个医，十个法。此言不然。病者只有一个病，自当只有一个法。

清代陆懋修《世补斋医书·下工语屑》

【条解】

谚语说十个医生就有十个治疗方法，这是不正确的，患者只有一个病，自然就只有一个治法。

【临证】

郡中陆某，患呃逆，不过偶尔胃中不和，挟痰挟气，世俗所谓冷呃也，不治自愈。非若病后呃逆，有虚实寒热之殊，关于生死也。陆乃青粱之人，从未患此，遂大惧，延医调治。医者亦大骇云："此必大虚之体，所以无病见此。"即用人参、白术等药，痰火凝结而胃络塞，呃遂不止，病者自问必死，举家惊惶。

徐大椿诊视之，不觉狂笑，其兄弟在旁，怪而问故。徐曰："不意近日诸名医冒昧至此，此非病也，一剂即愈矣。"以泻心汤加旋覆花、枇杷叶，果一剂而呃止。又一月，呃复发，仍用前日诸医治之，数日而死。其老仆素相熟，偶遇于他所，问其主人安否？因述其故。徐曰："前几死，我以一剂救之，何以蹈覆辙。"曰："众论纷纷，谓补药一定不错，直至临死时欲来敦请，已无及矣。"呜呼！岂非命耶！（临证经验选自《洄溪医案》）

【条文】

安身之本，必资于食；救疾之速，必凭于药。

唐代孙思邈《备急千金要方·食治》

【条解】

安身养生主要依靠食物滋养，快速治病主要依靠药物。

【临证】

五谷、五畜、五果、五菜，用之充饥，则谓之食，以其疗病，则谓之药。是以脾病宜食粳米，即其药也；用充饥虚，即为食也。故但是入口资身之物，例皆若是。此谷、畜、果、菜等二十物，乃是五行五性之味，五谷为养，五果为助，五畜为益，五菜为充，气味何则服之，以补精益气，是以脏腑血气之本也，充虚接气，莫大于兹，奉性养生，不可斯须离也。

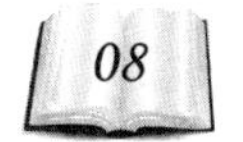

08

【条文】

养生当论食补，治病当论药攻。

金代张子和《儒门事亲·推原补法利害非轻说》

【条解】

养生要用食补，治病要用药物治疗。

【临证】

《黄帝内经》提出“食饮有节”的养生原则，即食入的五味食物及饮入的酒水饮品等，要有一定的节制。饮食五味对人体五脏有“养”和“伤”的双重作用，只有饮食五味摄入适度、搭配合理，才能起到化生精微、补充营养，维持正常生理功能的作用。饮食五味有所偏嗜并摄入过量，是引起脏气偏胜、破坏脏腑功能协调，引发疾病、危害生命的重要因素。提倡饮食养生要谷、肉、果、菜搭配合理，倡导以粮食为主的膳食结构，主张减少膏粱厚味（脂肪类与高糖类食物）的摄入量，以提高生命的生存质量，减少疾病，延长寿命。节制饮食物的摄入量、讲究食物营养搭配合理、冷热寒温适宜等，均是饮食养生中的重要方面。

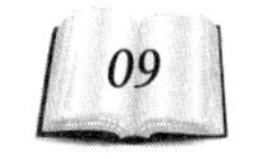

09

【条文】

故医有贫贱之医，有富贵之医。膏粱之子弟，与藜藿之民不同。太平之民，与疮痍之民不同。乡村闾巷，顽夫壮士，暴有所伤，一服可愈。若膏粱子弟，禀受虚弱，奉养柔脆，概以此术施之，贻害不小。

明代赵献可《医贯·伤饮食论》

【条解】

医生有治疗贫贱之人的，有治疗富贵之人的。富贵人家过惯享乐生活的子弟与食粗劣饭菜平民百姓治疗不同。太平年代的人与灾祸战乱年代的人治疗不同。乡里民间坚毅壮硕之人，突然患病，一剂就可治愈。而若是显贵家族的子弟，体质虚弱，娇生惯养，用同样的方法治疗，可能危害很大。

【临证】

《医宗必读》中也有相关论述，其认为富贵之人多劳心，膏粱自奉，曲房广厦，其中虚而筋柔骨脆，脏腑恒娇，玄府疏而六淫易客；贫贱之人多劳力，黎藿苟充，陋巷茅茨，其中实而骨劲筋强，脏腑恒固，腠理密而外邪难干。故富贵之疾，宜于补正；贫贱之疾，利于攻邪。易而为治，比之操刃。社会环境的不同，对个人的身心健康的影响也是不同的，不同的生活条件、社会关系都会对人的思想意识、精神心理、体质造成相应的改变。医者应辨而治之。

10

【条文】

当识因人因证之辨。盖人者，本也；证者，标也。证随人见，成败所由，故当以因人为先，因证次之。

明代张介宾《景岳全书·痘疹诠》

【条解】

医生应当知道如何依据人的体质、证型的不同而区别用药。人为本，证为标。证根据个人体质的不同而变化，这关系治疗的成败。故应先因人制宜，其次辨证施治。

【临证】

王琦治一不孕患者，未治其不孕，而以调其体质为先，原因有二：其一，从患者平素体弱多病，面色萎黄、形体消瘦、少气懒言、纳呆、乏力、舌淡苔薄、边有齿痕、脉虚弱无力可以推知为气虚体质。参苓白术散补脾益气，渗湿止泻。药量较小，虑其脾胃虚弱，不耐峻补。其二，治不孕多用行气活血、化瘀消之品，易耗气伤津，患者本为气阴不足之体，如用攻伐之品，必使体质更虚，更难受孕，故先强体质，而后治不孕。再诊时，全身症状明显地改善，恰逢月经将至，是治其不孕的时机。故王教授开了两个方子。方 1 在经前服用，仍是调补脾胃，改善体质，以固疗效。方 2 在经间期服，此方在调体的基础上，加用活血行气、化瘀消癥的药物，以治输卵管不通而助孕。体质学说应在临床治疗时被重视。

11

【条文】

见痰休治痰，见血休治血，无汗不发汗，有热莫攻热，喘生毋耗气，遗精勿涩泄，明得个中趣，方是医中杰。

清代王应震，见于《医宗必读·肾为先天本脾为后天本论》

【条解】

见到痰不要只治痰，看到出血不要只治疗血，没有汗不要急忙发汗，有热不要只清热，见喘不要只定喘，遗精不要只涩补，要明白病因病机，才是一个好医生。

【临证】

病机是指病变的关键和病变趋势，是疾病的主要矛盾。《素问·至真要大论》在“治病求本”的原则下，制定两种治疗原则，即“正治”“反治”。其中，正治法指逆其证候性质而用药的治疗原则，如《素问·至真要大论》“寒者热之”“热者寒之”。反治法是指顺从证候假象而用药的治疗原则，如“热因热用”“寒因寒用”。

例如《金匮要略·肺痿肺痈咳嗽上气病脉证治第七》所云：“咳而胸满，振寒，脉数，咽干不渴，时出浊唾腥臭，久久吐脓如米粥者，为肺痈，桔梗汤主之。”此条为论述肺痈已成脓的治法，患者虽然已“咳而胸满”“久久吐脓如米粥”，但仲景并未止咳、止吐、除满，而以桔梗汤因势利导，排脓托毒外出，服后“则吐脓血”。此为药已中病的表现，脓血除后，咳嗽及胸满的症状自然解除。

【条文】

初病之热为实热，宜用苦寒药清之；病后之热为虚热，宜用甘寒药清之。

清代喻昌《寓意草·辨王玉原伤寒后余热并永定善后要法》

【条解】

疾病初期的发热属于实热，（此时邪势炽盛，正气未衰）宜用苦寒药清热；疾病后期的发热属于虚热，（多因余热未净，阴津已耗）适合使用甘寒药清热。

【临证】

喻嘉言曾治疗一伤寒后余热不尽患者，其昔年感症，治之不善，一身津液，尽为邪热所烁，至今十年余，热未尽去，右耳之窍尝闭。今夏复病感，缠绵五十多日，面足浮肿，卧寐不宁，耳间气往外触。盖新热与旧热相合为患，是以难于去体。他医不察其绸缪胶结之情，治不对症，延至秋深，病方自退。面足浮肿者，肺金之气，为热所壅，失其清肃下行之权也。卧寐不宁者，胃中之津液干枯，不能内荣其魂魄也。耳间大气撞出者，久闭之窍，气来不觉，今病体虚羸，中无阻隔，气逆上冲，始知之也。外病虽愈，而饮食药饵之内调者，尚居其半。因此应当注意用药时机，外感之后，其元气已虚，身中之邪热未净，于此而补虚，则热不可除；于此而清热，则虚不能任。即一半补虚，一半清热，终属模糊，不得要领。然舍补虚清热外，更无别法，当细辨之。（临证经验选自《喻嘉言经典医案赏析》）

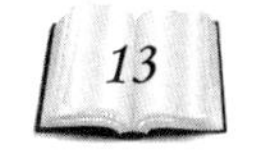

【条文】

肥人湿多，瘦人火多。湿多肌理纵，外邪易入；火多肌理致，外邪难侵。湿多中缓少内伤；火多中燥喜内伤。

清·喻昌《医门法律·先哲格言》

【条解】

形体肥胖的人体内痰湿多，形体瘦削的人多有内火。痰湿多，肌腠松弛，外邪易侵入人体；瘦人火邪多，肌腠紧密，外邪难以入侵。湿多则中焦气机运行变缓，很少伤阴；火多则中焦燥热，易伤阴，发内伤之病。

【临证】

州判蒋大用，形体魁伟，中满吐痰，劳则头晕，所服皆清痰理气。陈士铎认为中满者，脾气亏损也。痰盛者，脾气不能运也。头晕者，脾气不能升也。指麻者，脾气不能周也。遂以补中益气加茯苓、半夏以补脾土，用八味丸以补脾母而愈。

湿家外感黄君，年30余，住本乡。素因体肥多湿，现因受寒而发，医药杂投无效，改延陈诊。证候：手足迟重，遍身酸痛，口中淡，不欲食，懒言语，终日危坐。诊断：脉右缓左紧，舌苔白腻，此《金匮要略》所谓“湿家身烦疼，可与麻黄加术汤”也。疗法：遵经方以表达之，使寒湿悉从微汗而解。处方：带节麻黄八分，川桂枝七分，光杏仁钱半，炙甘草五分，杜苍术一钱。连投两剂，诸症悉平而愈。（临证经验选自《古今名医汇粹》）

【条文】

大凡六气伤人，因人而化。阴虚者火旺，邪归营分为多；阳虚者湿胜，邪伤气分为多。一则耐清，一则耐温，脏性之阴阳，从此可知也。

清代叶天士《临证指南医案·暑门》

【条解】

六淫邪气伤人，病情据每个人不同体质变化不同。阴虚者火旺，邪多入营分；阳虚者湿盛，邪气多伤气分。阴虚者喜清，阳虚者喜温补，脏腑属阴属阳的性质由此便可以知道。

【临证】

一般情况下有诸内必形诸外。邪气入侵之后在所停留的部位会有相应的症状如卫、气、营、血的相关表现，中医据此作为辨别病位的依据。但有时在特殊情况下邪气也可以藏而不显。更多的情况是邪气由皮毛而入之后，并不是固守一处而是不断发生着“传”和“化”。《素问·生气通天论》曰：“故病久则传化上下不并良医弗为。”传，传播布散。化，变化。“传化”又被后世医家称之为“传变”。张志聪注：“‘病久’者，邪留而不去也。‘传’者，始伤皮毛留而不去，则入于肌腠留而不去，则入于经脉冲俞留而不去，则入于募原脏腑。‘化’者，或化而为寒，或化而为热，或化而为燥结，或化而为湿泻。”

【条文】

凡论病，先论体质、形色、脉象，以病乃外加于身也。

清代叶天士《临证指南医案·呕吐》

【条解】

凡是治病首先要辨明患者的体质、形态、色泽、脉象，因为疾病是外邪作用于机体。

【临证】

辨证首辨体质，而体质首辨阴阳。体质属于生理范畴，证属于病理范畴。体质是相对稳定且长期存在的，证则是可变的、阶段性的。孙曼曾治一盗汗患者，其一派阴虚火旺之象而以火重尤为突出。肝火偏旺故性急易怒，火热扰心故容易烦躁。木不能正常疏土，故有偶食后胃胀、反酸。火能销铄津液致使体重偏轻。木火刑金致肺热，故大便3～4日一行，头干不利。盗汗、手心潮红、唇红、唇干、口渴、多梦、眠浅易醒、入睡困难，脉两手沉弦滑大数等症均是体内郁热郁火严重的表现。形体偏瘦，长年盗汗及人工流产后盗汗加重等情况可见其阴虚不足。故处方以清热泻火为主，滋阴养血为辅，取黄连解毒汤、龙胆泻肝汤、小柴胡汤及逍遥散之意，用柴胡提出郁热，三黄清热泻火，木通、栀子导热从小便而出，茯苓味甘淡，先升后降引火下行，当归、生地黄养血凉血而补阴，桑叶清肃肺热而开大肠。（临证经验选自《孙曼之亲传临证医案精选》）

16

【条文】

肥人之病，虑虚其阳，瘦人之病，虑虚其阴。

清代程杏轩《程杏轩医案·鲍禹京翁夫人厥证治法节略》

【条解】

形体肥胖的人生病，需要考虑其是阳虚，形体偏瘦的人生病，需要考虑其是阴虚。

【临证】

赵绍琴治一患者，形瘦干咳，舌瘦且绛，脉弦细小数，属阴虚体质。此证当攻补兼施，若只解表则更耗阴精，只滋阴则收敛表邪，故养阴清热、解表散邪。（临证经验选自《赵绍琴临证验案精选》）

程杏轩曾治一形体丰腴的患者，属阳虚之体。患者深秋感寒，见寒热表证，初以温解治之，表寒祛热退，但因其阳虚体质，伏寒凝结于内，外寒引动内寒，见但寒不热、肢冷吐涎、腹痛便溏、纳差，面白舌润，脉迟细无力等症，为脾肾阳虚，伏寒凝冱，温煦运化失职所致。治疗过程中多次药后未见效，非药之误，因其沉寒痼冷至深之故。（临证经验选自《杏轩医案》）

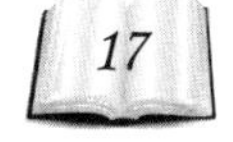
17

【条文】

凡病总不外乎六经，按仲景六经之法，辨证用药，无不立应。若二经同病，即合用二经之药。三经同病，即合用三经之药，丝丝入扣，又何必问其为合为并哉？殊觉多此二法。

清代舒驰远《伤寒集注·伤寒并病》

【条解】

所有的疾病都可以归纳至六经病的范畴，按张仲景六经的方法，在临床上辨证用药没有不立刻有效的。若同时出现两条经的病证，就合用两经的药物治疗；若同时出现三经病证则合用三经的药物，丝丝入扣，又何必在乎是合病还是并病呢？实在觉得合病与并病两法多余。

【临证】

马桂琴认为合病和并病有必要加以区别。并病虽是两经病，但它有先后顺序出现，体现疾病阶段性变化规律；合病虽不分先后同时出现两经的症状，但以一经病为主，同时影响别经而出现相应症状，有主有次，体现了疾病发生时的特殊性。两经同时受病，同时出现两经的症状，这些症状不分先后、主次，叫作两感。“两感”见于《素问·热论》，《伤寒论》中没有这一名词，不可将合病、并病看作两感。二经合病或并病，治疗不应是二经治法或方药的叠加，而应该抓主要矛盾，同时兼顾兼证，及时加减药物，如葛根加半夏汤、柴胡加芒硝汤等。

【条文】

天下有同此一病，而治此则效，治彼则不效，且不惟无效而反有大害者，何也？则以病同而人异也。

清代徐灵胎《医学源流论·病同人异论》

【条解】

同一种病，治疗一位患者取效，但治疗另一位患者无效，甚至对病体有损害，这是为什么呢？因疾病相同，但患病的人不同。

【临证】

辨证治疗要重视因人制宜，不可拘泥于同病用同方。盖人之禀赋有厚薄，脏气有阴阳，年岁有老少，形体有肥瘦，性情有缓急，故六淫、七情虽同但人受之发病各异。

谢星焕曾治许庆承之子及黄起生之弟，年俱二十，同患瘟疫。医进达原饮、大柴胡汤，潮热不息，燥渴反加，因而下利谵语。许氏子病经两旬，身体倦怠，两目赤涩，谵语声高，脉来数急，知其下多亡阴，所幸小水甚长，足证下源未绝。与犀角地黄汤加蔗汁、梨汁、乌梅，甘酸救阴之法频进而安。黄氏弟悉同此证，但此病不过三日即身重如山，躯骸疼痛，谵语重复，声微息短，脉来鼓指无力。此病虽未久，然表里有交困之象，阴阳有立绝之势。急进十全大补汤，重加附子，二十剂始安。夫同一潮热燥渴，同一谵语下利，而用药角立，毫厘千里，岂易言哉？（临证经验选自《得心集医案》）

【条文】

盖邪之中人，深则伏于脏腑骨脉之中，精气旺则不发。至血气既衰，或有所感触。虽数十年之久，亦有复发者，不论内外之证尽然，亦所当知也。

清代徐灵胎《洄溪医案·恶风》

【条解】

邪气伤人，伏于深处，可深达脏腑肌肉筋骨之中，人体精气旺盛时，邪不胜正而没有症状表现，在气血衰少或被感触时，即使邪气伏于体内数十年也可以再次发作，不论外证内证都可如此，医家应当了解。

【临证】

李可总结临证经验，凡久治不效、反复发作的重病、顽症、痼疾，或交节病作类疾病，必有六淫外邪深伏。“伤风不醒便成痨”，这则民间谚语道破了深刻的病理、病机。从临床观察，风心病多由表邪入里而来。唯病程一长，多数患者对致病之由皆不能记忆，而医者亦见病治病，忽略追根寻底。投剂则隔靴搔痒，无济于事，或得药暂愈，后必复发，此时，如因势利导，扶正托透，常可一举破其窠穴。（临证经验选自《李可老中医急危重症疑难病经验专辑》）

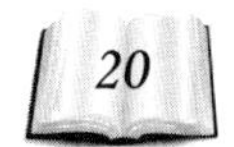

【条文】

病在躯壳，当分六经形层；病入内脏，当辨三焦部分。

近代何廉臣，见于《重订通俗伤寒论》

【条解】

病变留于躯壳，当以六经形层理论论治，病变深入脏腑，当辨三焦论治。

【临证】

俞根初把人体分成六个层次，说明病邪浅深与进退：“太阳经主皮毛，阳明经主肌肉，少阳经主腠理，太阴经主肢末，少阴经主血脉，厥阴经主筋膜。”

何廉臣于《重订通俗伤寒论》中勘曰：“张长沙治伤寒法，虽分六经，亦不外三焦。言六经者，明邪所从入之门，经行之径，病之所由起、所由传也。不外三焦者，以有形之痰涎、水饮、瘀血、渣滓，为邪所搏结，病之所由成、所由变也。窃谓病在躯壳，当分六经形层；病入内脏，当辨三焦部分。详审其所夹何邪，分际清析，庶免颟顸之弊。其分析法，首辨三焦部分。”认为伤寒六经辨证中包含着三焦辨证的思想内容，两者有机地结合，适用于各种外感及内伤杂病。

【条文】

肥人之身，以火为宝；瘦人之身，以湿为宝。故肥人不任清凉，瘦人不任温补。

清代许豫和《怡堂散记·又录名言》

【条解】

肥胖的人，火（阳气）是身体的宝；消瘦的人，湿（阴液）是身体的宝。所以肥胖的人不能耐受清凉之法，消瘦的人不耐温补之法。

【临证】

《证治心传》曰：“肥人之病恐虚其阳，瘦人之病虑涸其阴。”一般认为，脾为生痰之源，肺为贮痰之器。因此，治疗多痰之人悉从肺脾而论，或宣肺，或健脾，效果不错。但也有肥人之痰病，治肺脾而无效。陈士铎认为：必须补其气，而后带消其痰。然而气之补法，又不可纯补脾胃之土，当兼补其命门之火。如是则火能生土，而土自生气，气足而痰自消，不治痰，而能祛痰也。

【条文】

予平生治病，以补中气为本，故每得效。常治痰多之人，治痰不效，专补中气，久之，其痰自消。

清代程杏轩《医述·痰》引吴篢池语

【条解】

我平生治病，多以补中气的方法，每次都有很好的疗效。治疗痰邪较多的人，治痰效果不好时，就专补中气，时间久了，体内痰邪自然消散。

【临证】

此处“痰”指脾虚所生湿痰。脾为生痰之源，痰饮为标，脾虚是本，欲杜致痰之根，专补中气。中气充、脾气健，则水液自能正常输化，散精上归于肺，化生气血。

患者谭某，眩晕、头痛、乏力5个月。多在劳累、紧张后出现，休息后缓解，当时未引起注意。目前眩晕、头痛劳累即发，甚至不能站立，心悸、失眠，体倦肢软，少气懒言，饮食减少，小便正常，大便稀溏。面色萎黄，唇甲不华。舌体偏胖，边有齿痕，舌质淡，苔薄白。脉沉细。中医诊断为脾虚气陷型风眩，治以补中益气，升阳举陷。方选补中益气汤加减。

患者脾胃虚弱，不能健运水谷以生化气血，以致气血两虚，气虚清阳不展，浊阴踞空，血虚则脑失所养，故眩晕，头痛劳累即发。脾胃气虚，运纳乏力，故饮食减少；气虚则体倦肢软，少气懒言；血虚则不能养心，故心悸失眠；清阳不升则大便稀。

【条文】

惊悸者，有时而作，大概属血虚与痰，瘦人多是血虚，肥人多是痰饮，时觉心跳者亦是血虚。

明代孙一奎《赤水玄珠·怔忡惊悸门》引朱丹溪语

【条解】

惊悸患者，偶尔发作，大多属于血虚与痰邪为患；消瘦的人惊悸发作多是血虚，肥胖的人惊悸发作多是痰饮，偶尔觉得心脏悸动不安的也是血虚。

【临证】

张璐治老僧悟庵，心悸善恐，遍服补养心血之药，不应。天王补心丹服过数斤，悸恐转增，面目四肢，微有浮肿之状，乃求治于石顽。察其形，肥白不坚；诊其脉，濡弱而滑。此气虚痰饮浸渍于膈上也，遂以导痰汤稍加参、桂通其阳气，数服而悸恐悉除，更以六君子加桂，水泛作丸，调补中气而安。心主血脉，尤赖于血液的奉养，瘦人多阴虚，阴血不足，心失所养而致怔忡；肥人多阳虚，阳虚痰饮内停易阻心中使心血不畅，故肥人怔忡多因痰饮。（临证经验选自《张氏医通》）

【条文】

治重病先须用药探之，方为小胆细心。

清代程杏轩《医述·病箴》

【条解】

治疗疑难杂症须先以方药测证、探求病机，观察用药后反应再调整用药，才算小心谨慎、思考周密。

【临证】

重病病情多险恶，且易出现假象，如大实似虚，大虚似实，真寒假热，真热假寒等。在真假难辨时，可先用药探之。如真寒假热，先以温药小量以探之，若无烦躁口渴，则可知其热为假。

高仲山治疗一人，其突恶寒发热，腹痛里急后重，下痢日十余次，但前医曾用葛根芩连汤解表清热，又用香连丸理气清热燥湿以治热痢，均未见效，说明此下痢不在里热之盛。高仲山先生据其有发热、恶寒、头痛、脉浮诸证，诊断为风热在表，而兼里滞，故以辛凉解表法佐以羌活、独活、茯苓以祛湿，枳壳、桔梗、柴胡、前胡以宣降气机，二剂而愈。此案中，高老先生亦是从前人用药后患者的表现中，推翻前人的诊断，重新分析病机，而取得疗效。

【条文】

医家临证，不特病情之难窥，而人情之难处尤甚也。

清代程杏轩《杏轩医案·续录》

【条解】

医生治病时，不只是病情复杂，难以下手，人情世故也是难以处理的。

【临证】

程杏轩曾治一案，是为玉翁大郎，其人幼年患头昏病，众治皆不效，程反以肝风治，处疏归芍地黄汤，众人皆认为此为风寒而不予服药，玉翁支持程之处方，力排众议，小儿得治。次春又病腹痛，延医无数皆不可治，复邀程杏轩诊治，脉细面青，呻吟疲惫，病急，程转荐同道余朗亭先生延医。初投五苓散，续进真武汤，亦俱不应。程以为小儿病久，胃气必空，轻剂则不济事，若背城借一，尊公爱孙如珍，见方骇然，恐不与服。玉翁设计以其为乩仙所开，家人俱信。程视其病情，起初不过寒凝气滞，本无大害，因求速效，诸治庞杂，痛久伤气，吐多伤胃，泻多伤脾，故困顿若此。倘仍见病疗病，必至土败气脱，计惟扶阳益气，以拯其急，处以附子理中汤，米水煎饮。气固胃安，庶堪保守。次早往诊，病势大转，因其体素阴虚，方内除去附子，又服两日。更用参苓白术散，调理而痊。若非玉翁平素信心，兼施权变，安能图成？志此以见医家临证，不特病情之难窥，而人情之难处尤甚也。（临证经验选自《杏轩医案》）

【条文】

考古人用药，有攻病保躬两途，攻病则或凉或热，当取其偏，保躬则适其寒温，宜用其平。

清代程杏轩《杏轩医案·辑录》

【条解】

考证古人的用药，有攻邪气和保护人体正气两种方法，攻邪就用凉性热性药物，用药物的偏性来攻邪。保护人体正气则根据人体寒温选用平性药物。

【临证】

程杏轩治疗蓐劳之妇蔡某，患者半年前生育一女，已殇。此后情怀不畅，复加劳累，渐至纳谷不思，干呕便溏，头昏乏力，汗多畏风，形瘦如柴，月水不行，心悸盗汗，脉细弱又历时半年余，渐至卧床不起，近乎奄奄一息，脉细如丝，形容憔悴。遂用香砂六君子汤合四逆散加味治疗。患者见有效，要求继续治疗。守方香砂六君子汤、四逆散、逍遥散、参苓白术散等方出入，共服百余剂，病情逐渐康复。诊此患者时，也是信心不足，认为久病体弱，形肉似脱，况久治无效，恐治愈希望不大。不料坚持用药，待其正气来复，竟能康复如初。因而想起《素问·五常政大论》的一段论述："帝曰：其久病者，有气从不康，病去而瘠，奈何？岐伯曰：夫经络以通，血气以从，复其不足，与众齐同，养之和之，静以待时，谨守其气，无使倾移，其形乃彰……故《大要》曰：无代化，无违时，必养必和，待其来复。此之谓也。"（临证经验选自《杏轩医案》）

【条文】

服食以养中气，如喷水以润花叶；静养精神以补中气，如溉水以灌花根。

清代王燕昌《王氏医存·静养精神以补中气立能救危》

【条解】

服用食物来培补中气，就像喷水来润湿花叶，静以养神培补中气，就如同浇灌花根一样。

【临证】

王燕昌论治老年病证治言："病虽垂危，若尚未死，则中气仍存，苟能乘此养之，岂非易易！其法高枕软褥，侧身曲卧，诸事不思，收视返力自健，津液自生。神力健则周身爽利，醒睡皆安。津液生则口体滋濡，渴烦皆免。饮食每日留心，调养脾胃，务求胃强能食，脾健能消，斯真老当益壮矣。情志中病，未可全凭药力，务须屏烦颐养，方能除根。”情志病，不能只凭借药物来除根，必须屏除干扰，静养精神，才能除根。（临证经验选自《王氏医存》）

【条文】

凡治病，总宜使邪有出路。宜下出者，不泄之不得下也；宜外出者，不散之不得外也。

清代周学海《读医随笔·证治类》

【条解】

治疗疾病，要让邪气有所出。适合下法的，不使用泄下法就不能使邪气从下而出。适合发散的，不使用散法就不能使邪气外出。

【临证】

有一男性患者，头部皮疹发作3天，就诊时见头皮部散在米粒至豌豆大小的坚硬丘疹，呈深红色，微痒，以额顶、枕后部居多，纳可，二便正常，舌暗红，苔薄白水滑，脉弦滑。患者自述喜冬恶夏，且平素喜酒味，可知其素为湿热体质，又闻其为西部人士，西部天气偏凉偏燥，而天津气候燥热，且恰值发病于惊蛰之时，惊蛰为万物随封藏的阳气升发而惊动之始也，故湿热体质，加上天气燥热之诱因，遂致湿热内蕴。邪在体内作祟，正气奋起抵抗，欲祛邪外达，然而未先开邪气之去路，故邪欲出而不得，似有闭门留寇之嫌，故处以三仁汤合八正散加减。三仁汤清热利湿，宣畅气机；八正散清热泻火，利水通淋。两方合用，共奏清热利湿通淋之功，使邪从小便而去。

【条文】

暴病多实，久病多虚；暴病多寒，久病多热。

清代王泰林《医学刍言·辨证概述》

【条解】

突然发作的病多实证，慢病久病多虚证；突然发作的病多寒证，慢病久病多热证。

【临证】

马骏教授提出：慢性胃炎具有暴病多寒、久病多热，新病多实、久病多虚，初病在经、久病入络的特点。因此寒热、虚实、气血是本病辨证的要点。若见胃脘疼痛暴作，泛吐清水，恶寒喜温，舌苔白腻，脉弦或紧，乃寒邪侵及中焦；若胃痛隐隐，喜温喜按，每遇冷或劳累发作，空腹痛甚，得食痛减，食后腹胀，舌淡嫩，边有齿痕者为脾胃虚寒，中阳不振；若胃脘灼痛，烦躁易怒，泛酸嘈杂，口干舌红，苔黄脉数为郁热作痛，乃肝郁日久，化火生热，火邪犯胃所致。可见暴病多实，久病多虚，暴病多寒，久病多热。

【条文】

凡藏邪，惟虚则受之，而实则不受；惟实则能传，而虚则不传。

清代王旭高，见于《柳选四家医案》

【条解】

脏腑中邪，只有本脏正气虚才会受邪，正气不虚就不会感邪，邪气盛就是传于他脏，而邪气不甚就不会传变。

【临证】

王旭高论治一患者，病后胃气不醒，脘腹饱胀，近增寒热恶心，痰升气逆，咳呛口干，阻塞咽嗌，大便艰难，小便短涩，左胁有块，大如覆杯，撑攻作痛。此因脾胃不足，肝木亢逆，清气不升，浊气不降，攻削克伐，元气愈伤，纳谷大减，津液日枯，虚火内炽，戕及肺胃，渐见火升颧赤、脉数内热之象，当成劳损。宜以扶土为主，升清降浊，佐以泻火清金，俾得中气安和，自然饱胀渐解。文中虽未见一肝字，但从其用药分析则是从肝论治。如针对土虚木乘，王旭高采用了兼治法中的培土泄木法，使用补益脾胃的党参、山药、茯苓配合泄肝清热的延胡索、川楝子。针对肝气郁滞，撑攻作痛，采用了本治法中的疏肝理气法，列举常见的柴胡、白芍、枳壳、陈皮、半夏、紫苏梗、蔷薇组合。针对木火刑金，津亏液耗，痰升气逆，采用杏仁、枇杷叶轻清肃肺，下气化痰。通草引热下降而利小便，入阳明胃经，既解决了小便短涩的问题，又与升麻相配具有引药入胃的作用。（临证经验选自《王旭高医书全集》）

【条文】

最虚之处，便是容邪之处。

清代曹仁伯，见于《柳选四家医案·评选继志堂医案两卷》

【条解】

正气最虚弱的地方，就是邪气积聚之处。

【临证】

《素问·评热病论》中云：“邪之所凑，其气必虚。”丹波元坚释曰：“此非邪凑则气虚之谓，言气所虚处，邪必凑之。”邪，即邪气，包括了六淫病邪，以及食积、虫积、水饮、痰浊、瘀血和情志内伤等引起脏腑、经络、气血功能失调的有害因素。正，即正气，主要指人体对外界环境的适应能力、抗邪能力、康复能力。“邪之所凑，其气必虚”这句经文，强调了正气在发病过程中的重要作用和主导地位。正气不足是内在因素，是发病的根本，而邪气的侵入是外部因素，是发病的条件。

【条文】

医道之难也，难于辨证，辨证之难也，难于验体。体质验明矣，阴阳可别，虚实可分。症情之或深或浅，在脏在腑，亦可明悉，而后可以施治。此医家不易之准绳也。

现代朱莘农，见于《人体新系猜想：匡调元医论》

【条解】

医道难在辨证，辨证难在辨别患者体质。若查明体质则可以辨别阴阳、虚实，病情的轻重，在脏在腑，也可以明确地知悉。在此基础上治疗，是医家需时时遵守的准绳。

【临证】

《素问·疏五过论》道："圣人之治病，从容人事，以明经道，贵贱贫富，各异品理；问年少长，勇怯之理，审于分部，知病本始。"张仲景在临证用药时更加重视患者的平素体质，以"平人""强人""羸人""湿家""汗家"等来描述患者的体质状况和提出用药宜忌，充分强调了辨体质的重要性。

董十七，色苍能食，脘有积气。两年秋冬，曾有呛血。此非虚损，由乎体禀木火，嗔怒拂逆，肝胆相火扰动阳络故也。方药：金石斛、山栀、郁金、丹参、川贝、苏子、钩藤、茯苓、又接用清气热，安血络方，生地黄、麦冬、百部、桔梗、川贝、玄参、知母、天花粉。患者体禀木火，故平素情志不畅，脘腹有积气，肝胆相火上攻发为呛血。（临证经验选自《临证指南医案》）

【条文】

汗而勿伤，下而勿损，温而勿燥，寒而勿凝，消而勿伐，补而勿滞，和而勿泛，吐而勿缓。

现代蒲辅周《蒲辅周医疗经验·八法运用》

【条解】

使用汗法不要损伤津液，使用下法不要损伤胃阳，温法不要过于温燥伤阴，寒凉之法不要凝滞气机，消法不要损消正气，补法不要滋腻阻滞气机，和法不要使用过泛，以至于恋邪，使用吐法时不要犹豫不决，延误病机。

【临证】

蒲辅周治一冠状动脉粥样硬化性心脏病患者，中医无此病名，但有类似此病的记载。根据中医理论，辨证施治，本例属心气不足，治宜调和营卫，补益心气。故以枣仁、茯神养心气，菖蒲、远志通心气，甘麦、大枣甘缓悦脾宁心，即经所谓"虚则补之"之意。然补中应有通，故又有枳实之降，法半夏之辛，同时，冬则用膏，夏则用散，使能与季节相适应。（临证经验选自《蒲辅周医案》）

34

【条文】

治急性病要有胆有识，治慢性病要有方有守。

当代岳美中《岳美中论医集》

【条解】

治疗急性病要有胆有识（迅速抓住现证特点，明辨证候，敢想敢干、当机立断，又要周密思考，因势利导）；治慢性病要守方（辅助机体慢慢生长抵抗力，以战胜疾病）。

【临证】

张介宾曰："治病用药，本贵精专，尤宜勇敢。若新暴之病，虚实既得其真，即当以峻剂直攻其本，拔之甚易。若逗遣畏缩，养成深固之势，则死生系之，谁其罪也。"说明治疗急性病必须有胆有识，否则将贻害无穷。方剂中白虎汤、大承气汤、大陷胸汤、大剂清瘟败毒饮、附子汤、四逆汤、干姜附子汤、桂枝附子汤等都是猛剂峻剂，必须认准证候，掌握分寸，既不可畏缩不前，更不可孟浪从事。所谓"桂枝下咽，阳盛则毙；石膏下咽，阴盛则亡。"医生投药关系至重，在有胆之下，不容不加以高度的警惕。"回头看痘疹，走马看伤寒"，这两句话充分地说明治疗急性染病要掌握住时间，因为时间稍纵即逝，转瞬就会失去治疗机会。（临证经验选自《岳美中医案集》）

35

【条文】

认病在治疗之先，医贵中正，药法自然。

当代岳美中《岳美中全集·学医要善体物性》

【条解】

治疗之前要先诊断疾病，医治、用药要中正平和，合乎自然。

【临证】

徐大椿曾治洞庭吴伦宗夫人，其人向患血证，每发，徐大椿以清和之药调之，相安者数年。后延他医，见徐之方认为此为阳虚失血之证，立温补方加鹿茸二钱，连服六剂，致使患者血上冒，连吐十余碗，一身之血尽脱，脉微目闭，面青唇白，奄奄待毙，急延徐医治之。徐大椿曰：今脏腑经络俱空，非可以轻剂治。故以鲜生地黄十斤，绞汁煎浓，略加人参末，徐徐进之，历一昼夜尽生地黄汁，稍知人事，手足得展动，唇与面红白稍分，更进阿胶、三七诸养阴之品，调摄月余，血气渐复。

针对前医认为的血脱补阳，实指大脱之后，阴尽而阳无所附，肢冷汗出，则先用参附以回其阳，而后补其阴。或现种种虚寒之证，亦当气血兼补。岂有素体阴虚之人，又遇气升火旺之时，偶尔见红，反用大热升发之剂，以扰其阳而烁其阴乎！此乃道听途说之人，闻有此法，而不能深思其理，误人不浅也。（临证经验选自《洄溪医案》）

36

【条文】

诊病决死生者，不视病之轻重，而视元气之存亡，则百不失一矣。

清代徐大椿《医学源流论·元气存亡论》

【条解】

诊疗疾病时判断死生预后，不是由病之轻重决定，而是取决于元气的存亡，如此，则判断就不会出错。

【临证】

王平用归脾丸加减治疗右上肺癌患者，1个月后诸症好转。患者年老，元气已然渐衰，又遭肺癌癌邪盗劫及化疗耗损，致一身元气大伤，继而脏腑功能减退、气血运行失常、肌肤经络失养，症见面色萎黄、疲乏、头昏、失眠、口苦纳差、舌暗脉弦，属元气亏虚、心神失养证，治以培元固本、养心安神，予归脾丸加减治疗。方中黄芪、生晒参、黄精、白术大补元气，茯神、龙眼肉、灵芝、阿胶等滋阴养血安神，茯苓、砂仁、薏苡仁、苍术等健脾祛湿，厚朴、浙贝母等行气助运。三诊诉精神较前好转，但偶有耳鸣。《黄帝内经》曰："髓海不足，则脑转耳鸣。""上气不足……耳为之苦鸣。"遂予以熟地黄、山药、骨碎补、枸杞子等补肾益元，充精养髓，更用五味子收敛固涩元气。

37

【条文】

通体见有余，一处见不足，从阴证治；通体见不足，一处见有余，从阳证治。

明代戴天章，见于《中医源流与著名人物考·明与清前中期医学》

【条解】

全身的症状表现为有余、实证，但出现一个不足的症状，应从阴证论治；全身的症状都表现为不足、虚证，但有一处症状表现为实证，需从阳证治疗。

【临证】

王孟英治张养一案，以脉象辨别病证寒热，不惑外显之假象，而直断为实热之内蕴者，孟英谓曰："连服苦寒，病无增减，是药已对证，不比平淡之剂，误投数帖，尚不见害也。实由热伏深锢，药未及病，今日再重用硝、黄、犀角，冀顽邪蕴毒，得以通泄下行，则周身之气机，自然流布矣。"体现了"独处藏奸"的治疗观点。独特的脉证往往是疑难病证的主因所在。"大实有羸状，至虚有盛候。"临证需重视"一处"的特殊症情，关注非典型症状，作出正确诊断，拟定治疗措施。（临证经验选自《王孟英医案》）

38

【条文】

但使营卫和平而常行，则客邪不攻而自散，使正气自行逐贼，则邪气退而正气安然。

清代冯兆张《冯氏锦囊秘录·杂症大小合参卷三》

【条解】

只要使营卫和平，营气运行通畅，则外邪不攻自散，正气自行祛邪外出，则邪退而正安。

【临证】

王庆国治疗一患者，因减肥过度，耗伤心之气阴，致气阴两虚，营卫不和，故见心悸、头晕、眠浅易醒等症，治以当归补血汤益气生血，配伍三草降压汤平肝潜阳，合用瓜蒌薤白半夏汤助通阳之力，养阴与通阳相结合，寓调和营卫之意。二诊时由于夜间胸闷心悸，眠浅易醒，故血压较白天偏高，故加入麦冬、五味子合前方之党参，组成生脉散增其益气养阴之功，并加重养心安神之药味，以期夜间阳能入阴，则阴阳平衡，营卫协调。三诊时患者觉自身精力转佳，遂减西药用量，然血压仍控制不佳，且病证转为湿热内蕴之象。王教授遂更方为二陈汤合三草降压汤清利湿热为主，湿热去则阳气通，并加入全蝎、地龙、丹参等活血通络之品，使脉道通利营阴畅行。诸药合用，则卫阳与营阴均可运行通畅而调和。四诊时患者已停用全部西药，血压下午可维持正常，然上午和晚上血压仍偏高，且心前区仍有隐痛，考虑其脉道之营阴仍偏不足，故营卫不和，且尚有营阴郁滞不通，因此继续加用活血和营之莪术、川芎、生龙骨等药味。患者湿热除尽之时，则脉道得通，营卫调和，故血压必恢复正常。

39

【条文】

用药切病有四要：一切见证，二切病原，三切气候，四切体质。

清代费绳甫，见于《近代中医流派经验选集》

【条解】

用药诊查疾病有四个要点：一是查现在的症状，二是查病邪，三是考虑发病时气候情况，四是辨患者体质。

【临证】

吴有性曾治一案，患者施幼声，年四旬，禀赋肥甚，六月患时疫，口燥舌干，苔刺如锋，不时太息，咽喉肿痛，心腹胀满，按之痛甚，渴思冰水，日晡益甚，小便赤涩，得涓滴则痛甚，此下证悉备，但通身肌表如冰，指甲青黑，六脉如丝寻之则有，稍轻则无，前医不究里证热极，但引陶氏《伤寒全生集》，以为阴证。遂主附子理中汤。未服，延予至，以脉相参，表里互较，此阳证之最者，下证悉具，但嫌下之晚耳。盖因内热之极，气道壅闭，乃至六脉如无，此脉厥也。阳郁则四肢厥逆，若素禀肥盛尤易壅闭，今亢阳已极，以至通身冰权，此体厥也。急投大承气汤，嘱其缓缓下之，脉至厥回，便得生矣。其家眷因闻两者诊断相反，天地悬隔，疑而不服。更请数医，皆言阴证，乃进附子汤，下咽如火，烦躁顿加。逾时而卒。

本例为瘟疫体厥，患者四肢厥逆，通身冰冷，脉微欲绝，酷似阴厥重症，但吴又可氏细察病情，考虑其素禀肥盛尤易壅闭，口燥舌干，苔刺如锋，咽喉肿痛，心腹胀满，小便赤涩，因气道壅塞，阳气郁结不得敷布，以致形成全身冰冷的体厥证。因而，诊察时应关注刻下之证，查明病邪，考虑发病时气候情况，结合其体质论治。（临证经验选自《瘟疫论》）

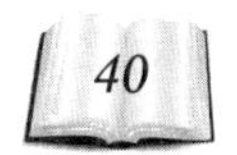

【条文】

体丰之质，多湿多痰。性情躁急，多郁多火。

近代丁甘仁《丁甘仁医案·痿痹案》

【条解】

形体丰腴的人，体内多有痰湿。性情急躁的人，体内多有郁热和火邪。

【临证】

李东垣认为饮食五味，若无节制则易伤正，损伤脾胃，脾气虚则运化无权，津液不能正常化生、敷布，精微亦不能充养肌肉、筋骨，久之则生湿化痰，痰湿脂浊或停于胃肠，或停于皮里膜外，如此累积，必有肥胖之患。故而对于这类体质之人，常用补气健脾之法恢复其运化之功、佐以化痰祛湿之法以祛邪。（临证经验选自《脾胃论》）

【条文】

肥人多痰，大半因湿……盖不病则津液为脂膏，病则作湿酿痰也。瘦人热，皆因燥……盖不病则为温和也，病则作燥而化热矣。

清代王燕昌《王氏医存·肥人多痰》

【条解】

体质肥胖的人体内多痰，大半是因为湿邪导致的……因为没有生病时津液为脂膏濡养全身；生病时津液就会酿湿成痰。瘦人多热，皆是因为燥邪导致……因为不生病时机体为温和状态，生病时则遇燥变化成热邪。

【临证】

女子不孕多从气虚、血虚治之，而多忽略治肝之法。傅青主认为血藏于肝，精涵于肾，交感乃泄肾之精，若肝气不开，则精不能泄，肾精既泄，水不涵木，木燥乏水，则肝气亦不能舒，且瘦人多火，而又泄精，则水益少而火益炽，水虽制火，而肾精空乏，肝郁化火，此阴虚火旺不能受孕。治当大补肾水而平肝木，水旺则血旺，血旺则火消，傅青主用养精种玉汤治之，方用大熟地黄（一两，九蒸），当归（五钱，酒洗），白芍

（五钱，酒洗），山茱萸（五钱，蒸熟）。（临证经验选自《傅青主女科》）

【条文】

老壮者，形气也；寒热者，病邪也。脏有热毒，虽衰年亦可下，脏有寒邪，虽壮年亦可温，要之与病相当耳。

宋代许叔微《伤寒九十论·阳明可下证第六》

【条解】

年老而身体强壮，是一身正气保养形体的结果，身体寒热不适者，是病邪侵袭所致。脏腑有热毒者，即使年岁已高仍然可用下法；脏腑受寒邪者，即使是壮年之人也可以用温补之法，因此治疗的关键在于治法切中病机。

【临证】

曹颖甫曾治一妇人，已病六七日，壮热，头汗出，脉大，便闭七日未行，身不发黄，胸不结，腹不胀满，唯满头剧痛，不言语，眼张，瞳不能瞬，不能辨人。此三急下证之第一证已具，故以大承气汤方治之，方用大黄 15g，枳实 10g，厚朴 6g，芒硝 10g，一剂而愈。曹颖甫认为阳明当下之证，不可因虚羸而视芒硝大黄如蛇蝎，若遇胃虚呕多兼阳明证者，则先以少量吴茱萸开其胃气，然后再行攻下，以除苦寒伤正之弊；寒热错杂证者则又以黄连佐吴茱萸，取左金丸平调寒热之意。（临证经验选自《经方实验录》）

【条文】

治少年人，惟恐有火，高年人，惟恐无火。

清代喻昌《寓意草·辨鼎翁公祖颐养天和宜用之药》

【条解】

治疗年轻人的疾病，唯恐体内有火，治疗年纪大的人，唯恐体内无火。

【临证】

黎庇留曾治一泄泻危证的老年男性患者，忽患下利清谷，前医予大补大温之剂，附子理中，更重归芪之类，不效，反出现四肢厥逆，无脉等症，以其利在下焦，真阳虚衰，釜底无薪，即用四逆汤补火生土温中祛寒，回阳救逆，日夜连服，次日下利止，原方加参，脉始出。对于老年患者，应高度重视其阳虚与否，阳气虚衰则运化艰难而易衰，阳气充盛是老人生命之根，慎用苦寒之品，以防折损阳气。（临证经验选自《黎庇留医案》）

【条文】

阳旺阴弱之人，而损伤阳气者，宜先扶阳，而后滋阴；阴盛阳虚之人，

而有伤阴者，宜先滋阴，而后助阳。斯当随时审察，不可拘执。

清代章虚谷《医门棒喝·人身阴阳体用论》

【条解】

阳旺阴弱体质的人，如果阳气受到损伤，应该先培补阳气，然后再滋养阴液。阴盛阳虚体质的人，如果阴液受到损伤，应该先滋养阴液，再培补阳气。临证应当随时审察病情，不可以拘泥于成规。

【临证】

张景岳认为诊察疾病应当因人因证辨治，人为本，证为标，强调了体质在疾病的发生、发展、转归中的重要作用，制约和影响证候的形成与演变。证候可随医家角度不同而略有变化，却对疗效成败有很大的影响。因此当以人为先，证候次之。若形气本实，则始终皆可治标；若形质原虚，则开手便当顾本。故当我们无证可辨之时，应结合辨体质、辨病，调体用药，对病治疗。（临证经验选自《景岳全书》）

【条文】

阳脏患伤寒，温表之剂不可过用，凉攻之剂不妨重用也；阴脏患伤寒，温表之药不妨重投，凉攻之方不宜过剂也。

清代程芝田《医法心传·诊病须察阴脏阳脏》

【条解】

阳脏患伤寒，温表之剂不可过用，攻凉之剂不妨重用，阴脏患伤寒，温表之药不妨重投，凉攻之剂不宜过剂。

【临证】

麻黄汤，出自《伤寒论》，具有发汗解表、宣肺平喘之功，是治疗外感风寒表实证的方剂。本方由麻黄 9g，桂枝 6g，杏仁 6g，炙甘草 3g 组成。方中麻黄性温辛散，既开泄腠理散寒邪，又宣畅肺气平喘咳，为君；桂枝通营达卫，既助麻黄发汗解表，又畅行经脉，使疼痛之症俱解，为臣；杏仁苦降，肃降肺气，与麻黄相伍，一宣一降，以恢复肺气之宣降，加强宣肺平喘之功，为佐药；炙甘草既能调和麻、杏之宣降，又能缓和麻、桂相合之峻烈，调和诸药。然仲景亦指出麻黄九禁，即应慎用辛温发汗法的情形，咽、淋、疮、衄、血、汗、寒等，其中多有阳盛阴虚之患，因而对于阴虚之人应慎用辛温发汗之剂。（临证经验选自《伤寒论译释》）

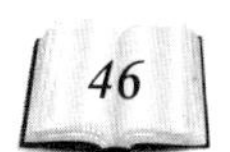

【条文】

体实气壮，要治病留人；体衰气虚，须留人治病。

当代岳美中《岳美中医案集·真武汤和六君子汤加减治疗尿毒症》

【条解】

体质壮实气壮的人，应该以驱邪治病为主，形体衰正气虚衰的人，应该先扶正，等到正气恢复，再行治病。

【临证】

岳美中曾治一例，患者上腹部疼痛反复发作，入院前一日，疼痛加剧，大便两日未行，神志欠清，时而躁动。手抽肉抖，尿闭，脉细肢凉。乃用仲景真武汤加减，回阳利尿。症状好转。另一患者昏迷较深不能进食，呼吸微弱，脉细微。乃与老人参 24g 煎汤，药后神志渐清，目能视人，改用六君子汤救治后神志全清。先挽回胃气，抢救生命，再进行治疗。（临证经验选自《岳美中医学文集》）

【条文】

形有寒邪，虽婴孩亦可服金液；脏有热毒，虽老羸亦可服大黄。

明代王绍隆《医灯续焰·医范》引许叔微语

【条解】

小儿患寒病，形寒体冷，此时即使大辛大热的金液丹也可吞服。年老体虚之人脏腑热毒蕴结，即使苦寒的大黄也可服用。（注：金液，指金液丹，出自《和剂局方》。用硫黄研炼而成，性大热有毒，主治久寒痼冷、冷风顽痹、腰肾久冷、劳伤虚损等证。）

【临证】

患者熊某，女，68 岁。入院见：浅昏迷，烦躁，左侧肢体活动不利，伴右侧肢体不自主运动 2 小时，头 CT 示：左侧颞叶、枕顶叶梗死灶。伸舌不出，脉弦滑数。患者无明显溶栓禁忌证，发病 4.5 小时内，于 10:50 起给予溶栓治疗，溶栓前 NIHSS 评分 39 分，溶栓后 NIHSS 评分 28 分。患者两日未大便，仍神昏，左侧肢体活动不利较前好转，舌红有刺，脉弦滑数，辨证为痰热腑实，给予大承气汤合三化汤加减，不拘时鼻饲，保持大便日 1 次。药用大黄 10g，芒硝 10g，厚朴 10g，枳实 10g，羌活 15g，瓜蒌 20g，胆南星 5g。患者鼻饲 2 次后，便出硬臭，腹痛明显减轻。至 12 日患者烦躁明显改善，腹痛消失，又 14 日神志转清，意识恢复。

【条文】

老人不可速降其火，虚人不宜尽去其痰，攻之太急，则病转剧而致危殆，须固元气为本。

清代程杏轩《医述·痰》引崆峒子语

【条解】

年事已高的人不可以快速清泻其火邪，体质虚弱的人不可以完全去其痰，攻泻之法用得太急，病情会加重而变得危急，因此必须以固摄元气为治疗之本。

【临证】

张锡纯认为老人真气已虚，行痰不利，而致痰气郁结，此为气虚痰盛，当以消积化痰之法治之。期颐饼由生芡实 180g，生鸡内金 90g，白面 150g，白砂糖若干组成，以鸡内金补助脾胃，恢复其运化水谷之功，食化积消，痰涎自除；且老人多为下焦亏虚，气化不摄，而使痰涎随气上泛，故而用芡实敛冲固气，统摄下焦。两药相合，使心肾既济，水火调和，痰气自平，而病自除。（临证经验选自《医学衷中参西录》）

【条文】

男子之劳，起于伤精；女子之劳，起于经闭；小儿之劳，得于母胎。

明代皇甫中《明医指掌·虚损劳瘵证七》

【条解】

男子的劳伤，起于精伤；女子的劳伤，起于月经之停闭；小孩子的劳伤是在母胎内得到的。

【临证】

《傅青主女科》中的益经汤方是治“年未老经水断”的主方。傅青主认为此经闭并非血枯，乃肝脾郁结，肾水匮乏所致，故以益经汤散肝脾之郁，大补癸水，补以通之，散以开之。方由大熟地黄 30g，白术 30g，炒山药 15g，酒当归 15g，酒白芍 9g，生枣仁 9g，牡丹皮 6g，沙参 9g，柴胡 3g，炒杜仲 3g，人参 6g 组成。诸药配合，以补脾肾之气，益肝肾之精，通冲任之脉。（临证经验选自《傅青主女科》）

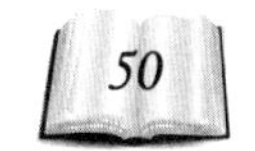

【条文】

凡阳气发泄之人，外似有余，内实不足。

清代柳宝诒《柳选四家医案·评选静香楼医案两卷》

【条解】

凡是阳气外泄的人，在外表现似阳气有余，实则内里阳气不足。

【临证】

洪氏子患发热头疼，咳嗽胁痛，前医谓之伤寒，大用发散之剂。一剂，汗大出，热更甚，神昏见鬼，躁渴舌黑，身重足冷，彻夜不寐，困顿欲绝，脉细数无伦，胃脉微极。魏玉璜认为此乃劳伤中气发热，今更虚其虚，阳气发泄殆尽，津液既亡，足少阴极虚，应用补中益气汤，令阴阳气和，自能出汗而解。方与熟地黄二两，炒麦冬四钱，乳炒白术五钱，牛膝三钱，五味子一钱，附子二钱，浓煎，人参一两煎汁冲服。口渴，另用熟地二两，麦冬五钱，人参八钱，浓煎代茶。三四剂后，汗收热退，舌润神清，嗽止食进。本案便是凡阳气发泄之人，外似有余，内实不足的典例，临床治疗应明辨之。（临证经验选自《续名医类案》）

【条文】

男子用阳而体阴，女子用阴而体阳。

清代王旭高《王旭高医案·妇人门》

【条解】

男子本体为阴，而以肾阳为用，女子本体为阳，而以肝藏阴血为用。

【临证】

朱丹溪在《格致余论·阳有余阴不足论》言："相火易起，五性厥阳之火相煽，则妄动矣。火起于妄，变化莫测，无时不有，煎熬真阴，阴虚则病，阴绝则死。"故而提出了"阳常有余，阴常不足"。在治疗男子阳痿时以滋阴益精为根本大法，方用二地鳖甲煎，药物组成：生地黄 10g，熟地黄 10g，菟丝子 10g，茯苓 10g，枸杞子 10g，金樱子 10g，牡丹皮 10g，丹参 10g，天花粉 10g，川续断 10g，桑寄生 10g，鳖甲 20g（先煎），牡蛎 20g（先煎）。滋补肾阴，平降相火。

【条文】

古方治老人燥结，多用苁蓉，不知胃气虚者，下口即作呕吐，肥人胃中多痰湿，尤非所宜。惟命门火衰，开阖失职者，方为合剂。

清代张璐《张氏医通·大小府门》

【条解】

古方治疗老年人的燥结便秘，多用肉苁蓉等补肾通便之品，而不知道胃气虚的患者，使用温肾滋补之品即会发生呕吐，体质丰腴的人胃内多痰湿，尤其不适用。只有命门火衰，二阴开阖失司的类型，才能成为其适宜的方剂。

【临证】

肉苁蓉出自《神农本草经》，其功效为"主五劳七伤，补中，除茎中寒热痛，养五脏，强阴，益精气，妇人癥瘕"，黄元御认为饮食水谷停留于胃不得顺利传下，断落不联，历阳明大肠之燥，炼成颗粒，秘涩难通，总与风木疏泄不利有关，肉苁蓉能滋木清风，养血润燥，滑大肠而下结粪，却未至滋湿败脾。临床常用方剂如润肠丸、济川煎等。

【条文】

老人大便结者，宜消解、清润，忌攻下之药；大便润者，宜固气、健脾、养胃，忌滑利之药。

清代王燕昌《王氏医存·便结便润治法》

【条解】

年纪大而便秘的人，宜用消解、清润的方法，忌用攻下的药；大便润滑的人，宜用固气、健脾、养胃的方法，忌用滑利的药物。

【临证】

张景岳认为大凡兼并虚损的大便闭结不通，必不可用硝、黄等攻伐之剂，便闭有不得不通者，宜用通于补，济川煎主之，药用当归三五钱，牛膝二钱，肉苁蓉酒洗去咸二三钱，泽泻一钱半，升麻五七分或一钱，枳壳一钱，诸药合用，既可温肾益精治其本，又能润肠通便以治标。用药灵巧，补中有泻，降中有升。（临证经验选自《景岳全书》）

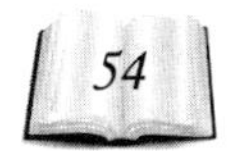

【条文】

老人之疾，慎于吐利，尤宜用食以治之。

宋代陈直《养老奉亲书·序》

【条解】

治疗老年性疾病，应该慎用吐利之法。尤其适宜用饮食来治疗疾病。

【临证】

老年便秘临床常见大便干燥坚硬，排便时间长，难于排出，同时伴有潮热、盗汗、颧红、口渴欲饮，舌淡红苔薄白，脉细数等阴虚之状。可选用以下食疗方：①蜂蜜芦荟饮先将食用芦荟 15g 榨汁到 10mL，后与 30mL 蜂蜜混匀，早晚分两次食用。方中二者均可，润肠通便，另蜂蜜有滋阴生津的功效。②百合粥取百合 30g，枸杞子 20g，薏米 30g，煮粥服食。方中诸药合用，有滋阴生津，润肠通便的功效。

【条文】

内伤之新，补之当早；外感之新，散之戒重。如补之迟，迁延成弱矣；散之重，变成他症矣。内伤之久，补之当峻、当速；外感之久，散之不可峻、不可久、不可猛、不可速。

清代高斗魁《医家心法·诊法》

【条解】

内伤的初期，应早施以补法；外感的初期，不应发散过度。如果补法运用太迟，就会迁延变成弱证；散之太重，就会变生他证。内伤病久，应该快速猛峻地施以补法；外感病久，发散不可以过峻过速。

【临证】

程杏轩曾治一例，患者郑鹤鸣，冬月适患伤寒，初起寒热身痛，不以为意。延挨数日，欲事后起病，陡然肢冷，脉伏肌肉青紫，面赤烦躁，呃逆频频，前医以为少阴下亏，寒邪乘之，逼其真阳外越，与六味回阳饮，服之不应。程杏轩认为假若真阳飞越于外，须用阳药突入重围，以聚其阳，若加阴药恐有牵制之弊，定方单用姜附参草四味，煎令冷服，外用葱艾炒热熨脐，老姜附子皮煮汁蒸洗手足，一昼夜后厥始回，脉始出，惟有呃逆之症，此为肾气上冲，于前药中加熟地黄、枸杞子、五味子、丁香，摄纳真元。后投以六味地黄汤，浮阳顿平，复为调理脾胃及脾肾双补而起。（临证经验选自《程杏轩医案》）

【条文】

治外感，必知邪气之变态；治内伤，必知脏腑之情性。治六淫之病，如逐外寇，攻其客，毋伤及其主，主弱则客不退矣。治七情之病，如抚乱民，暴其罪，必兼矜其情，情失则乱不正矣。

清代尤在泾《医学读书记·方法余论》

【条解】

治疗外感疾病必须知道邪气的变化态势，治疗内伤疾病必须知道脏腑的功能性质。治疗六淫所致的疾病就像驱逐外来敌寇，攻伐客邪切勿损伤人体正气，正气虚弱则邪气无法被击退。治疗七情所致的疾病就像安抚乱民，显露罪行的同时必须顾惜民情，不能体恤到民情那么民乱没有办法被整顿。

【临证】

嘉庆辛酉夏，程杏轩曾治一小儿，其人伤暑发热，吐泻不止，神烦体燥，唇赤舌黄，口渴欲饮，饮后即吐。诊脉沉伏，四肢厥冷，欲投凉剂，恐其吐泻，脾胃受伤，拟用六君子汤，去白术加川连、木瓜、黄土、稻花，安脾胃，祛暑邪。服药不效，是时赤日当空，暑气正酷，后听闻小儿因汲水溉花木所发。乃悟病机，与生脉地黄汤一服，吐攻泻即止，再服，脉出肢温，未出十日而愈。（临证经验选自《程杏轩医案》）

【条文】

治外感如将（兵贵神速，机圆法活，去邪务尽，善后务细，盖早平一日，则人少受一日之害）；治内伤如相（坐镇从容，神机默运，无功可言，无德可见而人登寿域）。

清代吴瑭《温病条辨·治病法论》

【条解】

治疗外感疾病应该像将军一样迅速果断（用兵速度要快，机会圆润方法活络，去除邪气务必彻底，善后务必细致），治疗内伤应该像丞相一样和缓谨慎（坐镇从容，神机妙算默默运理，功德不可言说）。

【临证】

俞长荣认为内伤病多属七情所致，气血乖违，阴阳失调，往往寒热虚实错杂，用药必须宽猛相济，刚柔兼顾，补泻有度。曾治一张姓妇人，胃中苦冷，时唾清涎，头晕心悸，口干，但漱水而不欲咽，自汗，虚烦难寐，二便少通，初拟苦辛甘化合法诊治无效。因悟此证乃真火衰微，虚阳浮越，脾胃失职所致，阳微液亏并见。治应着重培土，尤须益火。拟取和胃理脾之品，意在以火益火，去气存性，以期温而不劫阴液，柔而不遏中阳，药用白术（土炒）、山药（炒黄）、扁豆（炒黑）、半夏、姜炭、山楂炭、左金丸。2日后复诊，诸症均减，唯大便未通。再步前法，去温涩而加入温润之品，服4剂而愈。

【条文】

治外感须于实处求虚，治内伤须于虚中求实。

程门雪《金匮篇解》引王孟英语

【条解】

治疗外感疾病必须在祛实邪同时顾护正气的虚损，治疗内伤疾病必须在补养正气时注重祛除邪气。

【临证】

程门雪认为虚实错杂在喘证中极为常见，外感中的实喘治疗应佐一些健脾益气、滋阴生津之品以“实处求虚”，常用“苏杏二陈汤”，重则用“三子（苏子、白芥子、莱菔子）二陈汤”；内伤中的虚喘治疗时，以培补摄纳为主，佐一些化痰降逆、行气平喘、活血化瘀之品以“虚中求实”，常用“金水六君煎”。肺虚则少气而喘者较少，肺虚而夹痰热逗留肺络者则至多。尽管肺肾两亏，气阴并伤，所用方法大都采取清上实下、下虚上实之治，亦即叶氏所谓“在肺为实，在肾为虚”，虚实同病者之治法。（临证经验选自《程门雪未刊医论选集》）

【条文】

外感忌酸收，内症戒消导。

清代宝辉《医医小草·精义汇通》

【条解】

外感疾病忌用酸收之法，内伤疾病戒用消导之法。

【临证】

酸收之药，如酸枣仁、五味子、乌梅、木瓜、山茱萸等，具有涩可固脱之效，外感病证多为外邪侵袭人体所致，治疗当从汗解，以辛散解表剂最相宜，酸收之药易闭门留寇，故而不可用之；内伤如伤阴、伤阳、伤气、伤血等，急需补益之剂，不外补阴、益阳、补气、养血之类，且不可乱投通利之品，如利尿的茯苓、滑石、石韦等；通便的大黄、槟榔、牵牛等，用之反成劳伤。（临证经验选自《毛德西用药十讲》）

60

【条文】

暴病发热，脉虽弱而治从外感；久病脉弱，热虽盛而治从内伤。

清代王旭高《王旭高医书六种·桂枝汤类》

【条解】

突然发作、病情较急的发热，脉象虽然虚弱但治疗法则和外感疾病无异；发病较久的人脉象虚弱，热势虽然炽盛但治疗法则和内伤疾病无异。

【临证】

王泰林认为桂枝二越婢一汤主治体虚邪亦轻，无阳是亡阳分津，脉弱热多。这里无阳是阳分亡津的意思。这类患者本身体质并非壮盛，而邪气亦轻，故身有寒热，而脉微弱，若发其汗，必致有叉手冒心、脐下悸之变，故用桂枝汤四分之二以行阳，越婢汤四分之一以行阴。行阴者，发越脾气而行胃中之津，脾阳和胃津生而脉复，令得似汗而解。（临证经验选自《退思集类方歌注》）

61

【条文】

实热之症，议用逐邪存正之法；虚损之症，议用补正祛邪之治。

清代程芝田，见于《医塘医话·验齿》

【条解】

实热病证，建议用驱逐邪气以留存正气的方法进行治疗；虚损病证，建议用培补正气以祛除邪气的方法治疗。

【临证】

仲景真武汤方为治疗脾肾阳虚，水湿泛溢的基础方，方由茯苓 9g，芍药 9g，生姜 9g，附子（炮，去皮，破八片）9g，白术 6g 组成。赵羽皇认为本方用三白，白术以其燥能治水，茯苓淡能伐肾邪而利水，芍药以其酸能泄肝木而疏水。且脾能制水，肾能行水，为胃之关，假若肾中无阳，则脾之枢机虽运，而肾之关门不开，水虽欲行而不能，脾家得附子，则火能生土，而水有所归；肾中得附子，则坎阳鼓动，而水有所摄，生姜一味能和胃而散四肢之水。（临证经验选自《古今名医方论》）

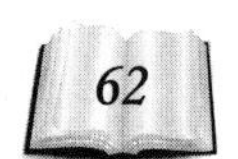

62

【条文】

内伤之原有三，曰劳役伤脾，曰饥饱伤胃，曰负重伤血，三者虚实

悬殊。

清代张璐《张氏医通·诸伤门》引陆丽京语

【条解】

内伤的病因有三种说法，一说劳倦损伤脾气，一说过饥过饱损伤胃气，一说负重劳作损伤阴血，三种情况导致人体正气虚实悬殊。

【临证】

陆丽京认为证见发热头痛、恶风畏食、自汗喘乏、脉气口虚大，此为劳役伤脾所致，多为平素不事劳作者，东垣补中益气汤主之。证见黄肿痞满、喘嗽恶食、发热身疼、脉气口粗大，此为饥饱伤胃所致，劳苦饥饱不接者多为此类，治以平胃散加枣矾。证见咳呕血腥、痞满少食、膈间隐隐刺痛、脉气口见弦，此为负重伤血所致，大多发生于饱食奔驰之后，以犀角地黄汤加酒大黄治之。（临证经验选自《医林新论》）

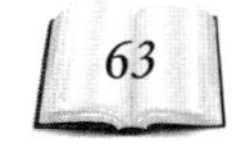

【条文】

外感、内伤、伤食、湿痰、火郁，皆有恶寒，非独阳虚也。

清代张璐《张氏医通·寒热门》

【条解】

外感、内伤、伤食、湿痰、火郁都会有恶寒的症状，并不是只有阳虚才会出现。

【临证】

《难经·六十六难》曰："三焦者，原气之别使也，主通行三气，经历于五脏六腑。"风寒暑湿痰火郁瘀痈疮，一切邪气怫郁于表，表中之阳气不能发越，皆令恶寒。三焦若被痰饮水湿或痰热阻滞，气机不畅，则卫气循行亦不畅，温煦失司则可见恶寒，临证多见恶寒或寒热起伏、汗出不解、胸痞腹胀、溲短、苔腻等，此种恶寒起伏之症还可见于邪在少阳或邪伏膜原，临证可用温胆汤或达原饮化裁，治当清热化痰，开达膜原，疏利三焦气机。

【条文】

情志之病，药饵难疗。

清代程杏轩《杏轩医案·续录》

【条解】

情志所致的疾病，药物难以治疗。

【临证】

吴鞠通认为治疗内伤有二，一为祝由论，一为辨明阴阳三焦论。其中，祝由一说包括重视对患者心理的疏导和针对七情之过予以调整，特别要针对四种难治之人（老僧、寡妇、室女、童男）和四种难治之病（酒、色、财、气）采取心理治疗。具体来说即为详细告知患者疾病的由来，使患者知之而不再触犯诱因；还要细致体察患者的难言之隐，委婉地开导他，严肃地告知他，用危言来提高患者的依从性，从而使得患者心悦诚服，疗效也会提高。情志所致疾病亦属内伤范畴，故而药饵难疗时心理疗法可有作为。（临证经验选自《医医病书》）

【条文】

善治邪者，必先养正。

清代刘恒端《经历杂论·疼痛解》

【条解】

善于治疗病邪的，必是以调养正气为先。

【临证】

李建生认为肿瘤的病机为本虚标实，机体阴阳平衡失调，脏腑气血功能紊乱，以致气滞血瘀，积聚为癌。肿瘤日久，必定元气大伤、营气亏损、气血津液耗散，久病损伤肾阴肾阳。临床上通过益精助阳、培育正气、顾护先后天之本，促进气血生化，不仅可以改善患者症状、减轻患者痛苦、更重要的是有效延长生存期，增强免疫力，提高生活质量。《素问·生气通天论》说："阳气者，若天与日，失其所，则折寿而不彰。"李老在40余年的肿瘤临床实践中，采用自拟益精助肾方加减治疗肿瘤，取得满意疗效。处方如下：紫河车20g，蛤蚧10g，冬虫夏草2g，守宫10g，鹿角胶6g，菟丝子30g，女贞子15g，枸杞子15g，灵芝30g，仙灵脾15g，西洋参10g，补骨脂15g，金钱白花蛇10g。方中蛤蚧、仙灵脾、菟丝子、补骨脂补肾助阳；枸杞子、女贞子、鹿角胶滋阴；蛤蚧、守宫、紫河车、冬虫夏草、灵芝滋阴益精助阳；灵芝、西洋参补益气血；守宫、金钱白花蛇通络散结。诸药扶正祛邪、扶正不留邪、祛邪不伤正、攻补兼施，共奏益精助阳之效。（临证经验选自《名中医经方时方治肿瘤》）

【条文】

人知补之为补，而不知泻之为补；知泻之为泻，而不知补之为泻。故补血以益营，非顺气则血凝；补气以助卫，非活血则气滞。

清代程杏轩《医述·治法》引《医学入门》语

【条解】

人们知道补益是补法，却不知道泻法也是补法的一种；只知道泻法是泻法，却不知道补法也是泻法。所以用补血的方法来养营阴，如果不配以理气之品则会使血脉凝涩；用补气的方法来补助卫气，不配以活血之品则会导致气机壅滞。

【临证】

《内经》言"湿胜则濡泻"，古人云"无湿不作泻"。大肠主津液吸收，若湿气滞留肠腑，则肠腑的传导及燥化功能失常，津液糟粕俱下，故为泄泻。如遇肝失疏泄，横克脾土；脾气不足，清阳不升，脾虚湿困导致泄泻时，应疏肝健脾，祛湿止泻，以通为补祛除邪气，畅通脏腑气机为主，兼以扶正，恢复脏腑生理功能，可用痛泻要方加减来治疗，以陈皮、白术、白芍、防风为基础方，加柴胡以疏肝理气。

【条文】

温补即所以化气，气化而痊愈者，愈出自然；消伐所以逐邪，逐邪而暂愈者，愈由勉强。

明代张介宾《景岳全书·肿胀》

【条解】

温补之法能化气，气化则疾病痊愈，这样顺应人体先天自身的规律。消除攻伐用来驱逐邪气，邪气去除则疾病暂时痊愈，是药物强行为之（未顺应人体自身规律）。

【临证】

张介宾认为水肿之为病与肺、脾、肾三脏有关，虽然三脏各有所主，概而言之总由阳虚之证居多。人以肾为先天之根本，治当温补之，一则培补肾元，肾气充足，五脏皆有所养，机体正气旺，邪不可干；二则补脾肺，能使其各司其职，气喘与浮肿皆消；三则，水为阴，当以温药投之。且《金匮要略·痰饮咳嗽病脉证并治》言："病痰饮者，当以温药和之。"水与痰饮属性皆为阴，用温补之药治水，其法与治痰饮异曲同工之妙。

【条文】

大凡攻病，去其大半，即宜养正而佐以祛邪，正气充而邪气自尽。

清代程杏轩《医述·治法》引《折肱漫录》语

【条解】

一般用攻法来治疗的疾病，在邪气祛除大半的时候，便适宜使用滋养正气辅以祛邪的方法来治疗，正气充盈后邪气便自然会消亡。

【临证】

薛立斋治一产后妇人，其腹痛后重，下痢无度，形体倦怠，饮食不甘，怀抱久郁，患茧唇，寐而盗汗如雨，竟夜不敢寐，神思消烁。薛曰："气血虚而有热。"用当归六黄汤，纳黄芩、连、柏炒黑，一剂，汗顿止；再剂，全止；乃用归脾汤、八珍散兼服，元气渐复而愈。此证不难于用归脾、八珍，而难于用当归六黄。恨不载脉，然留此案，以见古人有是病即用是药，勿拘定产后必当大补也。但苦寒之药。中病即止耳。（临证经验选自《古今医案按》）

【条文】

先天之阳虚，补命门；后天之阳虚，温胃气。先天之阴虚，补肾水；后天之阴虚，补心肝。

清代冯楚瞻《冯氏锦囊秘录·杂症大小合参卷一》

【条解】

先天的阳虚可以通过补命门治疗；后天的阳虚可以通过温胃气来治疗。先天的阴虚可以滋补肾水；后天的阴虚可以补养心肝。

【临证】

叶天士曾治一例，患者中焦火衰，食下不运，作酸呕出，此为中焦火衰，胃失腐熟受纳所致，叶氏处方炒黄干姜一钱、川椒炒三分、半夏一钱炒、茯苓块三钱、炒饴糖四钱。本方以大建中汤为底方，以蜀椒温中散寒止痛，配干姜“除胃冷而守中”“去脏腑沉寒痼冷”，增强散寒止痛之效；饴糖甘缓能补虚建中，又因呕吐一证较为严重，又加半夏、茯苓，降逆止呕、通补胃阳。(临证经验选自《临证指南医案》)

【条文】

治虚邪者，当先顾正气，正气存，则不致于害，且补中自有攻意。盖补阴即所以攻热，补阳即所以攻寒。

清代张璐《张氏医通·诸伤门》

【条解】

治疗本虚而感受邪气时，要先顾护正气，正气留存就不至于产生大的损害，而且补虚之中自有攻邪之意。这就是阴虚可以攻热，阳虚需要补阳来攻寒的原因。

【临证】

严用和认为患者证见乏力，畏寒怕冷，腰膝冷痛，尿少水肿，舌淡，苔白水滑，脉沉弱等为脾肾阳虚、水湿内停所致，常用温补肾阳、利水消肿之法。处以济生肾气丸，即金匮肾气丸加牛膝、车前子。本方重用附子温肾助阳而消阴翳；官桂温肾补火，助膀胱气化，泽泻、车前子合桂、附温阳利水；茯苓、山药益气健脾，补土制水，熟地黄滋肾填精，此“阴中求阳”之谓；牛膝益肝肾而滑利下行，牡丹皮寒凉清泄。全方共奏温肾助阳、利水消肿之效。

【条文】

纯虚者，补之尚易；纯实者，攻之不难。无如纯虚纯实之证少，而虚

实错杂之证多也。正虚夹邪，执用补法，则锢其邪；执用攻法，则正气脱。

清代章虚谷《医门棒喝·虚损论》

【条解】

单纯虚证的患者可以用补法，尚且还算容易，单纯实证的患者可以用攻邪的方法也不算难，但是纯虚纯实的病证很少，而虚实错杂之证较多。正气亏虚夹有实邪时，坚持使用补法便会留存邪气，坚持使用攻法便会使正气虚脱。

【临证】

王晖曾治一例，某女，32岁，因上腹痛伴泛酸2年来诊，诊见上腹部隐痛，伴泛酸、烧心感，大便偏干，1周2次，月经1月2潮，伴少腹痛，面部色素沉着，苔薄黄，质淡红，脉细滑。证属肝脾失和。治拟辛开苦降，调气和胃。处方：制半夏12g，太子参20g，黄芩12g，黄连6g，干姜10g，吴茱萸3g，浙贝母12g，海螵蛸15g，煅瓦楞20g，大枣10枚，甘草5g。7剂，水煎，分上下午两次服用。二诊时患者胃脘痛、泛酸减轻，纳呆、嗳气依然，遂予原方加佛手10g。三诊时正值经行，量少，色紫，乳胀，少腹痛，遂予丹栀逍遥散方出入。四诊后上症罢，予四逆散合异功散加减调理之。

【条文】

治虚者，察其在阴在阳而直补之；治实者，察其因痰因气而暂开之。

清代罗美《古今名医汇粹·张景岳虚损论》

【条解】

治疗虚证时，应该审察其为阴虚或是阳虚后直接补养其虚处；治疗实证时，应该审察其病因痰阻或因气滞后便可以暂时使用开通之法。

【临证】

张景岳认为肾为胃之关口，开窍于二阴，所以肾主司二便之开闭，如若肾中阳气不足，命门火衰，则阴寒独盛，故于五更之后，阳气未复，阴气盛极之时，令人泄泻不止。泄泻日久损伤气阴，对此多采用温肾健脾、涩肠止泻之法，此法重在温补肾中元气，元气充盛，则充分发挥其温煦与固摄之，方中可用少量制附子、肉桂等温阳之药，少火生气。

【条文】

凡一切阳虚者，皆宜补中发汗；一切阴虚者，皆宜养阴发汗。

清代程国彭《医学心悟·医门八法》

【条解】

一般来说，阳虚的患者，都适宜发汗兼以补中；阴虚的患者，都应该发汗不忘养阴。

【临证】

国医大师李士懋认为高血压病可使用温阳发汗法进行治疗，其辨证的关键在于一脉沉弦拘紧，二疼痛，三恶寒。李氏常用治疗方剂有五积散、四逆汤和麻黄附子细辛汤。国医大师李士懋曾治一患者，其人症见头晕，头痛，项强，身痛，畏寒肢冷，偶感胸闷，口中和，不欲饮，纳差，腹胀，大便2日1行，不成形，夜尿每晚3次，夜寐安，舌暗胖，苔薄白，脉沉弦。李氏断其久病，阳气本虚，复感于寒，阴寒内盛，寒凝血瘀，脉络不通，不通则痛，故见诸痛；清气不升，头窍失养，故见头晕；结合舌脉，辨证为阳虚寒凝证，故治疗时除选用温中散寒之品外，另予发汗解肌之治，温中散寒与解肌散寒之法合用，使里寒清，表寒去，脉得温煦而疏通，小动脉痉挛消减则血压自降。

【条文】

表实非发汗不解；表虚非提邪不达。

清代谢映庐《谢映庐医案·肿胀门》

【条解】

表实证，只有通过汗法才能解除；表虚证，不使用激发正气的方法邪气便不能外达。

【临证】

周岩谓："桂枝者，所以辅麻黄之不足也。"麻黄、桂枝同为辛温之品，入肺、膀胱经。麻黄善行肌表卫分，乃发汗之要药；桂枝透营达卫，助麻黄解表散邪。麻桂相配，一来助麻黄发汗之力，二来监麻黄发汗太过。麻黄汤之配伍奥妙在于麻黄与桂枝量比是3∶2，桂枝用量小于麻黄，其量小既助麻黄发汗，又监制麻黄发汗；若麻黄用量增加为3∶1，则发汗之力明显增强，形成"汗出多者，温粉粉之"之发汗重剂大青龙汤。麻黄与杏仁用量比例是3∶4，方中杏仁重在肃降，其用量大，降泄作用制约麻黄、桂枝发汗太过，尤其桂枝受杏仁降泄作用影响，在助发汗的同时，又监发汗太过，此乃麻黄、桂枝、杏仁配伍之妙也。麻黄与甘草量比是3∶1，甘草虽缓和麻黄、桂枝、杏仁发汗作用，但受剂量的影响则不制约发汗作用，使方药发汗作用切中病机。

【条文】

与其制补以消，孰若少用纯补，以渐而进之为愈也；与其制攻为补，孰若微用纯攻，自一而再之为愈也。故用补之法，贵乎先轻后重，务在成功；用攻之法，必须先缓后峻，及病则已。

明代张介宾《景岳全书·传忠录（上）》

【条解】

与其约束补益太过变为消损，不如少用大补之品，用渐进服药的方法使疾病痊愈；

与其约束攻伐太过变为补益，不如少用峻攻之药，用药由一到两次才使疾病痊愈。所以用补益的方法，重要的是先轻后重，谋求成功；用攻下的方法，必须先缓后峻，达到疾病缓解的目的就停止使用攻伐之药。

【临证】

张子和治疗一年六十的老翁，其因徭役烦扰而化火发狂，口鼻觉如虫行，两手爬搔，数年不已。诊其两手脉，皆洪大如绳。子和在治疗时先用汗法，再以半沸调胃承气汤增加泻下之力，大下其邪气，攻邪后根据年龄以通圣散继续扶正。《内经》曰“邪气盛则实”“实则泻之”。邪气盛而正气未虚，这时直接攻邪即可。张氏在治疗疾病时，虽以汗吐下攻邪，但中病即止，不必尽剂，过而生愆，即“攻疾之药可暂用，岂可常服，疾去则止药”。（临证经验选自《儒门事亲》）

【条文】

病在气分而虚不任攻者，补其血而攻其气；病在血分而虚不任攻者，补其气而攻其血。

清代周学海《读医随笔·证治总论》

【条解】

病在气分，但正气过于虚弱不能经受攻法，通过补血来攻气；病在血分，但正气过于虚弱不能经受攻法，通过补气来攻血。

【临证】

这一特殊的攻法基于气血相生的理论，《灵枢·决气》曰：“中焦受气取汁，变化而赤是谓血。”阐明了气血产生的生理关系，由此可见“有形之血不能生，生于无形之气也”。王维昌认为气血是人体一切生命活动的物质基础，女子尤是。气血充盈通畅则脏腑协调，经络顺畅，经水调，孕产安，乳水足，健康无病，若气血失和，则易变生百病。气病及血者，以调气为主，活血为辅；血病及气者，以活血为主，调气为辅。临床每以气血立论，擅调和气血以达愈病疗疾之效。补血药中常配伍补气药参、芪、术等，以求“气能生血”。

【条文】

外因邪郁经络，积热脏腑，此为有余之火；内因饮食情欲，气盛似火，此为有余中不足，阴虚火动，乃不足之火。

明代李梴《医学入门·杂病提纲》

【条解】

在外由于邪气郁滞经络，久积化热入于脏腑，这是有余之火。在内由于饮食、情欲失调，脏腑气盛如火，这是有余中不足，阴虚火热妄动，是不足之火。

【临证】

刘美文认为丹溪“泻有余之火在于行气”，即清泻实热必有行气药物相辅佐，其效方著。这是根据《素问·至真要大论》“寒者热之”“热者寒之”和“疏气令调，则其道也”而引申的，因为有余之火（实热）蕴积体内，必然引起气机的逆乱，阻滞气机运行。壅塞、逆乱之气，又可加重热邪之怫郁，二者互为因果，必致火热嚣张，病情加重。治疗时在苦寒药中加入行气之品，一可在直折邪气的同时，畅通气机，怫郁之实热也可随之四散；又能恢复气机升降之常，使被清泄之实热，随浊降之势而排出；三者可佐苦寒药物收引之性，故能提高疗效。

【条文】

实证断不可用补虚之方，而虚证则不废实证诸方，恐其留邪为患也。

清代唐容川《血证论·吐血》

【条解】

治疗实证一定不能用补虚的方子，而治疗虚证则不应废弃使用治疗实证的诸多方子，以防留邪为患。

【临证】

唐容川认为因肺金火盛，受肝肾之气熏之，致肺叶焦举不能节制，气逆为咳，久咳不止者。此病无论寒久变火，火郁似寒，痰血痿燥，宜润肺涤痰，止血和气。患者虽久咳不止有虚候，但仍以清火降痰为主的保和汤（《十药神书》）治之。其言“凡由外伤变作虚咳痨证者，此方为第一”。（临证经验选自《血证论》）

【条文】

虚不受补，邪实也；实不受攻，正虚也。

明代盛寅《医经秘旨·有者求之无者求之》

【条解】

正虚不受补，是因为邪气充盛；邪实不能攻下，是因为正气虚衰。

【临证】

吴鞠通认为“虚损有应补者，先查有无实证，碍手与否。如有实证碍手，必当先除其实，不然，虚未能补，而实证滋长矣……如浇灌嘉禾，必先薅除稂莠；抚恤灾民，必先屏除盗贼”。在外感湿热余邪未除清的情况下，如急于补虚，常会欲速不达；若急于用温热补气药，可导致热势复燃；若用滋腻养阴药，可致湿邪留着。吴鞠通就此简要地提出先“宣其湿”，待湿去热孤，再去酌情进补。（临证经验选自《医医病书》）

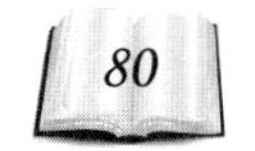

80

【条文】

治虚有三本，肺、脾、肾是也。肺为五脏之天，脾为百骸之母，肾为性命之根，治肺、治脾、治肾，治虚之道毕矣。

清代程杏轩《医述·虚劳》引何德修语

【条解】

治疗虚证有三个根本，即肺、脾、肾。肺为五脏之天，脾为人体之母，肾为生命之根，如此治疗虚证的方法就全了。

【临证】

余朋千读《理虚元鉴》得：肺在上属金，肾在下属水；肺气清肃下行，布散津液以滋肾水，所谓金水相生；脾居中属土，赖命门之火温养，化生水谷精微以充肺，所谓土能生金；肾阴充盛，滋养肝木，肝藏血以养心。故虚劳与肺脾肾三脏最切，乃绮石治虚“三本”之理也。

绮石善于吸取诸家之长，其言：一曰清门金保肺，无犯中州之土，此用丹溪之说，而不泥于丹溪。一曰培土调中，不损至高之气，此用东垣之说，而不泥于东垣。一曰金行清化，水自长流，乃合金于水一致，此则不用立斋之说，而实以济立斋之穷。

81

【条文】

少壮新邪，专攻是则；老衰久病，兼补为规。

宋代杨士瀛《仁斋直指方论·病机赋》

【条解】

年少力壮之人感新邪，只用攻法是常法；年老体衰之人患久病，兼用补法是常规。

【临证】

李中梓治疗方春和，其患噎膈三月，日进粉饮一碗，腐浆半碗，且吐其半，六脉细软，此虚寒之候也。中梓用理中汤加人乳、姜汁、白蜜、半夏，一剂便减。十剂而日进糜粥。更以十全大补加竹沥、姜汁四十剂，诸证皆愈。夫暮年之辈，大多脾胃虚弱，不耐大寒大热，亦难任猛攻峻补，只宜调养温补。先以理中扶助脾胃生气，后取十全大补益虚收功。是而可知，在处理年老体衰之人患久病时，兼用补法是常规。（临证经验选自《医宗必读·反胃噎膈》）

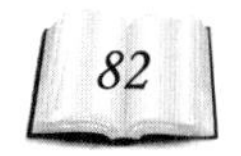

82

【条文】

补，戒急授而骤壅；伐，戒亟夺而峻利。

清代唐笠山《吴医汇讲·摄生杂话》

【条解】

扶正法，不可急补以致胃气壅滞；攻邪法，不可急祛邪气以致峻利。

【临证】

任贤斗治疗一王姓患者，其病挟虚伤寒。始起恶寒发热，头身俱痛，胸中塞滞呕痰，前医治以补中益气汤，因体虚弱，更进参、耆（芪）、归、地、鹿茸，病愈剧。任公至时人已昏昧，面目俱赤，且有眵泪眼浆，头汗不止，舌上白胎中微黑，口吐痰涎，身上微热，四肢热甚，口渴喜热茶，饮不能多，喉中痰响，脉细数。问之不答，问之再三，以手指胸。此乃胸胀呕痰，只宜温中不宜骤补。治宜开中之痰、排中之滞。即投以半夏、橘皮、茯苓、炙草、菖蒲、芥子、生姜二剂。是夜即咳嗽，吐出稠浊如膏之痰，喉中之痰响即失，胸膈颇开神气颇清。又进二剂，吐痰更多，较前略清，胸膈大快，是夜通身大汗外邪散矣，头面四肢热证尽退。次日通体俱快，惟精神疲倦，举动危艰，此时宜用补气助阳之药，二十余剂大安。

夫补泻贵得其时，方能奏效，若误补误泻无有不伤人者。前医误补增病，后余用补而安，同一补也，而功过相去天渊。凡治挟虚伤寒，宜察孰缓孰急，若正气虚而中无滞者，则宜峻补。若正气虽虚而胸中有滞者，先宜通滞，不得不借攻以为补也，临此证者务宜细详。（临证经验选自《瞻山医案》）

【条文】

凡治实症，当顾其虚处。

清代魏玉璜《续名医类案·伤寒》

【条解】

凡是治疗实证都应当顾护机体虚损之处。

【临证】

李中梓治疗钱台石，该患者年近六十，昏倦不能言，鼻塞，二便闭。服顺气疏风化痰之剂，已濒于危。请中梓诊治，六脉洪大，按之搏指，中梓曰："至虚反有盛候也，宜补中为主，佐以祛风化痰，方可回生。"乃以大剂补中益气，加秦艽、钩藤、防风、竹沥。再剂而神爽，加减调治五十日始愈。案中所载妄用祛邪，不顾本虚，此在老年病的治疗中并非少见，务须警戒！（临证经验选自《医宗必读》）

【条文】

新病邪浅，加补气血药于攻病剂中，故病去而无余患；若久病正气受伤，邪已内陷，一加补药，便与邪值，而攻药不能尽其所长矣。

清代周学海《读医随笔·证治类》

【条解】

新病邪气所在的位置表浅，在攻邪的方中加入补气血的药，则病邪去除且没有遗留的疾患；如果久病正气受到损伤，病邪已内陷入里，一旦在方中加入补药，就会和邪气相逢，以致攻邪的药物不能完全发挥它的长处了。

【临证】

朱良春治风湿痹痛始作，一般不用防风汤、羌活胜湿汤之类。自拟“温经蠲痛汤”（当归、熟地黄、淫羊藿、桂枝、乌梢蛇、鹿衔草、制川乌、甘草），及早采用益肾通督、强筋健骨之品。风湿痹证初起，邪未内传，脏气未伤，骨质未损，先生及早运用扶正之品，正是周氏“新病兼补”之意；后期脏气已伤，病邪深入骨骱，先生用虫蚁之品搜剔，正是周氏“久病专攻”之意。

85

【条文】

病有本不是一剂药可愈者，用药亦不必重；病有必赖一剂药建功者，用药则不可轻，轻则药不及病而反滋惑。

清代陆懋修《世补斋医书·下工语》

【条解】

疾病本就不是一剂药能痊愈的，用药不必太重；疾病只需一剂就能治疗的，用药不可轻，用药轻治不了疾病而反而会留下后患。

【临证】

颜芝馨治疗一位40岁女性患者，其人因病崩血，服药不止，延请颜师治疗，诊时重按无力，有沉伏之象，舌淡白。颜师曰：“此乃崩中出血过多而成下脱之症。宜急进参附汤回阳固脱。”其夫谓已服胶艾汤及炭类止血药数剂无效，昨日又在前方中加入别直参（红参）6g，淡附子3g，亦未获效；颜师又曰：“治重病药力须专，药味宜少，药量宜重，古人有用二味药治病而取卓效者，此症亦须仿用此法。今证已危急，切勿疑惑不决。”处方：别直参24g，厚附子30g。药后自汗止，眩晕瘥，崩血减；颜师又嘱再服一剂，神色好转，舌现淡红。处方：生黄芪30g，当归6g，连服三剂，崩血止，胃纳增，病瘥。

故治病有常变二法，一般病宜用常法，以平稳和缓为主，若病轻药重，孟浪从事，易伤真元；若遇重症危症，则须果断大胆重剂取胜，始能起沉疴挽垂危，若病重药轻，服之不但无效，反而贻误病机，促其恶化，待坐失良机后，再用重剂则不及矣。

86

【条文】

病伤犹可治，药伤最难医。

清代程杏轩《杏轩医案·续录》

【条解】

因病所致的机体损伤尚且可以治疗，因用药不当所致的机体损伤最难医治。

【临证】

王堉治一案，山西郭某，其人素迂谨，兼以经商急躁，患胸满不食，继而气乏声微，前医以为肾虚，令服肾气丸，服后转重，几近昏不知人。后延王堉，其家眷称其成虚痨矣。王问："手热自汗，咳嗽气喘乎？"答曰："否。"王断此非虚痨也，诊其两寸尺俱平，两关皆坚而滞，而右关微带弦象，此肝木克脾土也，病由一时气滞不遂，兼发急躁，以致肝气壅塞脾胃，因而胸满不食，理宜平肝清燥。前医以桂附补之，脾胃愈塞，因之病重。王治以平胃散加山楂、麦芽，此处平胃散非消食，乃解"药积"也。药积不解，胸中终难爽快。遵服三日，胸中宽展，又以逍遥散理脾清肝，服五剂而愈。

王堉论曰："药之为物，非五谷平和之气，利此则害彼，医士用之不当，必有诛伐太过之虑。久之，胸中混淆，病者非病病，乃药病也。"（临证经验选自《醉花窗医案》）

【条文】

滋益之味，骨血为重；疏利之气，草木为先。

清代程林《医暇卮言·卷上》

【条解】

滋养补益之剂，多以动物类药、血肉有情之品为主（如鹿茸阿胶、紫河车等）；用于疏利气机之剂，以植物类药为优先（如枳实、香附、木香等）。

【临证】

叶天士填补奇经之精血多用血肉有情之品，而反对用肉桂、附子等温阳药，因其气质燥烈，虽能温阳，但更耗气血，亦反对用知母、黄柏等苦寒之品，因其苦寒沉降，虽能坚阴，于阴虚火旺有效，但终不能填补精血。正如叶先生所言："五液全涸，草木药饵总属无情，不能治精血之惫，故无效，当以血肉充养，取其通补奇经。"叶先生常用的血肉有情之品主要有鹿茸、鹿角、鹿角胶、龟甲、紫河车、阿胶、人乳、羊肉、羊肾、羊骨髓、牛骨髓、猪骨髓等。（临证经验选自《临证指南医案》）

【条文】

要知药气入胃，不过借此调和气血，非药入口，即变为气血，所以不在多也。

清代徐灵胎《慎疾刍言·制剂》

【条解】

药气进入胃，不过是借脾胃运化的功能来调和气血，不是药汁进入口中就变成人体气血，所以虚证用补药不在多。

【临证】

其言虚证用补不在多，贵乎维护胃气。凡以药治病，必借脾胃中州斡旋之力，方能使气血调和而奏效，这正是张景岳说的“非以药汁入腹即为人血，药气入腹即为人气也”。故进补药不在多，须时时顾及胃气，如脾胃之气薄弱，即使补益中病，也常因运化无力而有碍药物之吸收，反致病情加重，所谓“虚不受补”也。故施补剂应首重脾胃功能，或配伍助脾醒胃之品，使中气健旺，化源充足，气血自会渐生。（临证经验选自《景岳新方砭》）

【条文】

书本不载接方，以接方之无定也。然医则全在接方上见本领。

清代陆懋修《世补斋医书·下工语屑》

【条解】

书本中不记载接方，因为接方不是固定的，但是医生的治则治法全在接方上体现，才显现本领。

【临证】

章次公治疗一宋姓男子，背部疼痛，右髋关节强直已有七年精神倦怠，四肢无力，踝关节浮肿，梅季更甚。西医诊断为风湿性脊椎炎、髋关节炎。初诊服用大活络丹，亦无显效。二诊药用蕲蛇、露蜂房、大蜈蚣、全蝎、三七、仙茅、全当归、桑寄生、生白术、甘草。上药共研，为丸。患者药后背痛、踝肿大为减退。原方续服。从上可见章先生治疗痹证之用药特色，常取蜈蚣、全蝎、地鳖虫、蕲蛇等虫类药以助疗效，故从转方过程中可细加揣度章先生的临床思维方法。（临证经验选自《章次公医案》）

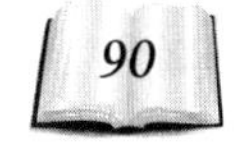

【条文】

有是证则用是方，为千古心法。

清代王旭高《王旭高医书六种·退思集类方歌注》

【条解】

有这个证型就用这方面的方药，这是自古以来开方用药的重要心得方法。

【临证】

赵玉海曾治一例，臧某，男，52岁，炊事员。1980年8月21日就诊。患者平卧或跑步时单侧或双侧腓肠肌痉挛3年多，曾经理疗、针灸、西药治疗，虽能缓解一时，移时而发，现每晚发作2～3次，每次1～30分钟不等，发作时腓肠肌挛急、僵硬、疼痛，不得屈伸，遇热较舒，舌苔薄白，脉沉细。以芍药甘草汤加味滋阴养血，舒缓筋脉，以解除挛急，处方：白芍30g，甘草15g，桂枝15g，木瓜10g。3剂止。3个月后复发，又服3剂止，未再复发。

91

【条文】

方不在多，心契则灵，症不在难，意会则明。方不心契，症不意会，如疏淡之交，寡游之地，性情形势不切，何以便托用哉！

明代陈实功《外科正宗·痈疽门》

【条解】

方药不在于多，与病情契合才能灵验，病证不在乎难，内心领会其中精要就会明了。方药不契合病情，病证不能被领会其中精要，那就会像与人疏离平淡地交往一样，对其性格不了解；像到几乎没去过的地方一样，对当地的地势不熟悉，如此用什么灵便地作为依托来遣方用药呢？

【临证】

周慎斋治疗一泄泻患者，其人身热，头患昏晕，言语恍惚，此上热也；泄泻、自汗、脐中痛，此下寒也。上实下虚，宜温宜汗，方用五苓散加炮姜、吴茱萸少许，水煎热服，一剂而愈。药简效专，方证对应，故能一剂而愈。（临证经验选自《慎斋遗书》）

【条文】

用补药要关住贼邪在内。此一语最易动人，最易害人。

清代程杏轩《医述·病箴》引《医验录》语

【条解】

用补药要把邪气留滞在体内。这句话最容易触动人，也最容易伤害人。

【临证】

正虚邪盛之时，可否予以补益之品，各家争论不休。有言不可补者，责其有“留邪”之险，如张子和《儒门事亲》中记载，“盖邪未去而不可言补，补之则适足资寇”，认为病邪未去而施补益乃资寇之为。有言补者，如喻嘉言推崇人参败毒散为“逆流挽舟”法治疗痢疾的代表方，并在方后自按道：“活人此方，全不因病痢疾而去；但昌所为逆挽之法，推重此方，盖借人参之大力，而后能逆挽之耳。”指明用人参大补元气以扶正之重要性。可见正虚邪盛用补，补益时而“留邪”、时而“扶正”乃受人体“损补自调”之影响。

【条文】

药贵中病，不论贵贱，在善用之而已。

清代余听鸿《余听鸿医案·湿痹》

【条解】

用药贵在切合病情，无论药材价格高低，关键在于医者要善于用药罢了。

【临证】

张栓成观《诊余集》一书，余氏用药皆取寻常之味，茯苓、山药、桂枝、豆蔻、桃仁、红花之属极其平淡，而非动辄参茸虫草、大毒及生僻药物等。余氏在便血伤脾案中指出："平淡中自有神奇耳。"在脾泄案中亦云："此等平淡之方而去疾者，妙在空灵，直在有意无意之间耳。为医立方，能到如此平淡，亦不易耳。"

【条文】

第论用之当不当，不必问其毒不毒。苟用之不当，即无毒亦转为大毒，用之得当，即有毒亦化为无毒。

清代程杏轩《杏轩医案·续录》

【条解】

只管考虑用药妥不妥当，不必管药物是有毒还是无毒。如果用药不当，即使是无毒药也会转变为剧毒药，假如用药妥当，即使是有毒药也会转化为无毒药。

【临证】

张璐总结："砒性大毒，误食必死，然狂痴之病，又所必需，胜金丹用之无不应者。"说明砒霜可用于癫狂病的治疗。《重订通俗伤寒论》亦载有癫狂霹雳散，药用生白砒配雄黄、雌黄、冰片、牛黄、生山栀、白急性子、生绿豆（浸泡去皮），用治癫狂"面色板钝，目神滞顿，迷妄少语，喜阴恶阳，饮食起居若无病者。多从屈郁不伸，而为失志痴呆"，以"化顽痰浊涎"，釜底抽薪而收功。（临证经验选自《本经逢原》）

【条文】

凡治百病，先观胃气之有无，次察生死之变化。所至重者，惟中气耳。

明代周慎斋《慎斋遗书·二十六字元机》

【条解】

凡是治疗各种疾病，先看有无胃气，再看生死的变化，最看重的只是顾护中气罢了。

【临证】

任贤斗治疗任汲三，其年六旬，病眩晕，面色沉晦，脉濡无力，皆属气虚之证。气虚不充，故色晦脉濡。治宜温补脾胃，脾胃健方能纳化，饮食必强，食强则气自壮，气壮则头晕自愈。与养中煎加黄芪、白术、附片十余剂，眩晕证愈。（临证经验选自《瞻山医案》）

96

【条文】

案者，断也。必能断，乃可云案；方者，法也。必有法，乃可云方。

清代陆懋修《世补斋医书·下工语屑》

【条解】

医案是诊断明确的医案，一定是诊断明确的才能称之为医案；方剂是有组方规律的方剂，一定是有组方规律的才能称之为方剂。

【临证】

章次公治疗一姓徐的女性患者，经淋沥五十余日……疲劳则量多，腹痛亦然。处方：益母草 12g，大川芎 6g，仙鹤草 15g，藏红花 6g，瞿麦穗 12g，苎麻根 12g。二诊：药后经量反多后逐渐减少，此必然者。处方：熟地黄 12g，阿胶 12g，金毛脊 9g，瞿麦 12g，川断 9g，苎麻根 12g，仙鹤草 30g，乌贼骨 30g，月季花 2.4g，震灵丹 9g（分吞）。三诊：患者药后漏止，以八珍汤补益气血而善后。可见章先生医案用词简练易懂，善于抓主症、明主因，用药灵活。

【条文】

人知药能疗病，不知药反增病；人知食肉病复，不知食肉病愈。

清代程杏轩《杏轩医案·续录》

【条解】

人们都知道药物可以治疗疾病，却不知道药物反过来可以加重疾病，人们都知道吃荤食会导致疾病复发，却不知道吃荤食也可以促进疾病痊愈。

【临证】

程杏轩治疗一小儿，其嗽久不愈，阴分受伤，因病戒食荤油，又食药苦，程氏询后治以食疗。嘱以甜雪梨、精猪肉煮汤喝，其肉和粳米稀粥同食，十日而愈。（临证经验选自《杏轩医案》）

【条文】

凡病人所嗜之物，只可节之，不可绝之。若久药厌烦者，则可缓之病，不妨暂停药饵，调进所喜之味，胃气一旺，便可长养精神。

清代冯楚瞻《冯氏锦囊秘录·杂证大小合参》

【条解】

凡是患者偏好的食物，只可让其节制食用，不能让其断绝食用。如果久病之人心生厌烦，对于病情缓和的疾病，不妨暂时停用药物，适当进食患者偏好的食物。如此胃气一旦旺盛，便可助长调养精神。

【临证】

龚士澄治疗安徽天长县朱女，其怀孕4月，吐甚不纳，腹中阵痛。有医家按妊娠恶阻论治，汤药点滴不得入口。脉沉伏，四肢凉，吐剧则呃，舌干，目眶凹陷。龚士澄询知其百物不受，唯喜糖水。前医谓“呕家忌甘”，未允。龚嘱用河水井水各半，于锅内煮沸扬百次，取其升清降浊；另取蜂蜜参和，取其补虚润燥；再兑以姜汁，取其宣阳止呕。三物毫无异味，令其徐徐呷之。孕妇未饮心已先乐，盖因投其所喜也。饮尽一盏而吐止。

【条文】

假令病宜用热，亦当先之以温；病宜用寒，亦当先之以清；纵有积宜消，必须先养胃气；纵有邪宜祛，必须随时逐散，不得过剂，以伤气血。

明代李中梓《医宗必读·古今元气不同论》

【条解】

假如这个病当用热药，也要在用热药之前先用温药；如果这个病当用寒药，也要在用寒药之前先用清法；即使有积滞应用消法，必须先顾养胃气；即使有邪气应当祛除，必须依从时机或祛除或放任，不可超过适当的剂量以致损伤气血。

【临证】

李中梓治疗杜完三夫人，淋沥两载，靡药不尝，卒无少效。遂请中梓诊之，见其两尺沉数，为有瘀血停留，法当攻下，因在高年，不敢轻投，但于补养气血之中，加琥珀、牛膝以数十剂收功。而夫人躁急求功，再剂不效，辄欲更端，遂致痼疾。此误常见，务须警戒！可见治疗老年病绝不可躁急求成，而是有方有守，图其缓功。（临证经验选自《医宗必读》）

【条文】

阴药性柔而行缓，缓则相续而不绝；阳药性刚而行急，急则迅发而无余。

清代陈修园《景岳新方砭·镇阴煎》

【条解】

补阴药性味柔和且药力和缓，药力和缓则药效相互接续而不断绝；补阳药性味刚烈且药力峻猛，药力峻猛则药效迅速产生而没有剩余。

【临证】

华岫云在总结叶天士诊治脾胃病用药经验时，论曰：“若肝阴胃阴未亏，肝阳亢逆犯胃，先生立法用药则远柔用刚。泄肝如吴萸、椒、桂，通胃如夏、姜汁，姜、附，加益智、枳、朴等，则兼运脾阳，故大半夏汤、附子粳米汤、进退黄连汤、泻心法、治中法、温胆等汤是也。”阴液未亏，取刚药疏泄之、温通之，即可迅达病所，袪其病邪，叶天士常用刚药有干姜、附子、益智仁、草果等。

【条文】

盖邪逆上诸窍皆闭，非芳香通灵之药，不能即令通达，徒以煎剂灌之，即使中病，亦不能入于经窍。

清代徐灵胎《洄溪医案·暑》

【条解】

邪气上逆，各个孔窍都阻闭了，不用芳香通灵的药物不能立即让孔窍通达，枉然用煎剂强行使患者喝下，即使用药切合病情也不能进入经络孔窍。

【临证】

徐大椿治疗林家巷某妇人，忽呕吐厥僵，其形如尸，而齿噤不开，已办后事。徐灵胎因近邻往诊，认为此乃暑邪闭塞诸窍，以紫金锭两粒水磨灌之，得下，再服清暑通气之方。是夜黄昏即能言，更服煎剂而痊愈。

【条文】

开泄则伤阳，辛热则伤阴。

清代叶天士《临证指南医案·产后》

【条解】

开泄的药物易损伤人体的阳气，辛热的药物易耗伤人体的阴液。

【临证】

吴佩衡治疗一王姓患者，前医以九味羌活汤加葛根、柴胡、紫苏等与服之，服后汗出未解，发热更甚。延吴师诊视，见病者壮热，恶寒而烦，渴喜冷饮，头痛，但头汗出，面赤而垢，鼻干而喘，唇赤口燥，苔黄而无津，小便短赤，大便三日不解。此系阳明经热之证，以人参白虎汤加麦冬治之。连服二盏，竟仰卧而寐，数刻则全身大汗淋沥，热势渐退。次日复诊，烦渴已止，脉静身凉，继以生脉散加生地黄、杭白芍，一剂霍然。

九味羌活汤虽有清热之地黄、黄芩，但毕竟以辛温香燥之品为主，功善发汗散寒，易于伤阴。本案春温，病在卫分，治用辛温解表，乃病因寒温之误辨也。误用辛温，伤阴助邪，汗虽出而热更甚。

【条文】

凡药能逐邪者，皆能伤正；能补虚者，皆能留邪；能提邪出某经者，皆能引邪入于某经……于此知无药之不偏矣……何必朋参、芪而仇硝、黄哉！

清代莫枚士《研经言·用药论二》

【条解】

凡是能驱逐邪气的药物，都能损伤正气；能补虚的药物，都能闭门留寇；能捉拿邪气外出某条经脉的药物，都能将邪气引入某条经脉……由此而知没有药是没有偏性的……何必以参芪为朋而多用，以硝黄为敌而不用呢？

【临证】

干祖望主张用药轻灵，意在驾轻舟过险峡。切忌大起大落、猛攻猛打之重剂，以免人为地造成病者机体的失衡。凡药能逐邪者，皆能伤正；能补虚者，皆能留邪。所以，临床上干老用药，每味量一般不超过10g；对大苦大寒、峻猛之品的黄连、黄芩、黄柏、龙胆草、胆南星等，多用3g；矿石、介类的药量常为20g左右。

【条文】

阴无骤补之法，非多服药不效。

明代缪希雍《先醒斋医学广笔记·吐血三要法》

【条解】

阴液易亏难成，没有速补的方法，不多服补阴之剂用药就没有疗效。

【临证】

朱丹溪治疗一年近六旬姓郑男子，其家境优厚，奉养膏粱，素多痰湿。长夏患泻痢，洞下无度，津伤液乏，阳气亦损，复因不知持节，犯房劳，五脏真元皆损，致登厕，气陷下而致虚脱（中风），亦即今之中风脱证。证由阴精下亏，阳无所依，阴阳之气不相维系，故见猝然而倒，不知人事，目合口开，鼻鼾、撒手、遗尿。先生辨为“阴虚而阳暴绝”，急令煎人参膏，且予灸气海穴。人参膏扶元救脱，艾灸气海穴能回阳救逆。盖有形之血不能速生，无形之气速当急固。（临证经验选自《古今医案按》）

【条文】

谷食养生，可御一生；药饵偏胜，岂可久服？

清代叶天士《临证指南医案·痹》

【条解】

粮食保养身体，可以享用一生，药物性偏，怎么能长时间服用呢？

【临证】

叶天士治疗一张姓之人，其人“体质虽壮，虽年逾四旬，气元充旺，询知平日善啖酒醴甘肥”。乃劝其“必茹素戒饮，一二年之久，病根可拔，当恪守勿懈为要”。体现饮食养生贵在坚持，不可懈怠放松，方可无虞。（临证经验选自《临证指南医案》）

【条文】

药虽进于医手，方多传于古人。若已取效于世间，不必皆从于己出。

当代陈可冀《慈禧光绪医方选议·任应秋序》引苏东坡语

【条解】

虽然药物经医生之手送上，但药方多是从古人那儿流传下来的。如果古方在世间已经取得疗效，那么不一定药方都要由医生自己创造出来。

【临证】

陈立典教授临床上运用瓜蒌桂枝汤加减治疗肢体痉挛，常获奇效。原方出自东汉末年张仲景《金匮要略·痉湿暍病脉证第二》篇曰：“太阳病，其证备，身体强几几然，脉反沉迟，此为痉，栝楼桂枝汤主之。”主要治疗太阳汗出恶风的柔痉，病机为邪阻筋脉，营卫不利，症状以身体强硬不适为主。

第七章 方剂

【概述】

方剂是在辨证审因、决定治法之后，选择合适的药物，酌定用量，按照组成原则，妥善配伍而成。是历代医家临床经验的结晶，是运用中医辨证论治理论指导临床防病治病的主要手段，是理、法、方、药的一个组成部分。方剂的组成既有严格的原则性，又有极大的灵活性。临证组方时应在遵循君、臣、佐、使的原则下，结合患者的病情、体质、年龄、性别、季节、气候及生活习惯等，组成一首精当的方剂。

【条文】

理阳气当推建中，顾阴液须投复脉。

清代叶天士《临证指南医案·虚劳》

【条解】

调理阳气应当推荐建中汤，顾养阴液应当使用复脉汤。

【临证】

复脉汤案：叶天士曾治一例，毛姓患者，喘促汗出，渴不多饮，舌辛似缩，症非轻小。少阴不藏，温邪深入。拟用复脉汤，为邪少虚多之治，去姜。此为阴液亏虚，温热之邪深伏阴分，用复脉汤，取其益气养阴清热之功，但又恐其辛温之品耗阴助热，故减去生姜。（临证经验选自《临证指南医案》）

【条文】

少阴制麻附细辛方，犹太阳之麻黄汤，是急汗之峻剂；制麻附甘草汤，犹太阳之桂枝汤，是缓汗之和剂。

清代柯琴《伤寒来苏集·伤寒附翼》

【条解】

少阴病拟用麻附细辛汤，其功效就像治疗太阳病的麻黄汤，为发汗之峻剂。拟用麻附甘草汤，就像治疗太阳病的桂枝汤，为发汗之缓剂。

【临证】

麻黄附子细辛汤案：胡希恕曾治一例，患者，女，哮喘病史，该患者白天无咳喘，但有鼻塞流涕，头痛、口干不思饮，背恶寒，但欲寐，晚上喘息胸闷，喉中痰鸣，吐少量白痰，便干，脉沉细，苔白，舌根腻。变态反应检查对尘土、螨虫、花生、大豆等8种物质过敏。经胡老辨证为少阴表证夹饮，与麻黄附子细辛汤3剂（麻黄6g，细辛6g，炮附子6g），病愈后追访3年未见复发。

03

【条文】

四逆、理中，皆温热之剂。而四逆一类，总不离干姜，以通阳也，治宜下焦；理中一类，总不离白术，以守中也，治宜中焦。余药皆相同，而功用迥别。

清代徐灵胎《伤寒论类方·四逆汤类》

【条解】

四逆汤、理中汤都属于温里祛寒之剂。但四逆汤一类，用药总是不离干姜，因为它能辛热通阳，治在下焦；理中汤一类，用药总是不离白术，因为它能健脾益胃，治在中焦。其他的药物都相同，但是功效却大不相同。

【临证】

四逆汤案：郑钦安曾治一例，该患者大便下血兼有气短少神，认为大便下血，固有虚实之分。但有气短少神，必是下焦之阳不足，不能统摄血液。四逆汤能扶下焦之阳，阳旺则开阖有节，故治之而愈。（临证经验选自《医法圆通》）

04

【条文】

肝经血虚有火，用逍遥散清火；血虚无水，用归脾汤养阴。

清代罗美《古今明医方论·左金丸》

【条解】

肝经血虚有火，宜用逍遥散疏肝解郁清火。血虚无水，宜用归脾汤以养阴血。

【临证】

归脾汤案：邓铁涛曾治一例，患者，男，失眠10余年，该患者夜间难以入睡，或时寐时醒，伴头昏、疲乏、心悸、纳差，大便干结，5天1次，尿频，平素易感冒，舌胖嫩、苔白，脉细、右关弱。邓老辨为心脾两虚，治以补益心脾、益气养血。方用归脾汤合甘麦大枣汤加味，用后睡眠明显改善。可见，归脾汤虽名归脾，其实养血不囿于脾，凡心、肝、脾之血虚，皆可选用。

05

【条文】

归脾汤治脾而开郁，逍遥散治肝而疏郁。治郁此为妙剂，他药恐耗散

元气，宜慎用之。

明代黄承昊《折肱漫录·痰郁》

【条解】

归脾汤健脾以开郁，逍遥散疏肝以解郁，这两个方剂都是治疗郁证的妙方，其他药物恐会消耗人体元气，应当谨慎应用。

【临证】

归脾汤案：郑丽曾治一例，患者，女，70岁，2011年7月1日来诊，2010年4月中风病史，肢体功能恢复尚可，平素性格少言内向，素体脾虚，近1个月来出现多愁思虑，心神不宁，心悸，失眠健忘，纳少头昏，舌质淡，苔薄白，脉细弱。虑其素体脾胃虚弱，复加思虑过度，劳伤心脾，心血不足，神失所养，治疗给予健脾养心，补益气血，方用归脾汤加减。服药1个月症状明显好转，并嘱患者家属多沟通交流，3个月后随访未见复发。

《灵枢·邪客》曰："心者，五脏六腑之大主也，精神之所舍也。"故思虑多愁，心神不宁，心悸。脾失健运，饮食减少，气血运化不足，清窍失养，故头昏、失眠健忘。孙思邈《备急千金要方·心脏脉论》亦曰："心伤则若惊喜善忘。"治应补益气血，健脾养心，方用归脾汤加减。四君子汤健脾补气，脾胃为后天生化之源，脾胃强健，则气血自生，当归、黄芪（当归补血汤）补气生血；酸枣仁、远志、龙眼肉补心安神定志，木香醒脾，使补而不滞。酌加百合、郁金开郁安神。

【条文】

桂枝汤为仲景群方之冠，乃滋阴和阳，调和营卫，解肌发汗之总方也。

清代柯琴《伤寒论注·桂枝汤证上》

【条解】

桂枝汤是张仲景诸多药方之首，是滋补阴液，调和阳气、营气、卫气，解肌发汗的总领之方。

【临证】

桂枝汤案：杨功旭曾治一例，某男，45岁，2011年5月就诊。颈及左上肢痛、麻木1个月。1个月前乘火车长途旅行后始感颈及左上肢痛、麻木，曾自行购买止痛药口服，未能获效，未予其他诊治，现感疼痛麻木难忍，麻木以左手尺侧1个半指为主，左上肢恶风，周身汗多，无发热，纳可，二便可。舌质淡，苔白，脉弦。臂丛神经牵拉试验左（+）、右（-），颈椎正侧位片示：颈椎生理曲度消失。诊断：颈椎病（神经根型），辨证：营卫失和，风寒阻络。治疗：桂枝10g，白芍20g，防风6g，炙甘草6g，红参10g，威灵仙6g，细辛3g，大枣4枚，生姜4片，4剂，煎服。二诊：疼痛、恶风、汗多减轻，麻木如旧，舌脉同前，前方再进5剂。三诊：疼痛、恶风、汗多缓解，麻木减轻，原方去威灵仙、细辛。再进5剂而愈。

本案身痛（颈及左上肢）、恶风、汗多，左上肢麻木，舌质淡，苔白，辨证属营卫不和，风寒阻络。身痛、恶风、汗多是太阳中风（表虚）证的主症；疼痛难忍者是寒甚阻络，不通则痛，经络受阻，局部气血不荣则肢体麻木。脉弦主寒主痛。桂枝汤调和营卫，威灵仙、细辛祛风散寒通络，人参益气生津，防久病之虚、防疏散太过。

【条文】

白虎加人参，于清气中益气；调味用甘草，于攻实中虑虚。

清代柯琴《伤寒附翼·阳明方总论》

【条解】

白虎加人参汤，在清气分热邪的同时益气生津；调胃承气汤用甘草，在攻实的同时防太过伤正。

【临证】

白虎加人参汤案：胡希恕曾治一例，患者，女，40岁，口干烦渴，多饮水，汗少尿多，饮食大便正常，疲乏无力，体重下降。查：血糖正常，血脂、血常规、尿常规均属正常，诊断为尿崩症。予“尿崩停”粉剂鼻孔吸入治疗，用药后不良反应大，引起鼻炎，并发生哮喘，要求中药治疗。烦渴能饮，尿多，脉滑小数，苔腻，别无他病，给予白虎加人参汤原方3剂。药后，口干渴、饮水多大为减轻，复给上方3剂，一切恢复正常。

调胃承气汤案：胡希恕曾治一例，刘某，女性，27岁。发热头痛1周，曾服中西解表药，大汗出而身热头痛不解，头胀痛难忍，心烦欲吐，口干思冷饮，皮肤灼热而不恶寒，大便已3日未行，苔白厚，脉弦稍数。体温38℃。证属里实热胃不和，治以清里和胃，与调胃承气汤：大黄10g，炙甘草6g，芒硝12g（分冲）。结果：上药服一煎，大便通，头痛已，身热减，体温正常，继服余药而去芒硝，诸症基本消失。（临证经验选自《经方传真》）

【条文】

甘草干姜汤，得理中之半，取其守中，不须补其中；芍药甘草汤，得桂枝之半，用其和里，不许其攻表。

清代柯琴《伤寒论注·桂枝汤证下》

【条解】

甘草干姜汤，由理中汤化裁而得，取用了理中汤守中气的功效，不需要它补中气的部分；芍药甘草汤，由桂枝汤化裁而得，应用它酸甘化阴的功效，不取它攻表的部分。

【临证】

甘草干姜汤案：谢咏梅曾治一例，王某，男，39岁。患小便频数2余年。尿频不分四季，不分昼夜，平均每天 15 ～ 20 次。无尿痛，颇为痛苦。曾服补肾壮阳，缩尿之中药，以及清利湿热之中药，诸如金匮肾气丸、缩尿丸、滋肾通关丸、八正散、五苓散，以及偏方等，外敷神阙、涌泉穴等，服西药抗胆碱及自主神经调节药、维生素、谷维素，康复锻炼均无效。刻诊：小便频数，点滴而出，不能自控，出汗，易感，手和背怕冷，面色苍白，乏力、时气短，食欲欠佳，舌淡、苔白、脉微弱。辨为肺脾阳虚证。方用甘草干姜汤：炙甘草 60g，干姜 30g，4 剂。仅服 2 剂，患者欣喜若狂，告知小便明显减少。服完后多年顽疾而获痊愈。

本方炙甘草补中益气，干姜辛热温阳，主温肺脾之阳，辛甘合用为助阳之剂，使肺、脾、膀胱迅速恢复制约，调节小便之功能。从西医学来看，副交感神经支配膀胱逼尿肌，抑制尿道括约肌，是与排尿有关的主要神经。干姜辛辣，服后刺激口舌黏膜，可能引起反射性交感神经兴奋而起对抗副交感神经作用，甘草则对膀胱平滑肌，尿道括约肌有解痉、松弛作用，从而取效。

芍药甘草汤案：蔡秀英曾治一例，患者，女，58 岁，2016 年 4 月 15 日就诊。患者于 2016 年 4 月 4 日因进食后腹部胀痛不适 2 天入住普外科，腹痛以上腹部为著，呈阵发性疼痛，无恶心呕吐，无肛门排气、排便，症状逐渐加重，腹部立位平片检查显示：肠腔内见散在短小液平面。既往有阑尾炎手术史，术后有反复发作性腹痛病史，有甲状腺手术史，有糖尿病病史。入院后诊断：腹痛病，粘连性肠梗阻。于 2016 年 4 月 11 日行腹腔镜下粘连松解术，手术顺利。之后患者出现进食差，食则呕吐，腹部疼痛不适，情绪低落，精神不振，外科术后相关检查无异常。2016 年 4 月 15 日普外科求会诊，综合患者的病史及症状，考虑证属阴津亏虚，脉络失养。给予芍药甘草汤治疗。处方：炒白芍 30g，炙甘草 10g。水煎服，每日 1 剂，3 剂后患者诸症消失，痊愈出院。

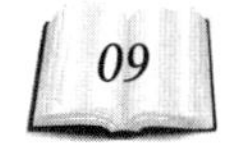

【条文】

大、小柴胡，俱是两解表里之剂。大柴胡主降气，小柴胡主调气。调气无定法，故小柴胡除柴胡、甘草外，皆可进退；降气有定局，故大柴胡无加减法。

清代柯琴《伤寒论翼・少阳方总论》

【条解】

大、小柴胡汤，都是表里双解的方剂。大柴胡汤可降气，小柴胡汤可调气。调气没有固定的方法，所以小柴胡汤除了柴胡、甘草，都可做加减；降气有固定的方药，所以大柴胡汤没有其他加减。

【临证】

大柴胡汤案：黄煌曾治一例，薛某，女，60 岁。形体适中，面色暗黄，上腹尚充实，心下按之有压痛。慢性咳嗽八年余，查胸部 CT 未见异常。刻诊：咳嗽阵作，日夜咳嗽十余年，吸入烟雾或受凉后咳嗽加重，伴咽痒、恶心、上腹胀。咽喉充血，舌质偏红，苔薄腻，脉滑。处方：柴胡 20g，制大黄 10g，黄芩 10g，姜半夏 15g，枳壳 15g，白芍 15g，干姜 10g，大枣 20g，厚朴 15g，茯苓 15g，紫苏梗 15g。一周后复诊：咳嗽基本消失，腹胀恶心消失，原方 14 剂，隔日 1 剂服用。患者为大柴胡汤体质，慢性咳嗽考虑为胃食管反流病所致，故用大柴胡汤合半夏厚朴汤取得速效。

小柴胡汤案：小柴胡汤之临床证治，上及头目脑窍，中于胸胁，下达胞宫血海，应用广泛。此方之所以临床应用广泛，在于其既可和解少阳，通畅三焦，又有疏肝解郁、调和肝脾、理血散结、清肝和胃、清肝止痛、和解清热等功效。仲景于小柴胡汤方后注文中列举了 7 个或然症，此乃举例而言，示人以法，皆说明小柴胡汤可随症加减。《伤寒论》中以小柴胡汤为基础方衍化的柴胡加龙骨牡蛎汤、柴胡桂枝干姜汤、柴胡桂枝汤、大柴胡汤、柴胡加芒硝汤等，是仲景对小柴胡汤随症加减化裁的应用。小柴胡汤功用较多，随症加减，变化无穷，可上可下，可表可里，可气可血，可脏可腑，证治甚广。

【条文】

此汤（指桂枝汤），表证得之而解肌和营卫，内伤得之为化气和阴阳。

清代徐忠可《伤寒一百十三方发明·太阳上篇》

【条解】

桂枝汤，治表证可解肌、调和营卫之气，治内伤可化气、调和阴阳。

【临证】

桂枝汤加玉竹案：樊志明曾治一例，张某，女，31 岁，平素容易感冒，五心烦热。2 个月前因产后出血较多而输血 1 次，后感受风邪，绵绵不愈。经外院中医投小柴胡汤、荆防剂等十余剂而未见好转。来诊时：面色少华，额头隐隐空痛，鼻塞流清涕，易汗出，常恶风，五心烦热，舌红、苔薄，六脉浮弱而数。由此分析，先有太阳表虚中风，复因产后阴血不足。中医诊断：太阳中风兼阴血不足。治法：调和营卫，兼顾阴血。方药：桂枝汤加玉竹。

【条文】

凡脾肾中虚等证，宜刚燥者，当用理中、六君之类；宜温润者，当用理阴、大营之类。

明代张介宾《景岳全书·新方八阵》

【条解】

只要是脾肾虚寒这类病证，有宜用刚燥药性药物治疗的，应当用理中汤、六君子汤这类方；有宜用温润药性药物治疗的，应当用理阴煎、大营煎这类方。

【临证】

理中汤加味案：单宏敏曾治一例，陆某，男，52岁。2007年7月3日就诊。五更泄已经2年余，服二神丸、四神丸之类，初可止泻，续服则仍泻。近半年来，泄泻加重，故来求治。主诉：先在黎明前后腹痛，随即肠鸣转气而泻，泻下稀溏，色淡黄白，有未消化食物，腹部喜暖或胀满，手足不温。诊脉沉迟而缓。舌苔白腻。方用：党参10g，炒白术8g，炙甘草6g，温补中土以健运脾阳，炮姜炭8g，煨肉豆蔻（去油）10g，暖胃涩肠以吸湿化谷；煨木香10g，行气厚肠以止泻消胀。4剂，服后泻止，唯感轻度腹痛肠鸣。又4剂，各症尽除。恐慢性病复发，四神丸少量续服1个月，遂根治。

理中汤温中祛寒，补气健脾，今改干姜作黑炭，则祛寒力低，已寓止血、止泻之意；加煨肉豆蔻暖胃涩肠，消食行气，与参、术为伍，则补而不滞，消而不伤；煨木香行气止痛，治"泄泻、痢疾、健脾消食"（《日华子诸家本草》），与黑姜、甘草为伍，则止泻守中，温而无燥；制香附利三焦，解六郁，熟用下走肝肾，得参、术则补气，兼通行十二经气分。理中汤得肉豆蔻、木香、香附3味，治疗五更泄颇佳，有时功胜四神丸。肾为先天，脾为后天，人自出生以来，多赖后天温养先天，五更晨泄，似应"补肾不如补脾"，故用理中汤温补脾阳，加消食理气固脱之品，每用辄验。

大营煎加味案：刘洪英曾治一例，吴某，女，21岁，工人。患者16岁月经初潮，每30天一至，量不多，色紫红，无血块，经期无腹痛，小腹有冷感。后因经期受凉，月经逐渐延至3～4个月1次，有时需服药物方才行经。19岁开始已2年月经未潮。无腰腹痛，有时头晕乏力，饮食、两便正常。舌淡红、苔薄白，脉沉细。证属肾气虚衰，冲任失养，血海空虚。治宜补肾养血，温养冲任。处方：大营煎加味。组方：杜仲10g，枸杞子15g，当归12g，熟地黄15g，牛膝15g，肉桂6g，川芎10g，香附10g，红花12g，党参10g，黄芪18g，卷柏10g，淫羊藿12g，生枣仁5g，鹿角胶12g（烊化）。患者服上方6剂，药后无不适，继服上方20余剂，头晕乏力消失，小腹微胀痛，舌淡红、苔薄白，脉细略滑。阴道涂片：激素水平呈中度影响。上方加楮实子15g，泽兰10g。服药6剂后，月经来潮。经后仍按上方继服，连服2个周期，月经按期而至。

12

【条文】

胃中干燥而渴饮，此无水也，与水则愈，宜白虎汤。小便不利而渴饮，此蓄水也，利水则愈，宜五苓散。

清代王旭高《王旭高医书六种·退思集类方歌注》

【条解】

胃里干燥，口渴想要喝水，这是无水的症状，补水即愈，适合用白虎汤。小便不利，口渴欲饮，这是蓄水证，通利膀胱中的水就痊愈，适合用五苓散。

【临证】

同为渴饮之症，由于致渴之病机不同，因而治法迥然有别。宜白虎汤者，里热炽盛、津液耗伤为证之关键，胃津被烁，无水上承，故渴饮作，治应清热与生津并进，热退津复则渴饮愈。宜五苓散者，气化不利、水湿内蓄乃病机所在，脾气不能转输，津不上承故渴饮；膀胱失于气化，水湿内停则小便不利。此渴饮属水液不归正化，非无水也，治当健脾化气利水，脾健则湿运，气化则水行。用之，必渴饮自除，小便通利。

黄煌教授认为五苓散适用于脂肪、血糖或尿酸等物质代谢不全造成的高渗性水液潴留。该状态的形成，多与过用抗生素、激素、保健品、化疗药及饮食太肥美、长期大量饮酒、滥用味精等食品添加剂有关；也与免疫功能紊乱、病毒感染等有关。中医学用“蓄水”来解释，也可称之为“水毒”。代谢障碍类疾病、病毒性疾病、自身免疫性疾病、局部水肿性疾病多见本证。应用本方的条件：患者的消化道吸收功能低下，或胃肠内停水，或呕吐或腹泻。五苓散是体腔积液的清除剂，小便通畅是起效标志。五苓散治渴，可用于干燥综合征患者，口眼干涩同时伴有浮肿、大便不成形、舌胖有齿痕、口干腻等，合用小柴胡汤，有缓解口干、消除疲劳感、止泻等功效。（临证经验选自《黄煌经方基层医生读本》）

【条文】

汗多热盛，是白虎之的证。无汗恶寒，是白虎之大禁。

清代王旭高《王旭高医书六种·退思集类方歌注》

【条解】

出汗多发热温度高，是白虎汤治疗的主证。不出汗而且怕冷，是白虎汤用药的大忌。

【临证】

对于服白虎汤后热得解的机制，张锡纯曾言：“其人服药后，或出凉汗而愈，或不出汗其热可暗消于无形。”“服白虎汤后，待胃中微丝血管徐徐吸去其药，由肺升出为气，由皮肤渗出为汗，余入膀胱为溺，而内蕴之热邪随之俱清。”“白虎汤为托邪外出之药，其服药后多得汗而解，间有未即得汗者，而大热即消，其饮食之时，恒得微汗，余热亦由此而解。”由此可见，张氏认为白虎汤解热的关键机制在于“发汗”，其次在于“利小便”。（临证经验选自《医学衷中参西录》）

【条文】

白虎汤清阳明气分之热邪，调胃承气汤导阳明血分热邪。

清代王旭高《王旭高医书六种·退思集类方歌注》

【条解】

白虎汤治疗阳明邪热在气分，调胃承气汤治疗阳明邪热在血分。

【临证】

白虎汤案：曹颖甫曾治一例，江阴缪女，偶受风寒，恶风自汗，脉浮，两太阳穴痛，投以轻剂桂枝汤……汗出，头痛差，寒热亦止。不料一日后，忽又发热，脉转大，身烦乱，因与白虎汤，方：生石膏八钱，知母五钱，生甘草三钱，粳米一撮，服后，病如故。次日，又服一剂，病益甚。又增重药量为：石膏二两、知母一两、生甘草五钱、粳米两杯，并加鲜生地黄一两、天花粉一两、大小蓟各五钱、牡丹皮五钱。令以大锅煎汁，口渴即饮。共饮三大碗，神志略清，头不痛，壮热退，并能自起大小便。尽剂后，烦躁亦安，口渴大减。翌日停服。至第三日，热又发，且加剧，周身骨节疼痛，思饮冰凉之品，因思此证乍发乍止，发则加剧，热又不退，证大可疑。曹曰：论证情，确系白虎，其势盛，则用药亦宜加重。用白虎汤原方，加石膏至八两，余仍其旧。服后，大汗如注，唯大便不行，用麻仁丸二钱，芒硝汤送下，一剂而瘥。（临证经验选自《经方实验录》）

【条文】

白虎加桂枝汤，治寒化为热，乃太阳阳明同治之方；苍术白虎汤，治湿化为热，乃太阴阳明同治之方。虽一味之转旋，其义各有微妙。

清代王旭高《王旭高医书六种·退思集类方歌注》

【条解】

白虎汤加桂枝泄热通营和络，治表寒化热，是太阳阳明同治之方。苍术白虎汤治湿邪化热，太阴阳明同病之方。虽然只有一味加减不同，然其方义各有精妙之处。

【临证】

苍术白虎汤案：刘渡舟曾治一例，周某，男，24岁。病高热，头痛身疼，胸中满闷，恶心不欲饮食。曾注射“安乃静”几支，汗出多而热不退，体温39.6℃上下，时有呕吐，夜寐则呓语。脉浮数，舌苔白腻。初用三仁汤以清利湿热，服药后发热未消，而体痛不可耐。再诊，脉转濡数，舌质红，苔黄白杂腻，面色红赤，口渴思饮，足胫反冷，小便黄赤，大便不燥。细审此病，曾经发汗，津液受损可知，口渴喜饮，睡则呓语，热在阳明无疑；然发热虽甚但身反无汗，且身痛沉重，胸满作呕，足冷尿黄，舌苔又腻，则热中夹湿之情昭然若揭。此证非白虎汤不足以清其热，非苍术不足以化其湿浊。故处方：生石膏30g，知母10g，苍术10g，粳米一大撮，炙甘草6g。服药仅一剂，则热退痛止，诸症迎刃而解。（临证经验选自《经方临证指南》）

【条文】

泻黄散用防风，欲其火从上散；此（指玉女煎）用牛膝，欲其火从

下达。

清代王旭高《王旭高医书六种·退思集类方歌注》

【条解】

泻黄散中重用防风，是想取防风升散之性，使伏积之火从上而解；玉女煎用牛膝，因牛膝药性趋下，导上炎之火热由下而达。

【临证】

玉女煎案：黎良元曾治一例，患者，男。口腔溃疡反复发作4年，伴双下肢关节肿痛4个月。确诊为白塞氏病，予强的松、环磷酰胺、甲氨蝶呤等，无效。今来我院，症见：口腔多处溃疡，会阴部溃疡，左膝关节及双踝关节肿胀疼痛，活动不便，纳少，寐欠安，大便干，小便黄。舌质嫩红、苔黄白根腻，脉沉滑。辨证属胃肾阴虚，湿热内蕴，处方以玉女煎加味：生地黄、黄芪、焦三仙、生石膏、蒲公英各30g，麦冬、知母、川牛膝、黄柏、苍术、白术、鸡内金各10g，连翘、沙参各15g，炙麻黄5g，独活12g，五味子6g，木香、砂仁各6g，7剂，水煎服，日1剂。二诊口腔溃疡及会阴部溃疡明显好转，守方继服5剂，溃疡痊愈，关节肿痛减轻。

本案中以玉女煎中石膏辛甘大寒，清阳明余热，生地黄补少阴不足之阴，清火滋水并用，知母苦寒质润而助石膏清胃热，麦冬养阴助生地黄滋胃阴且清心火，牛膝滋肾水引热下行，使邪热去阴液存而机体得养，溃疡得敛。

【条文】

黄芪建中，补中益卫气；当归建中，补中益营气。

清代王旭高《王旭高医书六种·退思集类方歌注》

【条解】

黄芪建中汤，多用于中气不足兼畏寒身痛、短气自汗之证，补中益卫气；当归建中汤，多用于治中气虚寒兼有营血不足证，补中益营气。

【临证】

黄芪建中汤案：谢星焕曾治一例，吴某妻子，小产后腹痛，夜热咳嗽，医者作瘀血治之，遂腰屈不伸，痰多食减，又以理中汤、四物汤之属投之，致今夜热大作，少腹极痛，谢星焕诊其脉来迟紧带弦，遂予黄芪建中汤，叠进而安。人之一身，气血而已。若饮食劳倦损伤脾胃，气血生化乏源，以致气血两虚，冲任不足，无以载养胞胎，胎元不固，而发小产。腹痛属虚，妄用逐瘀之剂致腰屈不伸，痰多食减。复以理中汤、四物汤投之，岂知四物汤泥腻，非痰多食减者所宜；理中汤壅燥，夜热咳嗽者不能胜任。非黄芪建中汤补虚养血、散寒止痛不能治。（临证经验选自《谢映庐得心集医案》）

【条文】

思虑伤脾之营，劳碌伤脾之气。归脾汤，补脾之营也；补中益气汤，补脾之气也。

清代王旭高《王旭高医案·虚劳门》

【条解】

思虑劳神过度耗伤脾血，劳力过度损伤脾气。归脾汤补脾营之虚，补中益气汤能升举脾气之下陷，长于补脾气。

【临证】

归脾汤案：沈元良曾治一例，秦某，女，23岁。初诊时近日情绪不宁，心情抑郁，时而心烦，寐中多梦，倦怠乏力，口干，饮食欠馨，二便正常。视其面色少华，舌淡白尖略红、苔薄白，脉细数。诊断为郁证，证属脾虚血亏，心失所养。治拟健脾养心，益气补血。方用归脾汤加减。处方：党参20g，炙黄芪15g，炒白术15g，当归15g，鸡血藤15g，合欢皮15g，合欢花10g，茯苓15g，制远志10g，酸枣仁10g，佛手10g，龙眼肉10g，炒山楂15g，炒谷麦芽（各）20g，生姜10g，红枣15g。7剂后复诊，情绪及乏力、口干、多梦、胃纳症状均好转。上方出入，治疗3个月后诸症明显好转，并嘱患者怡情养性，日常服用花茶。随访半年未见复发。

补中益气汤案：李时忠曾治一例，李某，男，62岁。初诊时眩晕反复发作半年余，神疲乏力，不耐劳作，劳则眩晕甚，后因不慎饮凉伤中，腹泻月余，肛坠似脱，经治后泻止而眩晕加剧，耳鸣纳差。刻诊：面肢虚浮，气色不荣，疲倦懒言，喜静恶动，动则头晕目眩，舌淡胖嫩，苔白，脉浮虚无力。诊断为眩晕；证属中气虚陷，清阳不升，脑失濡养。治宜补中益气，升清降浊。方以补中益气汤加减。处方：黄芪30g，红参、当归、天麻各10g，白术、山药各12g，陈皮、升麻、炙甘草各6g，红枣6枚。每日1剂，水煎服。连服20剂而痊愈。

19

【条文】

真武汤用姜而不用参，是温散以逐水气。附子汤去姜而用参，是温补以壮元阳。

清代王旭高《王旭高医书六种·退思集类方歌注》

【条解】

真武汤用生姜而不用人参，在于温散水气。附子汤用人参而不用生姜，在于温补元阳。

【临证】

《王旭高医书六种》曰：“附子汤药品，与真武汤大抵相同，唯附子生熟分量各异；其补阳镇阴之分歧，只在参、生一味之转施。于此等处，大宜着眼。”《伤寒来苏集》

曰:“此仲景温补第一方，乃正治伤寒之法，为少阴固本御邪之剂也……少阴为阴中之阴，又为寒水之藏，故伤寒之重者，多入少阴，所以少阴一经，最生死症。方中生附二枚者，取其力之锐，且以重其任也。益少火之阳，鼓肾间之动气，以御外侵之阴翳，则守邪之神有权，而呼吸之门有锁矣。身痛自除，手足自温；以人参为佐者，所以固生气之源，令五脏元府之有本，十二经脉之有根，脉自不沉矣。三阴以少阴为枢，设扶阳而不益阴，阴虚而阳无所附，非治法之尽善也。故用白术以培太阴之土，芍药以滋厥阴之本，茯苓以利少阴之火，水利则精藏，而骨节自和矣。”附子，上助心阳，中温脾阳，下补肾阳，为“回阳救逆第一品药”，引人参通行十二经，挽救危急之元阳。人参大补元气，益气固脱，生津，安神益智，《神农本草经》载其“主补五脏，安精神，定魂魄，止惊悸，明目，开心益智”。附子重在温阳，人参重在补气，附子得人参则回阳而无燥烈伤阴之弊，人参得附子补气而又增温阳之功，两者相配伍，常用于治疗久病重病元气虚脱，阳虚及阴，阴阳两虚之证。如茯苓四逆汤、四逆加人参汤。人参补汗下之虚，而益胃中之津液；附子温阳，直达下焦，导肾阳以归源；加之茯苓或人参，入心以益虚，心安则液敛。

【条文】

枳实薤白桂枝汤是急通其痹急之气；人参汤是速复其不振之阳。

清代王旭高《王旭高医书六种·退思集类方歌注》

【条解】

枳实薤白桂枝汤是急通胸阳痹阻气机，人参汤是速复胸阳虚损不振。

【临证】

枳实薤白桂枝汤案：李敬孝曾治一例，患者胡某，女，60岁。初诊主诉胸背痛1个月，伴胸闷，脘腹部胀满，无腹痛。失眠，舌暗红苔白厚，脉细。诊断：胸痹，证属胸阳不振则上焦不通，上焦不通则气阻，气阻则饮停之饮阻气滞之证。处方：瓜蒌20g，枳实15g，薤白25g，厚朴15g，桂枝15g，半夏20g，黄连5g，远志20g，5剂。二诊：服药后胸背痛好转，舌红苔白厚，脉细。处方：上方加竹茹25g，7剂。三诊：患者诉胸背痛消失，气短，倦怠，予瓜蒌20g，枳实15g，薤白25g，厚朴15g，桂枝15g，半夏20g，生晒参25g，干姜5g，炒白术20g，7剂，共为细末炼蜜为丸，每丸9g，每日3次。仲景云:“胸痹心中痞，留气结在胸，胸满，胁下逆抢心，枳实薤白桂枝汤主之，人参汤亦主之。”现两方合一，为丸剂调理，以缓缓图之。

【条文】

左归是育阴以涵阳，不是壮水以制火；右归是扶阳以配阴，不是益火

以消水。与古方知柏八味、附桂八味，盖有间矣。

清代王旭高《王旭高医书六种·通治方》

【条解】

左归丸组方奥义在于育阴涵阳，而非滋阴壮水，抑制阳亢火盛之义；右归丸组方意义在于扶阳配阴，而非扶阳益火，以消退阴盛之义。这与古方知柏八味、附桂八味等方养阴泻火都不同。

【临证】

张景岳云："善补阳者，必于阴中求阳，则阳得阴助，而生化无穷；善补阴者，必于阳中求阴，则阴得阳升，而源泉不竭。"罗启盛由此认识到气因精而虚者，应补精以化气。精因气而虚者，应补气以生精。阳失阴而离者，应补阴以收散亡之气。水失火而败者，应补火以苏垂寂之阴。气虚者，宜补其上，用人参、黄芪之类。精虚者，宜补其下，用熟地黄、枸杞之类。阳虚者，宜补而兼暖，用肉桂、附子、干姜之类。阴虚者，宜补而兼清，用麦冬、芍药、生地黄之类。

【条文】

夫病当用承气，而只用白虎，则结聚之热不除；当用白虎而遽用承气，则散漫之邪复聚而为结热之证。

清代程国彭《医学心悟·复论阳明本证用药法》

【条解】

疾病当用承气汤而误用白虎汤者，则结聚的实热邪气不能去除；疾病当用白虎汤而反用承气汤者，则弥漫的热邪凝聚为结聚实热之证。

【临证】

承气汤案：刘友樑曾治一例，患者居暗室中，面壁而卧，年约四旬，目半闭，手足时时扰动，呼之不应，但哼哼然时有谵语。从其妻知，其病已一周，初觉为感冒，未延医，只服兰花参无效，昨起神识昏昧，烦躁不食。刘友樑诊其脉沉实有力；按其腹部，腹微胀，面垢身热，唇干齿燥，神态明昧参半，视其舌，苔黄厚而燥，舌根部已转灰黑，病气臭浊。罹病后，饮食所进不多，已数日未有大便，小便亦短赤。遂法仲景泻下攻实之承气汤意。大黄、芒硝（分冲）各 9g，枳实、厚朴各 6g，以通下破气治里实，再加芩、栀、竹叶各 9g，木通 6g 以助清泄三焦之火热。药后，入夜即泻下酱色粪便数次。次日神已转清，烦扰及热势亦瘥，脉转滑数，苔仍黄燥。仿前意去枳、朴，加连翘、生地黄，再次清热攻下，又通下大便甚多，气味臭浊。连治数日，投泻下药 4 剂，病遂向愈。后以甘寒养阴和胃之药收功。

【条文】

腹中寒积错杂而痛，古今越桃散最妙。

清代王旭高《王旭高医案·脘腹痛》

【条解】

治疗腹中寒积腹痛，用越桃散效果最好。

【临证】

古今越桃散案：黄一峰曾治一例，患者，女，经期涉水受寒而少腹痛，拟用越桃散。该方组方相当精巧，由柔肝止痛的芍甘汤佐上温中散寒的干姜、吴茱萸，还反佐了苦寒的黑栀子，药仅五味，总量37.5g，仅服三剂痛久不已消失。区区小剂，却如鼓之应桴，妙在何处？黄一峰揣摩许久，认为此方点睛之处恐在寒热并用，其中黑山栀与甘草等量皆用9g，寓反佐之意。

【条文】

大承气汤通治三焦，小承气汤不犯下焦，调胃承气不犯上焦。

清代王旭高《王旭高医书六种·退思集类方歌注》

【条解】

大承气汤（能峻下热结，主治阳明腑实重证，以痞、满、燥、实俱全为主）通治三焦；小承气汤（能轻下热结，主治阳明腑实之轻证，以痞、满、实而不燥为主）治上中二焦；调胃承气汤（缓下热结，主治阳明腑实证以燥、实而无痞、满者为主）治中下二焦。

【临证】

调胃承气汤案：患者，男，38岁。患慢性痢疾一年多，大便日三四次，兼夹黏液，有下坠感，伴腹胀肠鸣。舌红苔黄脉弦。先按厥阴下利治疗，用白头翁加白芍、麦冬，二剂后大便黏液明显减少，但仍腹胀肠鸣而下坠，此属热结阳明，气机不利，通因通用，宜从调胃承气法。处方：大黄9g，风化硝9g，炙甘草9g，白芍15g，川楝子9g，青皮9g。服一剂后，大便泻出黄黑色粪垢甚多，顿觉腹中宽适。宗前法用调胃承气汤原方又一剂，诸症皆消。此案下利从舌脉知属热利，与腹胀并见，脉弦，进一步发展当为与腹胀、谵语并见，脉大而滑，然燥热初结胃气不和之机在，可用调胃承气汤。

小承气汤案：患者，男，12岁。端午时多吃几个粽子，第二天胃痛腹胀，啼哭不止。其父前往药铺购买“一粒丹”与服之，不但无效，腹痛反而加剧。询知大便已3日未解，解衣观腹，腹胀如瓦合，以手按其腹则叫哭不已。脉沉滑有力，舌苔黄白杂腻。此因过饱伤中，食填太仓，胃肠阻滞，气机不利所致。处方：大黄9g，枳实9g，厚朴9g，藿香梗6g，生姜6g，一剂。服药后约2个小时，腹中气动有声，旋即大便作泻，泻下酸臭物甚多，连下两次，腹痛止而思睡。转用保和丸加减善后。此为便秘但热实征象不明显，以小承气汤试之。

大承气汤案：患者住院三天，上午热不显，每至午后2时许身热，汗出，体温39.5～39.8℃，经用抗生素及输液治疗热不减，脉沉滑微数，苔黄微燥，少腹胀满拒按，时而神昏谵语。予生大黄后下9g，玄明粉冲服10g，厚朴、木香各8g，枳壳、牡丹皮、黄芩各10g。一昼夜进2剂，泄下秽粪颇多，潮热即退。潮热、汗出津液亏损，谵语有大热，腹胀拒按等腹征提示有大实，脉沉意同脉迟，用大承气汤。

【条文】

补中益气汤人皆云升清，不知东垣先生方中有疏肝扶土之妙。

清代余听鸿《余听鸿医案·悬痈》

【条解】

补中益气汤（出自李东垣《脾胃论》），其调补脾胃，益气升阳之效广为人知，但其疏肝扶土之妙知之者甚少。

【临证】

补中益气汤案：闫某，女，78岁。以直肠癌术后2月余，淋巴结转移为主诉就诊。现：精神萎靡，情绪低落，身软乏力，头晕眼花，口干欲饮，腹部不适，饥不欲食，入睡困难，小便频，大便质偏稀，日2行。舌淡苔薄，左脉沉细。诊断为直肠癌，证属气虚不运。治以补气运脾，疏肝养血。处方：黄芪、浙贝母、炒枣仁各30g，党参、柴胡、当归、陈皮、半夏、砂仁（后下）、五味子各10g，炒白术、麦冬、焦三仙各15g，远志20g，升麻、炙甘草各6g。二诊：精神状况较前明显好转，自觉情绪好转，身软乏力、头晕较前缓解，睡眠亦见改善，现：偶见口干、口苦，呕恶，纳可，入睡困难，二便调。舌淡红，苔薄白，脉沉。辨证同上，处方：黄芪45g，党参、炒白术、茯苓、菖蒲、麦冬各15g，升麻6g，柴胡、当归、陈皮、半夏、黄芩、枳实、砂仁（后下）、五味子各10g，竹茹18g，远志20g，夜交藤30g，升麻、甘草各6g。30剂，服法同上。三诊：上方后精神及情绪继续转佳，身软乏力、头晕较前进一步缓解，口干、口苦、呕恶消失。现：自觉食后饮食难消，入睡稍有困难，二便调。舌红，苔薄白，脉沉弦。辨证同上，处方：黄芪45g，党参、炒白术、麦冬、焦三仙、菖蒲各15g，柴胡、当归、陈皮、半夏、五味子、砂仁各10g（后下），远志20g，夜交藤30g，升麻、甘草各6g。30剂，服法同上。四诊时，患者情绪、食纳、睡眠均佳。于此示人用古方不可囿于前人论说而一成不变，应有独立思考精神，敢创新说，使古方赋新义。

【条文】

桂枝附子汤治风胜于湿，白术附子汤治湿胜于风；甘草附子汤治风湿俱胜。

清代王旭高《王旭高医书六种·退思集类方歌注》引王晋三语

【条解】

桂枝附子汤治疗风邪重于湿邪的病证，白术附子汤治疗湿邪重于风邪的病证，甘草附子汤治疗风邪和湿邪都重的病证。

【临证】

桂枝附子汤案：患者商某，女，82岁，农民。初诊主诉：反复腰痛10余年，加重2月余。刻下：腰膝酸痛，以肌肉疼痛为主，遇风寒加重，阴雨天加重，不能转侧、站立、行走，卧则缓解，前后背发紧，头颈部汗多，白天尤甚，胸闷、憋气，无心慌，乏力，口苦，偶有咳嗽，无痰，食后腹胀，无恶心、呕吐，偶有头晕、耳鸣，偶有双手手指麻木，纳可，寐差，大便日行3～4次，质稀，小便可，舌淡暗，苔白腻，脉细涩。诊断：痹证（寒湿痹阻，风邪外袭）。治疗：祛风散寒除湿，温通经络。方药：桂枝附子汤：桂枝20g，肉桂10g，炮附子25g（先煎40分钟），生姜25g，大枣20g（掰），炙甘草20g。水煎服，日1剂，分2次早晚服用。患者服1剂后，腰痛好转约一半，4剂而腰痛止，随访1个月，腰痛未再复发。

白术附子汤案：刘渡舟曾治一例，其人患湿痹数年，右手腕关节囊肿如蚕豆大，周身酸楚疼痛，尤以两膝关节为甚，不能蹲立，走路困难，每遇天气变化，则身痛转剧。视其舌淡嫩胖而苔白滑，脉弦而迟，大便干燥难解。辨为寒湿着外而脾虚不运之证。外因湿邪，内因脾阳不运，湿邪留于经络肌腠间而疼痛，津液不能还入胃中而大便反硬，故予附子15g，白术15g，生姜10g，炙甘草6g，大枣12枚。白术附子汤中白术、附子以逐经络之水气；白术、生姜、大枣、甘草以健脾气而畅津液。服药后，周身如虫行皮中状，两腿膝关节出黏凉之汗甚多，而大便由难变易。仲景用药精妙之处，于本案中可窥一斑。“其人身如痹”，皆以正气得药力资助，与邪气抗争于肌表，湿邪欲出之象。服药完毕见两膝汗出黏冷，提示此为寒湿邪气由皮内而出，邪退正复，其病向愈。（临证经验选自《伤寒名医验案精选》）

【条文】

小青龙治动而上逆之水，故汗而散之；五苓散治静而不行之水，故引而竭之。

清代王旭高《王旭高医书六种·退思集类方歌注》

【条解】

小青龙汤治疗水饮动而上逆的病证，故发汗散饮；五苓散治疗水湿静而停滞的病证，故利水散饮。

【临证】

小青龙汤案：江承书曾治一例，男，8岁。就诊时其母述患儿4岁时感冒，迁延未愈。后诊断为支气管哮喘，多方医治未能痊愈。现易感冒，咳嗽。本次因天气突变，继而出现恶寒发热，汗多，乏力，咳吐白痰，气喘，面色淡白少华，纳差，手足厥冷，苔薄白，质淡红，脉浮数无力。属风寒外束，脾肾阳虚。治以解表散寒、温补脾肾。方用小青龙汤加减，方药组成：制附子（另包先煎）5g，紫菀 8g，款冬花 8g，桂枝 6g，细辛 2g，清半夏 5g，五味子 6g，干姜 6g，白芍 6g，炙甘草 3g。3 剂，日 1 剂，水煎分 2 次温服。二诊，患儿服上方 3 剂后，上述症状基本缓解，精神好转，食纳增进，稍有咳喘。继用原方加党参 6g，白芍 5g。服 5 剂后，症状未发作。

五苓散案：《临证指南医案·泄泻》载："诊脉肝部独大，脾胃缓弱，平昔纳谷甚少，而精神颇好，其先天充旺不待言矣，目今水泻，少腹满胀，少腹为厥阴肝位，由阴阳不分，浊踞于下，致肝失疏泄，当以五苓散导水利湿，仿古急开支河之法。"其中，"诊脉肝部独大、脾胃缓弱"提示肝强脾弱。诊脉察"独"之说，首见于《素问·三部九候论》："察九候独小者病，独大者病……"患者精神颇好，暗示先天肾气充沛；当水湿停聚于脾胃，脾失健运，胃气不开，表现为纳谷甚少。叶氏谓"少腹为厥阴肝位"，乃因足厥阴肝经绕阴器，上达小腹。若水湿下注，气机受损，肝失疏泄则见少腹满胀；若小肠泌别清浊功能失常，大肠传导失司，则出现泄泻。诚如张景岳云："治泄不利小便非其治也。"虽有脾阳虚、肝气郁，但此医案之泄泻的关键病机为浊阴下注于膀胱，下焦气化失司，故治疗的重点不在脾胃，更不可逆流挽舟。叶氏仿古人急开支河的思想，运用五苓散导水利湿开支河，小便利则大便实；当湿去气通，肝气调畅，少腹满胀自解。（临证经验选自《临证指南医案·泄泻》）

【条文】

葛根汤治太阳传入阳明之表而无汗者，桂枝加葛根汤治太阳传入阳明之表而有汗者，升麻葛根汤治阳明自病之表而无汗者，此栀豉汤治阳明自病之表而有汗者。

清代王旭高《王旭高医书六种·退思集类方歌注》

【条解】

葛根汤治疗太阳病传入阳明表证而无汗，桂枝加葛根汤治疗太阳病传入阳明表证而有汗，升麻葛根治疗阳明本病表证而无汗，栀豉汤治疗阳明本病表证而有汗。

【临证】

在《伤寒杂病论》中，论述到栀子豉汤的条文较多，如"发汗吐下后，虚烦不得眠，若剧者，必反覆颠倒……"主要用于寒邪入里、郁而化热所致的热郁胸膈证，以及大病瘥后劳复者，病变以上焦为主，病邪以郁热为主，刘渡舟把栀子豉汤证的病机归纳为"火郁"。在《临证指南医案》中，叶天士对该方运用较为广泛，特点体现在"轻透"二字：轻清上浮，宣透郁热。

【条文】

大活络丹治虚痰流注，深为合法，而外科不知也。若实痰，则控涎丹最妙。

清代王孟英，见于《洄溪医案·流注》

【条解】

大活络丹治疗虚痰流注最为合适，而外科医生不知道。如果是实痰流注，用控涎丹最妙。

【临证】

大活络丹案：徐大椿曾治一例苏州小儿，刚满九龄，颇为聪慧，而患流注，肩背腰胁十余处，百端医治无效。徐大椿诊后曰：此惟大活络丹能愈。服至三十余丸，未破者消，已破者收口。更服补气血之药而愈。

盖流注一证，由风寒入膜所致。膜在皮中，旁通四达，初无定处，所以随处作患，此真脉络之病，故古人制大活络丹以治之。其余煎丸，皆非正治。所谓一病有一病之法，药不对证，总难取效也。（临证经验选自《洄溪医案》）

控涎丹案：徐国彬曾治一例，夏某，男，56岁。自1991年有咳喘，痰稀量多，唇紫，杵状指，某院诊断其为肺心病。后怀疑肺癌，行肺支气管镜检，但未发现癌病灶。再经某名医开完整的六君子汤方，服用30天，无效。刻诊：动则气喘，乏力，下肢浮肿，舌紫胖、苔白厚腻。诊断：瘀阻肺络；治法：祛瘀化痰利水；方以控涎丹。以制甘遂、制大戟、炒白芥子等份研末，制成蜜丸（每丸5g）。服法同前案。服用第1天泻下塘泥样便4次，气喘明显好转，乏力改善；但随即出现足部抽筋，用芍药甘草汤3剂即愈。但患者因惧足部抽筋而未继续服用控涎丹。其后转某中医院治疗，用药不详，输液后手足面部浮肿更为严重，终不治身亡。如其坚持用控涎丹是否可长期缓解或治愈不得而知，但就仅1剂药即见显效，足见其功。

第八章　药物

【概述】

中药是以中国传统医药理论指导采集、炮制、制剂，说明作用机制，指导临床应用的药物。在临床实践中，不同的药物应鉴别其药性、功能，辨证应用。神农氏尝百草，先分有毒无毒，再分寒热温凉，为其定性（又称气），最后辨辛酸甘苦咸，为其定味。“气味”不同，其作用就有差异。只有摸清药物的“性格”，才能做到有的放矢，合理用药。

01

【条文】

秦艽退黄极妙，以其性能退阳明经湿热邪气也。若无湿热则恐伤燥，又宜慎用。

清代程杏轩《医述·疸》

【条解】

秦艽退黄之效最妙，因为其可退阳明经湿热邪气。如果体内无湿热，用秦艽则有伤津的可能，应该慎用。

【临证】

黄疸的发病常因湿郁热蒸脾胃，运化功能失常，影响肝胆疏泄，致胆液不循常道，外溢肌肤，故见黄疸诸症，临床常用茵陈以退黄。《药性论》中说秦艽“利大小便，瘥五种黄病”，《四声本草》言：“疗酒疸，黄疸。”《海上集验方》中用秦艽一大两酒绞取汁治疗黄疸。《备急千金要方》中也用秦艽五两，牛乳三升，煮取一升，去滓，纳芒硝一两服，治疗黄疸，亦证实单用秦艽为主药，即可治疗黄疸。临床应用时可与茵陈、山栀等配伍以提高清热利湿退黄之功。秦艽味苦质润，故有“风家润药”之称，但无湿热时则需慎用，以防苦燥伤津之弊。

02

【条文】

黄芩之退热，乃寒能胜热，折火之本也；柴胡之退热，乃苦以发之，散火之标也。

宋代杨士瀛，见于《医述·方药备考》引《仁斋直指方论》语

【条解】

黄芩退热的功效，是因为寒能胜热，折损火热邪气之本；柴胡退热的功效，是因为苦能发泄，清散火热邪气之标。

【临证】

全小林曾重用柴胡治疗一患有化脓性扁桃体炎的女性患者，年 38 岁。高热 5 天，最高 39.8℃，头痛，汗出，面赤，口渴，恶心，扁桃体稍大并见有脓点；舌淡红，苔薄黄，脉沉数。曾用青霉素静脉注射治疗，无效。西医诊断：化脓性扁桃体炎；中医诊断：乳蛾，中医辨证：热毒攻上，治法：清化郁毒，凉血利咽；药用：柴胡 50g，黄芩 15g，枳实 15g，清半夏 9g，白芍 15g，大黄 6g，生石膏 30g，生地黄 30g，滑石 30g，生甘草 6g，金银花 30g，马勃 15g，山豆根 9g，竹叶 6g。首剂服药后 2 小时高热即退，后继服 4 剂，体温恢复正常，咽部肿脓亦消。

【条文】

荆芥最散血中之风。

清代汪昂《医方集解·经产之剂第二十一》

【条解】

荆芥最能疏散血分中之风邪。

【临证】

某患者有痔疮病史多年，时常大便下血，就诊时伴潮热，盗汗，舌红，苔薄黄，脉细数。辨证：肠风下血兼阴虚盗汗。治法：清肠止血，滋阴泻火。主方：槐花散合六黄三甲汤。组方：槐花 15g，荆芥炭 10g，侧柏炭 15g，枳壳 10g，黄芪 30g，黄芩 10g，黄柏 10g，黄连 3g，生地黄 15g，熟地黄 15g，当归 10g，煅龙骨 30g，煅牡蛎 30g，炒龟甲 30g，地榆炭 20g，甘草 6g。本案患者既往有痔疮病史，风热邪毒壅于肠间，久病伤阴，阴虚火旺，虚火灼伤肠中血络，则致便血常作。《血证论·便血》曰："凡治肠风下血，总以清火养血为主，火清血宁而风自息矣。"以槐花散清热止血，六黄汤滋阴泻火，加用三甲滋阴敛汗，故邪去血止热除，病获痊愈。所谓散血中之风是指能疏散血分中之风邪。荆芥味辛性平，轻扬疏散，温而不燥，既散风寒，又疏风热，因其能入肝经血分，所以能散血中之风。

【条文】

木香行气、平肝、实肠；厚朴散满、行水、平胃。

清代汪昂《医方集解·利湿之剂第十二》

【条解】

木香有行气止痛、平肝舒郁、实肠止泻之效；厚朴有下气除满、行水消痰、平胃温中之效。

【临证】

余国友曾治一例，周某，男，58 岁。患者于 2 个月前因夜间睡觉受凉出现腹部不适，时感腹痛腹胀，大便溏泻，便后稍感舒适，无心悸气促，经口服抗生素后稍有好转，但此后一直大便溏稀，日解 3 次左右，遂来中医诊治。刻下症见：腹部隐痛，稍有腹胀，食欲不振，乏力，大便稀溏，日行 3 次，无恶心呕吐，腰酸怕冷无发热，舌淡苔白腻，脉沉细。中医诊断：泄泻，证属脾阳中虚，湿浊内阻。治以温中燥湿健脾为主。处方：炒党参 24g，炒白术 15g，炒山药 24g，厚朴 9g，干姜 12g，肉豆蔻 6g，补骨脂 15g，煨木香 12g，炒黄连 12g，茯苓 10g，黄芪 30g，炒白扁豆 15g，炒薏苡仁 30g，煅牡蛎 50g，桔梗 9g，炙甘草 6g。服药 5 剂后，复诊：患者诉服药后，大便偏软，日行 1 ～ 2 次，腹已不痛，精神较前好转，仍有腰酸，食欲增旺，遂上方去黄芪、煅牡蛎，加桑寄生 15g，山茱萸 10g。继服 5 剂。三诊：患者诉服上方 5 剂后腰已不酸，大便转实。胃纳尚可，效不更方，再服 3 剂以固其效。

在临证时须辨清其发展规律，泄泻超过 2 个月不愈者才可诊断为慢性泄泻，先期以脾虚为主，后期以脾肾两虚为主。至于气虚还是阳虚，湿邪是寒湿还是湿热，临证时皆须辨清为要，而对于此病证以寒湿困阻脾阳有伤及肾阳之嫌，故以温中燥湿健脾之大法治疗本病证。《医宗必读·虚劳》："脾肾者水为万物之源，土为万物之母，两脏安和，一身皆治，百疾不生。"

【条文】

大黄去积，水荡之也；巴豆去积，火燎之也。

清代程杏轩《医述·药略》引高鼓峰语

【条解】

大黄性味苦寒，既沉降又泄热，适宜热结便秘；而巴豆性味辛热，能峻下冷积，适宜寒积便秘。

【临证】

薛建国等学习李东垣《脾胃论》中使用的七个含有巴豆的处方后，认识到巴豆对于治疗胃肠寒冷积滞及虚证实证的意义。此七方均针对脾胃寒冷积滞的病证，同时存在一定的虚弱情况。部分患者为本就虚弱，或因积滞导致了脾胃虚弱，因而寒积是李东垣应用巴豆的主要适应证，虚实均可应用。其中神保丸治疗大便不通、气噎、宿食不消；感应丸则治疗大便频、后重迟涩、久痢赤白、脓血相杂、水谷不消；神应丸则治疗腹痛肠鸣、米谷不化。可见大便不通、大便泄利均可使用，大便通与不通不是诊断积滞的必要条件。

【条文】

盖外无恶寒发热身痛之表证，则不必用桂枝；内无眩悸吐涎之里证，则不必用肉桂。

清代王旭高《王旭高医书六种·退思集类方歌注》

【条解】

若外无恶寒发热身疼痛的表证，不必用桂枝；若内无痰饮引起的眩晕心悸动吐涎之里证，不必用肉桂。

【临证】

袁州天庆观住持王自正，病伤寒十余天，四肢乍冷乍热，头重气塞，唇寒面青，累日不能食，势甚危。徐履初诊之“脉极虚”，认为是“阴证”，欲用桂枝汤。但伤寒已病有十日，脉象是极虚，而且并没有出现太阳中风“发热、汗出、恶风”等表虚的表现，所以不应用桂枝汤。“头重气塞、累日不能食、脉极虚”提示此乃胃虚热气逆的竹叶石膏汤证。伤寒热病后期气阴两虚，胃中遂生虚热，虚热上逆，清气不升，浊气不降产生“头重气塞、累日不能食”，虚热逆而困遏阳气，故诸阳之本的四肢出现“乍冷乍热”，诸阳之会的头出现“唇寒面青”。服用竹叶石青汤补虚退热降逆后，唇亦渐暖，咽膈通畅，无所碍。设想若误用辛温发表之桂枝汤，结果只会助胃中之虚热、夺胃中之阴津，使病情加重。（临证经验选自《名医类案》）

【条文】

吴茱萸为厥阴之主药，上可温胃寒，下可救肾阳。

清代王旭高《王旭高医书六种·退思集类方歌注》

【条解】

吴茱萸辛散苦降，性大热，主入厥阴肝经，向上可温中散寒，向下能燥湿助肾阳。

【临证】

范素琴曾治一例，患者，女，47岁。头痛十余年，反复发作，颠顶尤甚，目眩，伴见干呕，纳差，舌苔白，脉弦。治当温经散寒，和胃降逆，方用吴茱萸汤加味：吴茱萸15g，生姜10g，党参15g，大枣10g，清半夏15g，川芎10g，水煎服，每日1剂，7剂后诸症好转。效不更方，继用上方7剂，头痛，眩晕消失，饮食大增。随访1年，头痛未再发作，食增体强。本例患者因头痛反复发作十余年，久病不愈，耗气伤血，加之肝胃不和，气血生化乏源，血虚脑失所养故而头痛、眩晕，肝气犯胃故干呕，舌苔白，脉弦均为肝气犯胃，胃失和降之症，治以温经散寒，和胃降逆，吴茱萸散寒止痛，疏肝理气，党参补脾益气，川芎活血行气止痛，清半夏燥湿化痰，降逆止呕，生姜、大枣和肝胃，全方配伍可使肝气降，胃气和，故而头痛之疾得愈。

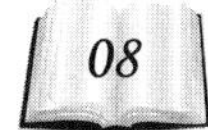

【条文】

（石膏）其性，一善清头面之热，二善清咽喉之热，三善清瘟疹之热，四善清痰喘之热。

近代张锡纯《医学衷中参西录·石膏解》

【条解】

石膏（善于清热泻火，其性微寒，凉而能散，有透表解肌之力），第一善清头面之热者，第二善清咽喉之热者，第三善清瘟病发疹之热者，第四善清痰喘之热。

【临证】

石膏的用量很大，对于汗出而高热不退者，有时可能会超过200g，甚至多则1斤。清代名医余霖（余师愚）擅长用石膏治疫病，曾有“非石膏不足以治热疫”的临床试验，其创制治疫名方清瘟败毒饮即以石膏为主药，其中重用生石膏6～8两（180～240g），充分说明石膏在方中所起的重要作用。（临证经验选自《疫疹一得》）

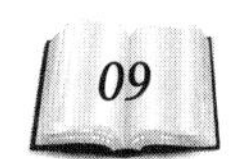

【条文】

柴胡散胆经之专药，即能散其郁勃之气，复能解其郁结之热，郁中有热，故风药不能治，而柴胡能治之也。

清代张聿青《张聿青医案·论著》

【条解】

柴胡是疏散胆经的专药，就是因为柴胡既能发散胆经的郁勃之气，又能解郁结之热；少阳证为邪郁于半表半里，虽有寒热似表，但非风药所宜，唯有柴胡能治之。

【临证】

葛琳仪曾治一例，张某，女。3年前进食油腻食品后出现右胁疼痛，以后反复发作。1周前疲劳后症状复发，疼痛连及腰背，伴恶心嗳气，不思饮食，便艰，夜寐不安。既往有慢性胆囊炎、胆结石病史。舌质淡红、舌苔薄黄腻，脉弦细，治拟疏肝利胆，理气止痛，方用柴胡疏肝散合五金汤加减，处方：金钱草、海金沙、炒白芍、郁金、黄芩、蒲公英各15g，柴胡、制香附、姜半夏、制大黄、金铃子各12g，炒川芎、炙鸡内金各9g，陈皮6g。本例患者肝气郁结，胆道不利，肝胆失疏，湿热内蕴，不通则痛，故而肝经所循之胁肋部疼痛。肝气犯胃，胃失和降，故恶心嗳气，大便不畅。故而治疗以疏肝理气、化湿通腑为要。以柴胡疏肝散行气止痛；有形之邪阻于胆道，以五金汤清热利湿、化解排石；又配以制大黄泻热通络通腑。葛老言：“调畅气机，通利胆道及肠道是治疗本病关键，方证结合，邪去气畅，则诸症皆瘥。”

【条文】

风药多燥，葛根独能止渴者，以其能升胃中清气，入肺而生水耳。

清代汪昂《医方集解·理气之剂第七》

【条解】

治风药大多性燥，唯独葛根能止渴，因为它能升胃气、入肺而生津。

【临证】

玉泉丸方剂由清代大医叶天士创立。方药由葛根、天花粉、地黄、五味子组成。以上 4 味，粉碎为末，制为水丸剂型。口服，一次 6g，一日 4 次；七岁以上小儿一次 3g，三至七岁小儿一次 2g。玉泉丸具有养阴滋肾，生津止渴，清热除烦，益气和中的功能，主治消渴。方中以葛粉生津止渴，主消渴，为君药；天花粉、地黄滋阴清热，生津止渴，为臣药；麦冬清肺养阴，益胃生津，适用于肺胃气阴不足，舌干口燥，又能清心除烦，为佐药；五味子益气生津，宁心止烦渴，为使药。全方诸药配合，功能养阴生津、止渴除烦、益气和中，适用于消渴病，肺胃阴亏，热病后期。

【条文】

凡苦寒之药，多伤脾胃，惟青蒿清芬入脾，独宜于血虚有热之人。

清代汪昂《医方集解·补养之剂第一》

【条解】

凡性味苦寒的药，大多损伤脾胃，只有青蒿性味清芬入脾经，唯独适用于血虚有热的患者。

【临证】

青蒿具有良好的清退虚热作用，本品质轻，能够透热外出，主要用于阴虚内热之骨蒸潮热、盗汗等，也可以用于温病后期，余邪未尽，阴津耗伤之虚热证。吴玉华曾治一肺癌患者，来诊时发热已持续 1 个月不退，体温 38.3 ～ 39℃，伴左胸闷痛，咳嗽，痰中时带血丝，口干，盗汗，纳差，疲乏，消瘦，舌红少苔，脉细数。中医辨证为阴虚发热。治以养阴清热。方用青蒿鳖甲汤加味。处方：青蒿 15g，鳖甲 20g（先煎），生地黄 20g，知母 10g，牡丹皮 10g，天花粉 15g，白茅根 30g，重楼 30g，白花蛇舌草 30g，生牡蛎 15g（先煎），陈皮 10g。每日 1 剂，水煎服，分 2 次服。服药 3 剂，体温降至 38℃；5 剂后体温已正常，诸症缓解。原方再进 5 剂巩固疗效。后改用百合固金汤加减以滋阴润肺，清热解毒。住院治疗月余，未再发热。复查胸部 X 线摄片示病灶稳定。

12

【条文】

热药多秘，惟硫黄性缓而通；冷药多泄，惟黄连厚肠止泻。

清代程杏轩《医述·药略》引张洁古语

【条解】

热性药大多使人便秘，只有硫黄药性缓和，能通大便；冷性药大多使人泄泻，只有黄连能厚肠止泻。

【临证】

久泻脾虚，运化失司，湿邪内生，蕴久则有化热可能，即使临床表现热象不著，也不能完全排除“潜在”之热，结合肠镜检查结肠黏膜有充血、糜烂、出血点等，则更能说明肠道局部热象的存在。因此，徐老认为，即使是久泻脾肾阳虚的患者，在健脾温肾止泻的同时，也应配以少量黄连，临床常以补骨脂与黄连相伍。两药配伍，温清并用，清涩并施，清热而不损阳，温阳而不滞邪，互制互济，共奏温清止泻之功。配伍中黄连一则可清肠腑“潜在”之热，燥肠胃之湿，使泻止而不敛邪，二则坚阴而不过温，亦寓反佐之意。用于治疗久泻，效果甚佳，黄连与补骨脂之比常为1:5左右，若脾肾阳虚较甚，可加益智仁以助温补脾肾止泻。（临证经验选自《名老中医用药心得》）

【条文】

气燥血必燥，清气药中略加花粉、知母；血燥气亦燥，滋燥药中可入芦根、石斛。

清代王旭高《医门要诀·气燥血燥治法》

【条解】

气燥的情况下一定会有血燥，在清气药中稍加天花粉、知母；血燥的情况下也有气燥，在滋阴药中可以加入芦根、石斛。

【临证】

燥咳发病部位有上、中、下之别。燥在上者，多责之于肺，症见干咳、少痰、咽燥；燥在中者，多责之于胃，症见咳嗽伴消瘦、食少、苔少或无苔；燥在下者，多责之于肾，症见咳嗽伴消渴或津枯便秘等。关于其治法，前贤虽有“上燥治气，中燥增液，下燥治血”之明言，但叶天士指出：“若气分失治，则延及于血，下病失治，则槁及乎上。”王旭高更是明确指出：“气燥血必燥……血燥气亦燥。”所以在临床中清气药中配伍滋阴润燥药，滋阴润燥药中配伍清气药，方可中鹄。

【条文】

泻心者必以苦，故用芩、连；散痞者必以辛，故用姜、夏；欲交阴阳通上下者，必和其中，故用参、甘、大枣。

清代王旭高《王旭高医书六种·退思集类方歌注》

【条解】

泻心必用苦味的药物，因此用黄芩、黄连；散痞必用辛味的药物，因此用生姜、半夏；想要使阴阳相交上下相通，一定要调和脾胃，因此用人参、甘草、大枣。

【临证】

吴中衍曰："半夏泻心汤，治心下痞满而不痛者。半夏（汤泡七次，一两一钱）、黄芩、人参（去芦）、甘草（炙）、干姜（炮，各一两半）、黄连（半两）每服五钱，水一盅，生姜五片、枣一枚煎半盅，温服。"本条文是对半夏泻心汤治疗痞证机制的分析。痞证具有心下痞满、干呕或吐、肠鸣下利等症，其病机常由脾胃虚弱、寒热互结、阴阳升降失常所致。苦能泄其满，所以泻心下痞满者必用芩、连以泄热消痞；辛能散其结，所以散痞者又用辛温的姜、夏以散寒开结，和胃降逆；阴阳升降的枢纽在于脾，脾健者清升浊降，脾虚者清浊相混，故以甘温的人参、甘草、大枣补其虚。（临证经验选自《丹溪心法附余》）

【条文】

大黄治大实，芒硝治大燥大坚，二味治有形血药；厚朴治大满，枳实治痞，二味治无形气药。盖肠胃燥实，气必不通，故攻积之剂，必用气分之药。

清代王旭高《王旭高医书六种·退思集类方歌注》

【条解】

大黄治疗大实之证，芒硝治疗大燥大坚之证，二味药治有形之血；厚朴治大满，枳实治疗痞满，二味药治无形之气。因为肠胃燥实，气机不通，所以攻积的方剂，一定要用气分的药。

【临证】

曹颖甫曾治一例，陈某。其人家庭贫困，因饮食失常，外加风寒及饥餐冷饭，导致腹痛拒按，常自下利，色黑，身不热，口渴，脉象滑大，十余日未治。根据脉证诊断为肠中邪热积滞下利，非虚性下利，里有糟粕内结，后导致下利黑水，诊断为积滞下利，用大承气汤去积滞。大黄四钱、枳实四钱、芒硝二钱。因家贫未加厚朴。服用该方一剂，大下三次黑粪，利止而愈，不须再诊。方中大黄主肠间结热；芒硝气薄但味厚，其性质沉而降，属阴，可去实热；枳实消满理气。（临证经验选自《经方实验录》）

16

【条文】

苏叶开肺气，苏子降肺气，二味同用有一开、一降之功。

近代沈绍九《沈绍九医话・药物及方剂》

【条解】

紫苏叶宣开肺气，紫苏子降利肺气，二味药同时使用有宣开降利肺气的功效。

【临证】

徐某，男，40岁。初诊：咳嗽气喘，痰涎壅盛，胸膈满闷，倚息难卧，苔润脉滑。以温降平喘为主。处以姜半夏9g，橘红4.5g，前胡9g，炒苏子9g，炙甘草4.5g，当归9g，沉香粉1g（吞），川厚朴6g，生姜二片，肉桂1.5g（分两次吞）三剂。复诊：前方只服两剂，能睡卧，虽有咳嗽，而气喘渐平，痰壅胸满之感已显松舒，原方加减，姜半夏9g，苏子9g，前胡6g，橘红4.5g，杏仁9g，浙贝母9g，炙甘草4.5g，生姜二片，肉桂1.5g，川厚朴4.5g，四剂。《景岳全书》载："肺为气之主，肾为气之根。"肺被痰涎阻塞，失于宣降，则气机上逆而为咳；肾虚于下，气不下纳，则为喘。此案痰涎壅盛，咳嗽气喘，倚息难卧，病及肺肾，证属上实下虚，故以温降平喘之法为主，用苏子降气汤加减，温降肺气，化痰平喘，应手而效。方中苏子、姜半夏、前胡、橘红、厚朴皆能降上逆之气，兼能化痰，为手太阴之要药，加以沉香、肉桂并用温肾纳气，肺肾并治，虚实兼顾，切合病机，故效果显著。（临证经验选自《何任医案选》）

17

【条文】

大黄走而不守，黄连守而不走，一燥一润。一通一塞，相去甚远。

明代吴又可《温疫论・妄投寒凉药论》

【条解】

大黄性善走窜而不固守，黄连性善固守而不走窜，一味性燥，一味性润。一味可通下，一味能止泻，药性相差太多了。

【临证】

大黄黄连泻心汤为仲景治热痞的著名方剂，本方仅以大黄、黄连组成以治心下痞，黄连与大黄均为寒药，黄连味苦而性滞，性寒而气燥，大黄能破结导滞，润而最降。钱天来认为本方并非用黄芩泻心脏之火，而是因治心下痞而命名，本证为伤寒郁热误下入里，痞塞于心下而为病，方用大黄之苦寒泄之，以攻胃分之热邪，黄连之苦寒开之，以除中焦之郁热。（临证经验选自《伤寒溯源集》）

【条文】

大黄与甘草同用，能利小便；麻黄少同熟地多，但开腠理而不滞、不汗。

清代王燕昌《王氏医存·用药要法》

【条解】

大黄与甘草同用，能通利小便。少量麻黄与大量熟地黄相配伍，可只开腠理而不致壅滞及汗出。

【临证】

刘完素《黄帝素问宣明论方》中有倒换散，主治新久癃闭，小腹急痛，方由大黄、荆芥组成。《医方考》注："用荆芥之轻清者，以升其阳；用大黄之重浊者，以除其阴；清阳既出上窍，则浊阴自归下窍，而小便随泄矣。"临床常配伍甘草同用，以增加清热解毒、通淋利尿之效。

王洪绪所著《外科全生集》中的阳和汤方，为治阴疽的著名方剂，具有温阳补血、散寒导滞祛瘀之功。其药物组成是熟地黄30g，肉桂3g，麻黄1.5g，鹿角胶9g，白芥子6g，姜炭1.5g，生甘草3g。正是取麻黄开腠理，熟地黄得麻黄则补而不腻，麻黄得熟地黄则通经络而无发表之意。

【条文】

川连与干姜同用，泻胃家之痞结，令热从中散；与吴萸同用，则泻肝家之痞结，令热从下达。

清代王旭高《王旭高医书六种·退思集类方歌注》

【条解】

川黄连与干姜同用，泻胃中痞块郁结，使热邪从中焦消散；与吴茱萸同用，则泻肝中痞块郁结，使热邪从下焦排解。

【临证】

仲景半夏泻心汤是《伤寒论》中治疗寒热错杂痞的代表方剂。本方组成：半夏15g，黄芩9g，干姜9g，人参9g，炙甘草9g，黄连3g，大枣4枚。其中干姜味辛，性热，入心、肺、脾、胃、肾经，通心助阳，温脾散寒，以散痞气；黄连味苦，性寒，入心、肝、胆、胃、大肠经，泻有余之火，以泻痞热。两药相伍，寒热同用，相互制约，辛开苦降，共奏散痞之功。

北宋初《太平圣惠方》载左金丸方，主治肝火犯胃证，由黄连、吴茱萸两味药组成，汪昂认为肝实则作痛，在中医五行生克中心为肝之子，又有实则泻其子之法，故用黄连清泻心火为君，使火不克金，金能制木，则肝气平，且可清中焦湿热以降胃火。吴茱萸辛热，可降黄连之寒性，入厥阴经，有行气解郁之功，又能引热下行，二药合用，共奏清肝泻火、降逆止呕之效。

20

【条文】

大黄与人参同用，大黄自能逐去坚积，决不反伤正气，人参自能充益正气，决不反补邪气。

清代徐灵胎《医学源流论·攻补寒热同用论》

【条解】

大黄与人参同用，大黄能排除坚积，一定不会反过来损伤正气，人参能补益正气，一定不会反过来增重邪气。

【临证】

陶华约在《伤寒六书》中载有黄龙汤，主治阳明腑实、气血不足证，本方由大黄3g，芒硝3g，枳实2.4g，厚朴2.4g，人参2.4g，当归2.4g，甘草2g组成。其中，大黄攻下热结，荡涤肠胃实热积滞，急下以存正气；人参益气补血，扶正以利祛邪，使攻邪不伤正。两药合用，一攻一补，既攻下热结，又补益气血，共奏扶正祛邪之功，为邪正合治之良方。

21

【条文】

麻黄得术，虽发汗而不为多汗；术得麻黄，行里湿而并可行表湿。

近代何廉臣《全国名医验案类编·伤湿兼寒症》

【条解】

麻黄配伍白术，虽有发汗之效但汗出不多；白术配伍麻黄，除里湿兼可以祛表湿。

【临证】

赵明锐曾治一例，王某，男，农民。因在田间劳动，身着风寒后，周身烦疼，呈游走性，尤以下肢疼痛为甚，局部指压凹陷不起，疼痛拒按，肌体沉重，举步艰难，大便正常，小便短赤，脉大而数。脉证合参，诊为湿滞肌表留于肌肉，风湿相搏。投以麻黄加术汤，嘱其勿大汗。服两剂后，疼痛稍轻，但浮肿消退。上方加羌活、苍术各15g，继服两剂后愈。正如《金匮要略》曰："汗大出者，但风气去，湿气存，是故不愈也。"是以麻黄加术汤发汗解表，利肌腠湿邪，以微汗除湿而病除。（临证经验选自《经方发挥》）

22

【条文】

桂枝本营分药，得麻黄、生姜，则令营气外发而为汗，从辛也；得芍

药，则收敛营气而止汗，从酸也；得甘草，则补营气而养血，从甘也。

清代柯琴《伤寒来苏集·桂枝甘草汤》

【条解】

桂枝本为治疗营分证的药，配伍麻黄、生姜，则使营气向外散发而出汗，从属辛味；配伍芍药，则收敛营气而止汗，从属酸味；配伍甘草则补益营气而养血，从属甘味。

【临证】

桂枝麻黄各半汤出自《伤寒论·辨太阳病脉证并治》，是仲景小发其汗的代表方剂之一，此方由桂枝 5g，芍药 3g，生姜 3g，炙甘草 3g，麻黄 3g，大枣 4 枚，杏仁 5g 组成，是桂枝汤和麻黄汤各取 1/3 的合方。本方主治面有热色、身痒难禁，邪在表不得散，因而小发其汗即可除病。尤在泾认为在桂枝汤甘酸辛合用，不仅能发散邪气，还能补助正气，具生阳化阴之妙。在无汗出邪气微的情况下，麻黄汤为发汗之用，桂枝汤一方面辅助发汗，另一方面补充汗源，助养正气之意，不至发汗太过耗伤营阴。

【条文】

后重之用木香、槟榔，行燥金之郁也；癃秘之用知母、黄柏，散相火之炽也。

清代程杏轩《医述·药略》引滑伯仁语

【条解】

里急后重之症用木香、槟榔，能够疏通阳明燥金大肠之郁滞；癃闭之证用知母、黄柏，能够清肾中相火。

【临证】

知母、黄柏伍用，出自李东垣《兰室秘藏》滋肾丸。治下焦湿热，小便癃闭，点滴不通。李杲曰："知母其用有四：泻无根之肾火，疗有汗之骨蒸，止虚劳之热，滋化源之阴，仲景用此入白虎汤治不得眠者，烦躁也。烦出于肺，躁出于肾，君以石膏，佐以知母之苦寒，以清肾之源，缓以甘草、粳水，使不速下也。又凡病小便闭塞而渴者，热在上焦气分，肺中伏热，不能生水，膀胱绝其化源，宜用气薄味薄淡渗之药，以泻肺火、清肺金而滋水之化源。若热在下焦血分而不渴者，乃真水不足，膀胱干涸，乃无阴则阳无以化，法当用黄柏、知母大苦大寒之药，以补肾与膀胱，使阴气行而阳气自化，小便自通。"李时珍曰："知母之辛苦寒凉，下则润肾燥而滋阴，上则清肺金泻火，乃二经气分药也，黄柏则是肾经血分药，故二药必相须而行。"《本草正义》载："古书言知母佐黄柏滋阴降火，有金水相生之义。盖谓黄柏能制膀胱，命门阴中之火，知母能消肺金，制肾水化源之火，去火可以保阴，是即所谓滋阴也。故洁古、东垣皆以为滋阴降火之要药。"张元素《医学启源》曰："凡小便不利，知母、黄柏为君，茯苓、泽泻为使。"

24

【条文】

桂、附除蒸热，硝、黄解寒战。

清代程杏轩《医述·药略》引高鼓峰语

【条解】

肉桂、附子清除骨蒸潮热，芒硝、大黄治疗寒战。

【临证】

刘某，患干血痨（双肺空洞型肺结核）3年，骨蒸劳热，昼夜不止半月。双颧艳若桃李，口苦，舌光红无苔，干渴能饮。四肢枯细，羸瘦脱形，似乎一派阴虚火旺之象。李可先生投以清骨散加龟甲、黄芩、童便为治，1剂后，竟生变故，患者大汗肢厥，呃逆频频，喘不能言，脉微欲绝，已是阳虚欲脱之症，急用四逆汤合来复汤，大剂频服，方得脱险。且持续3年之久的骨蒸劳热也得以控制。由此案认识到“骨蒸劳热，乃气血大虚，阳失统摄之假热，绝不可见热投凉，见蒸退蒸。自此之后，余终生不用清骨散之类治骨蒸劳热之套方”。

由此李可认为，肺结核之骨蒸劳热乃肝、脾、肾虚极之假热，治当补火生土，先后天并重。应该遵循仲景“劳者温之”之旨，确立“痨瘵当以顾护脾肾元气为第一要义的主张”，从而显示了火神派重视元气的基本理念。

【条文】

表里之邪则用柴胡、黄芩，上下之邪则用桂枝、黄连。表里之邪则用生姜之辛以散之，上下之邪则用干姜之辣以开之。仲景圣法灼然矣。

清代王旭高《王旭高医书六种·退思集类方歌注》

【条解】

在表在里的邪气用柴胡、黄芩，在上在下的邪气用桂枝、黄连。在表在里的邪气就用生姜的辛味发散邪气，在上在下的邪气就用干姜的辣味宣开邪气。仲景的基本法则明晰了。

【临证】

周迎春治疗一马姓患者，其有多年慢性肠胃炎病史，素体脾肾阳虚，喜暖怕寒，常服四逆辈。诉胸中燥热难耐，偶有泛酸，呃逆，时干呕，伴小腹冷痛，肠鸣活跃，食冷则泻。舌淡胖有印、苔薄白，脉弦。诊断为上有郁火、下有脾肾阳虚之上热下寒证。方用黄连汤，处方：黄连、法半夏各10g，干姜、桂枝各15g，党参、大枣、炙甘草各20g。6剂，每天1剂，水煎服。患者胸中燥热，伴泛酸呃逆，食冷则泄，舌淡胖有印，苔薄白，脉弦。辨证属上热下寒。上有热邪积聚胸膈，故重用黄连清热宽胸，下有脾胃虚寒，故用参姜枣草（党参、干姜、大枣、炙甘草）四味药补中益气，同时，桂枝交通上下阴阳以散寒邪。

【条文】

汗多不忌豆豉，泄泻不忌山栀。

近代丁甘仁《丁甘仁医著大成·丁甘仁医学学术思想研究》

【条解】

出汗多不忌讳用淡豆豉，泄泻不忌讳用山栀子。

【临证】

丁甘仁治疗一患者，其初起风温为病，身热有汗不解，咳嗽痰多，夹有红点，气急胸闷，渴喜热饮，大便溏泄。前医迭投辛凉清解、润肺化痰之剂，似亦近理。然汗多不忌豆豉，泄泻不忌山栀，汗多伤阳，泻多伤脾，其邪不得从阳明而解，而反陷入少阴，神不守舍，痰浊用事，蒙蔽清阳，气机堵塞。今见神识模糊，谵语郑声，汗多肢冷，脉已沉细，太溪、趺阳二脉亦觉模糊，喉有痰声，嗜寐神迷。与邪热逆传厥阴者，迥然不同。当此危急存亡之秋，阴阳脱离，即在目前矣。急拟回阳敛阳，肃肺涤痰，冀望真阳内返，痰浊下降，始有出险入夷之幸。药用：吉林参、熟附片、左牡蛎、花龙骨、朱茯神、炙远志、仙半夏、川象贝、水炙桑叶皮、炒扁豆衣、生薏仁、冬瓜子、竹沥（生姜汁同冲），另真猴枣粉二分冲服。（临证经验选自《丁甘仁医案》）

【条文】

无汗取豆豉，有汗取豆卷；热盛取生地黄，津伤取石斛，邪热内炽，劫夺津液，并取生地黄、石斛，则是黑膏加减法的种种化裁。

近代夏应堂，见于《近代中医流派经验选集·张骧云的医学经验简介》

【条解】

患者无汗用豆豉，有汗用豆卷；患者热势高用生地黄，津液损伤用石斛，邪热内盛而劫夺津液者，合用生地黄、石斛，这是黑膏加减法的种种变化。

【临证】

黑膏出自《肘后方》，由生地黄、豆豉、猪脂、雄黄、麝香等药组成，主温毒发斑。常选取生地黄、豆豉二味同捣，结合凉血、散血、息风、清热、祛痰之品，以治邪热已入营分或血分，劫烁真阴，神昏谵语，肝风内动的疾患。妙在于育阴而不滞邪，透邪而不伤正。正如柳宝诒所说："鲜生地黄为此证清营泄热必用之药，欲兼疏散之意，重则用豆豉同打，轻则用薄荷叶同打，均可。"这是"透表"的另一种治法运用。

28

【条文】

苦降能驱热除湿，辛通能开气宣浊。

清代叶天士《临证指南医案·暑疟》

【条解】

药性苦降的药物能驱散热邪去除湿邪，药性辛通的药物能开通肺气宣发浊气。

【临证】

《临证指南医案·木乘土》芮案中分析乌梅丸加减方有“姜、椒、归须气味之辛，得黄连、川楝之苦，仿《内经》苦与辛合能通能降；芍药酸寒能泄土中木乘，又能和阴止痛；当归血中气药，辛温上升，用须力薄……”的论述。华岫云在评述呕吐症时有“今观先生之治法，以泄肝安胃为纲领，用药以苦辛为主，以酸佐之……但观仲景乌梅丸法，概可知矣”的论述。可见叶天士在化裁乌梅丸时仍多保留其辛开苦降的方义。乌梅丸化裁方除木乘土、痞、呕吐、吐蛔、痉厥、泄泻、癥瘕等门有所涉及外，暑病中出现 2 次，疟疾中出现 3 次，可见叶天士亦化裁苦辛酸的乌梅丸用于温热病的治疗。

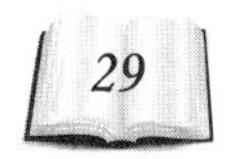

【条文】

甘得苦则不呆滞，苦得甘则不刚燥，合而成功也。

清代吴塘《吴鞠通医案·暑温》

【条解】

（甘味药能滋补润燥，但易滋腻碍胃；苦味药能燥湿泄浊，但易苦燥伤津。）甘味药得苦味药可滋而不腻，苦味药得甘味药可燥湿而不伤津，甘苦合用方能成功。

【临证】

湿温、伏暑病至中后期，常见湿蕴未化，又见阴津耗伤，在这证情矛盾的情况下，便可用苦甘相伍法，如用苍术、厚朴以化余湿，配以石斛、生地黄以养阴生津。又如《孙氏集效方》以苍术配芝麻；近代有以苍术配白蜜等，皆是苦甘合用的例子。

【条文】

凉者忌于久吐本虚之象，禁于纯用寒凉之剂，而宜于卒病暴吐，本热气实之时；涩者忌于卒疾本旺之躯，禁于本热属实之体，而宜于危急将脱之际。

现代秦氏同门会《秦氏同门集》

【条解】

寒凉药，忌用于久吐体虚的证候，禁止单纯用于寒凉的方剂中，而适用于突然发病剧烈呕吐，身热气实的时候；收涩药，忌用于突然发病正气旺盛的症候，禁止用于体质为热、疾病属热的患者，而适用于疾病危急正气将脱的时候。

【临证】

暑秽卒中，多发于夏秋之交，证见卒然呕吐，吐出大量胃内容物，并见头痛而胀，胸脘痞闷，心烦口渴，身热汗出，舌苔厚腻，脉濡紧或滑数。治当首用玉枢丹，辟秽化浊，其效颇佳。继以藿香正气散化裁以芳香化湿，和胃降逆。若证见呕恶不止，昼夜不瘥，欲死者，用苏叶、黄连二味煎汤，频频呷服，多可收效。方中苏叶用量宜轻，一般不超过 1g，借其辛香以宣通肺胃之逆气，加黄连以清热燥湿。

【条文】

治风药须兼养血药，制其燥也；养血药须兼搜风药，行其滞也。

清代汪昂《医方集解·祛风之剂》

【条解】

在用治风药时，须兼用养血药，以制约治风药的刚燥之性；在用养血药时也要合用搜风药，以通行补血药的凝滞之性。

【临证】

明朝李中梓的《医宗必读·痹》，在阐述行痹的治法时说："治行痹者，散风为主，御寒利湿仍不可废，大抵参以补血之剂，盖治风先治血，血行风自灭也。"提出了对于风寒湿三气杂至而成的痹证，在祛风散寒除湿的同时，不忘参以补血之剂。机体只有阴血充盛、血行畅达，则外风易散，内风易息。《医学衷中参西录》中治疗因风病日久不愈，导致气血不足，肝肾亏损，出现周身关节痛或四肢痛，足不能行，手不能握的加味黄芪五味汤，方中黄芪、当归、芍药，补气益血，活血敛阴。

而养血兼搜风药，如独活寄生汤，治疗风寒湿痹日久，肝肾两虚，气血不足之常用方。风寒湿邪客于经络，气血运行不畅，又兼肝肾不足，气血亏虚，筋骨失养，故腰膝疼痛、肢节屈伸不利或麻木不仁；寒湿伤阳，则畏寒喜温；气血不足，则心悸气短、舌淡苔白、脉细弱。其证属邪实正虚治宜祛邪与扶正兼顾，既应祛风除湿散寒，又当补益肝肾气血。

【条文】

柴胡系入少阳之药，伤寒邪入少阳非用此不能生效。如果疟由暑湿而成，即不当用此药，观叶天士之用柴胡可知。

近代沈绍九《沈绍九医话·药物及方剂》

【条解】

柴胡是入少阳经的药，伤寒证邪入少阳不用柴胡不能起效。如果疟疾是由暑湿之邪导致的，就不应该用这味药，看叶天士用柴胡的方法就可以知道。

【临证】

叶天士在《临证指南医案·幼科要略》中曰："若幼科庸俗，但以小柴胡去参，或香薷、葛根之属，不知柴胡劫肝阴，葛根竭胃汁，致变屡矣。"当时幼科之医在治疗疟病时，不加辨证，但以小柴胡去参，或香薷葛根之属进行常规治疗，叶天士对此进行了批评，指出滥用的危害。另外，叶天士也并非仇视柴胡，在《温热论》谈及妇人温病时曾指出："仲景立小柴胡汤，提出所陷热邪，参、枣扶胃气……若热邪陷入，与血相结者，当从陶氏小柴胡汤去参、枣加生地黄、桃仁、楂肉、丹皮或犀角等。若本经血结自甚，必少腹满痛，轻者刺期门，重者小柴胡汤去甘药加延胡、归尾、桃仁。"

【条文】

治伤寒用桂枝，治杂病用肉桂，乃有表无表之分。

清代王旭高《王旭高医书六种·退思集类方歌注》

【条解】

治疗伤寒表证用桂枝，治内伤杂病用肉桂，这是有表证和无表证的区别。

【临证】

桂枝与肉桂二药作用之不同，李东垣曾言："气之薄者，桂枝也，气之厚者，肉桂也。气薄则发泄，桂枝上行而发表，气厚则发热，肉桂下行而补肾。"两者一上行而偏于走表达肢，一下行而偏于走里入肾。周凤梧先生有一段精辟的论述："桂枝与肉桂同出于一种樟科常绿乔木桂树之身。树的干皮及根皮叫肉桂，干燥的嫩枝即桂枝。两药虽同出一体，但其作用同中有异。二者都能温营血，散寒凝，辛开温通，振奋气血，是其共同之点。但肉桂味厚，主下行而补肾火，能消下焦之阴寒；桂枝气薄，主上行而发散，且能入心扶阳以助心阳。"

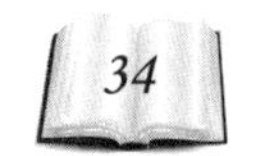

【条文】

治心下悸宜用桂枝，脐下悸宜用肉桂。

清代王旭高《王旭高医书六种·退思集类方歌注》

【条解】

治疗心下（胃脘部）惕惕然跳动，应该用桂枝，治脐下（少腹）跳动不安的，应该用肉桂。

【临证】

奔豚气发作之时，病机重在心阳不足，冲气上逆，故在临床上常用桂枝加桂汤，若兼脾虚饮停，则合用苓桂术甘汤、苓桂枣甘汤；若兼中虚痰阻气逆，则合用旋覆代赭汤等。龙骨、牡蛎与远志配伍，常可用来治疗痰饮等邪气扰心而致的心烦、惊悸等。李赛美等认为治疗奔豚气时，不能单靠桂枝降冲逆。如有痰浊，则常合用桂枝去芍药加蜀漆龙骨牡蛎救逆汤；如果伴寒饮上冲，则多合用吴茱萸汤。

【条文】

羌活入足太阳理游风，细辛入足少阴散伏寒，苍术入足太阴去湿，白芷入足阳明散风。

清代王旭高《王旭高医书六种·退思集类方歌注》

【条解】

羌活入足太阳经能治理游走的风邪，细辛入足少阴经能发散蛰伏的内寒，苍术入足太阴经能祛除风湿，白芷入足阳明经而发散风邪。

【临证】

羌活归足太阳膀胱经，能发散风寒，又祛风湿，上半身风湿诸疾多用之。细辛归足少阴肾经，能温经散寒，既祛内寒，又散风寒，如与麻黄、附子同用，则治少阴伤寒，少阴头痛亦用。苍术归足太阴脾经，能燥湿健脾，是治湿阻中焦的主药。白芷归足阳明胃经，能祛风止痛，善治头面诸风。凡治以上所述各证，除针对病情处方外，加此四味引经药，方可提高疗效。

朱良春认为胃痛久治不愈者多有瘀滞，治疗胃脘久痛、顽固便秘、急腹症、肾绞痛等，只要见大便秘结、其人不呕，便常用细辛宣散温通，配伍大黄、附子以温下内解，诊为寒者，细辛用量 6 ～ 9g，寒热夹杂者，细辛多用 1 ～ 2g；朱老认为“治痹非通不用”，多用细辛蠲痹止痛，配伍桂枝、附子、川乌以祛寒通瘀、温阳开痹治疗寒痹，细辛用量 10 ～ 15g。

【条文】

柴胡、升麻走两胁，独活、羌活入督脉。

当代岳美中《岳美中医话集·李东垣学术思想的探讨与运用》

【条解】

柴胡、升麻药性通行两胁肋，独活、羌活药性通入督脉。

【临证】

独活始载于《神农本草经》，味辛、苦，性微温，归膀胱、肾经。独活“自顶至膝，以散肾经伏风……专疏湿气”（《药品化义》），“利周身百节之痛”（《本草纲目》），治疗“腰膝不能屈伸，或痹痛难行，麻木不用，或臀腿疼痛，腰背酸痛”（《本草汇言》），与仝小林认为独活具有祛寒湿、通督脉功效的观点不谋而合。现代药理研究表明，独活有较好的镇痛作用，其煎剂腹腔注射，能明显延长小鼠热板法造成的动物疼痛反应时间，表时独活有明显镇痛作用。

对于腰椎间盘突出症，仝小林教授认为肝肾亏虚是其内在基础，督脉寒湿是其关键因素。临床常用盐杜仲、独活、威灵仙三味小方，剂量均为 15 ～ 45g，取其补益肝肾，祛督脉除湿，宣通气血，通利关节筋脉之意，若少用、轻用，则祛寒除湿力弱，难以祛除盘踞于督脉的寒湿胶着之伏邪和补益亏虚的肝肾。

下篇 各论

第九章 伤寒

【概述】

伤寒有广义狭义之分，广义伤寒乃一切外感热病的总称，《素问》有云：“今夫热病者，皆伤寒之类也。”而狭义伤寒则指外感风寒，感而即发的疾病，《伤寒论》中以“太阳病，或已发热，或未发热，必恶寒，体痛，呕逆，脉阴阳俱紧者，名为伤寒”来描述狭义伤寒之证候。

【条文】

伤寒纲领，惟阴阳为最。

明代张介宾《景岳全书·阳证阴证辨》

【条解】

治疗伤寒的纲领，阴阳是最重要的。

【临证】

《伤寒论》常有辨阴阳、寒热之真假，真寒假热证、真热假寒证在临床辨析时常被与他证相混淆。如口渴之辨，不仅可能会有阴虚者，而且亦有阳虚导致火衰作渴者。《伤寒论》第282条言：“少阴病，欲吐不吐，心烦，但欲寐，五六日自利而渴者，属少阴也。虚故引水自救。若小便色白者，少阴病形悉具。小便白者，以下焦虚有寒，不能制水，故令色白也。”孙文垣曾治一书办（管办文书的属吏），其人年过五十，嗜酒纵欲无度。忽患下消之症，而见日夜小便二十余次，清白而长，味且甜，少顷凝结如脂，色有油光，治半年不验。刻下证见腰膝以下酸软弱，载身不起。饮食减半，神色大瘁。脉之六部大而无力。法当温补下焦。以熟地黄六两为君；鹿角霜、山茱萸各四两，桑螵蛸、鹿角胶、人参、白茯苓、枸杞子、远志、菟丝子、怀山药各三两为臣；益智仁一两为佐；大附子、桂心各七为使。蜜丸如梧桐子大，早晚淡盐汤送下七八十丸，不终剂而应。此病由下元不足，无气升腾于上，故渴而多饮。以饮多，小便亦多也。今大补下元，使阳气充盛，蒸腾于上，口自不干。（临证经验选自《孙文垣医案》）

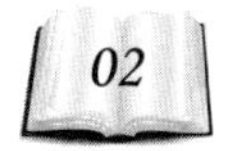

【条文】

太阳之表，宜汗不宜吐，阳明之表，当吐不当汗。

清代罗美《古今名医方论·栀子豉汤》

【条解】

太阳经表证，应该用发汗法而不应该用吐法；而阳明经表证，应该用吐法而不应该用发汗法。

【临证】

许知可曾治一案：一人病伤寒，身热头痛，无汗，大便不通，已四五日。前医见大便不通已四五日，欲用大黄、朴硝等下之。刻下脉浮缓，卧密室中，自称甚悉风。许知可认为此是表证未解，当先解表，若表解后仍大便不通，而且腹大满、大坚实、有燥屎方可攻里，反之邪乘虚而入反成烦躁、结胸和热利等变证。许先用桂枝麻黄各半汤，后用小柴胡汤，结果“漐漐汗出，大便亦通而解”。分析本案，虽然病在表，恶风、脉浮缓似是桂枝汤证，但是身无汗，所以选用桂枝汤解表欠妥，因而选用桂枝麻黄各半汤，即在桂枝汤的基础上加麻黄、杏仁以小发其汗，后选用小柴胡汤“上焦得通，津液得下，胃气因和，身漐然汗出而解”。此乃太阳经表证应发汗。（临证经验选自《续名医类案》）

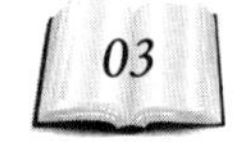

【条文】

治伤寒者，先明传经、直中，即于传经之中辨明表里，更于表里之中辨明里中之里，如此则触目洞然，治疗无不切中矣。

清代程国彭《医学心悟·论里中之里》

【条解】

治疗伤寒病证，要先清楚传经和直中，也就是在传经中分辨清楚表里，更重要的是在表里之中明辨出里中之里（阳明胃腑），这样看待病证就很明确，治疗也就没有治不好的了。

【临证】

罗谦甫治丑斯兀阑，病五七日，发狂乱，弃衣而走，呼叫不避亲疏，手执潼乳与人饮之，时人皆言风魔了，巫祷不愈而增剧。罗诊之，脉得六至，数日不更衣，渴饮潼乳。罗曰：“北地高寒，腠理致密，少有病伤寒者。然北地比夏初时，乍寒乍热，因此触冒寒邪，失于解利，因转属阳明证，胃实谵语，又食羊肉以助其热，两热相合，是谓重阳。狂，阳胜，宜下。”急以大承气汤一两半，加黄连二钱，水煎，服之，是夜下利数行，燥屎二十余块，得汗而解。翌日再往视之，身凉脉静，众皆喜，曰：“罗谦甫医可风魔的也。”（临证经验选自《名医类案》）

【条文】

六经要分看，又要合看，总以胸中先有六经之病，然后手下乃有六经之治。

清代陆懋修《世补斋医书·下工语屑》

【条解】

六经病需要分开看，又要合起来一起看。总是因为胸中先产生六经的病证，然后手下有相应的六经的治法。

【临证】

司国民曾治一例患者孙某，男，43岁。初诊：失眠伴胃脘部胀满不适2年余，后出现入睡困难，眠浅易醒，醒后难眠，多梦，胃脘部胀满不适，烧心，时有胃痛，嗳气，口中有异味，食欲差，无恶心，无口苦口干，纳少，大便稀，1天1～2次，小便正常。舌暗淡，苔厚，脉沉。辨为阳明太阴合病。以辛开苦降治之。处方：清半夏12g，黄连10g，黄芩10g，干姜10g，枳实10g，厚朴15g，陈皮10g，砂仁6g，香附10g，蒲公英10g，神曲6g，党参15g。1周后复诊，诉睡眠明显改善，胃胀、烧心减轻，偶有胸闷，上方去香附、蒲公英，加苏梗15g。1周后三诊，诸症明显减轻，效不更方，继服两周症状基本消失。

【条文】

六经之病以证分之，于读书时，先明何经作何证，则于临病时方知何证为何经，在病者可告人是何经病也，故必先读书而后临证。

清代陆懋修《医林琐语》

【条解】

六经病用证型来分，在读书的时候要先明确什么经有什么证，在临证治疗时才知道这个证在什么经，在诊断患者时告诉人病在什么经，所以一定要先读书而后临证。

【临证】

六经辨证是仲景为伤寒病而确立的行之有效的辨证方法。“辨证是方法，论治是目的。从科学意义上说，任何方法都是根据其作用客体的性质特点而建立的，辨证方法也不例外。”根据伤寒病由表入里，以次浅深的发病特点，六经辨证首先确立了三阴三阳作为辨证纲领。由于三阴三阳所属的脏腑经脉具有不同的阴阳属性及所含阴阳气的多少不同，决定了在同一风寒邪气作用下会产生不同的病理反应并引起不同的发展变化。所以，张仲景针对伤寒病而确立了以三阳三阴为主的六经辨证方法。运用这一方法，将伤寒病分别归属于太阳、阳明、少阳、太阴、少阴和厥阴。不但明确了伤寒病由阳入阴、由表入里的发展变化规律，而且进一步阐明了伤寒病发病过程中太阳病、阳明病、少阳病、太阴病、少阴病和厥阴病各自的发病特点，以及六经病之间相互影响的关系。因此，运用六经辨证方法能够正确地判断和把握伤寒病的发展变化规律。

06

【条文】

明六经地形，始得握百病之枢机；详六经来路，乃得操治病之规则。

清代柯琴《伤寒来苏集·伤寒论翼》

【条解】

知道六经的走形，才能知道把握疾病的关键；明白六经的去向来路，才能掌握治病的规则办法。

【临证】

张仲景针对“伤寒病”与“杂病”，分别运用六经辨证与脏腑经络辨证方法来认识其发生、发展及变化规律，并在此基础上建立了六经辨证论治体系和脏腑经络辨证论治体系，两者完全独立且不能相互取代。由此而得出的中医辨证论治的一般性原则是：中医之辨证论治体系是在确立针对特殊疾病所用辨证方法的基础上配以相应的治法与方药而形成的。辨证方法的运用，首先是认识疾病，然后才有可能通过证候去把握疾病过程中可能发生的病机变化，从而根据具体的证候确定治则、治法与相应的方药。这就是通常所说的“方从法出，法随证立”。这一原则体现了中医辨证方法所具有的两大特点。一是针对性，即每一种辨证方法都是针对在发病学上具有不同特点的疾病体系而设立的；二是系统性，即每一种辨证方法都能涵盖一大类疾病在发生、发展、变化的各个方面，从而确保对该病整体而全面的认识。

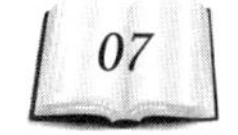

【条文】

发热无汗，表散不得外泄者，宜发汗解表。发热有汗，里热蒸汗自出者，宜清里退热。

清代秦皇士《伤寒大白·发热》

【条解】

发热没有汗出，表邪不能外泄于肌表的，治疗应该解表；发热有汗出，里邪不能从大便泄出而解的，治疗应该清解里热。

【临证】

胡东升曾治一例患儿，14 岁。恶寒发热 5 天，经西药解热镇痛及中药九味羌活汤等治疗不解而求诊。证见：恶寒发热（体温 39.1℃），头痛，身痛无汗，骨节酸痛，表情痛苦，烦躁不安，时而轻咳，舌质红，苔微黄，脉浮紧。血常规无异常，胸部X片未见异常。辨证：寒邪束表，里热不解。治宜解表清热。投大青龙汤：麻黄9g，桂枝9g，生石膏30g，杏仁9g，甘草6g，生姜3片，大枣3枚。1剂，水煎服，令全身汗出。次日复诊，服上方后全身大汗出，热退身凉，咳止烦解。嘱停药观察。后随访而愈。

【条文】

仲景于身体疼痛，下利清谷，先温其里，后攻其表者，是指示大法如此。其实表里两感于寒，温里发表，一时并用，正不必分先后也。

清代周学海《读医随笔·证治类》

【条解】

仲景在治疗身体疼痛，泄下清稀，夹有未消化食物的病时，先温里，再攻表，这是证治大法。如果表里两经同时感受寒邪，温里发表，同时使用，实在是不用分先后。

【临证】

张守林曾治一例患者男，38岁。先因头痛，恶心发热，常规输液，解热镇痛之类治7天不效，后求于张守林会诊，刻下昏睡口唇燥裂，口角沾满血痂，出气粗热，时而谵语，目光呆滞，表情淡漠，头痛口干，小便短赤滴沥，舌质绛红芒刺，苔灰黑焦，舌质裂纹纵横，脉洪大势汹，重按如丝。处方：连翘30g，栀子15g，黄芩、金银花各10g，玄参、麦冬、白毛根各30g，竹叶、木通各6g，牡丹皮15g，小蓟15g，琥珀3g。2剂。二诊：患者精神明显好转，时有小烦，小便微黄，舌红，苔薄黄，脉细略数，巨阳少阴热邪已折，有正复邪退之势。调方如下：连翘、栀子、黄芩、生地黄、玄参、麦冬、牡丹皮、小蓟、竹叶、甘草、白茅根、琥珀，5剂服毕，痊愈出院。

【条文】

直中病，但有少阴证反发热。

清代魏玉璜《续名医类案·中寒》

【条解】

直中病只有少阴证，反而有发热。

【临证】

吴孚先治一人伤寒头痛，不发热，干呕吐沫。前医用川芎、藁本不应。吴曰：“此厥阴中寒之症。”干呕吐沫，厥阴之寒上干于胃也；头痛者，厥阴与督脉会于颠，寒气从经脉上攻也。用人参、大枣益脾以防木邪，吴茱萸、生姜入厥阴以散寒邪，且又止呕，呕止而头痛自除。设无头痛，又属太阴而非厥阴矣。（临证经验选自《续名医类案》）

【条文】

直中之伤寒，阴液未伤，急宜救阳，故有真武、四逆诸方；热病之伤寒，烁伤阴液，只宜救阴，故姜、附不可犯。

清代程杏轩《医述·伤寒提钩》引张介宾语

【条解】

伤寒病邪直中三阴，阴液没有伤及，应该以温阳为先，所以有真武汤、四逆汤等方子。伤寒中三阳之热病，损伤阴液，只应该滋阴救阴，所以干姜、附子不能使用。

【临证】

萧京曾治一例，是时壬午仲冬，锦衣尉军一婿往乡冒雨寒湿侵内，及归服用解表剂数帖，反燥闷呃逆，二便不通。再延周等皋治以桂附理中亦不见效。越六日延余治之，六脉沉微代散，太溪冲阳，绝不见动。余断以次夜当死，勉开一方，令其与别医商治，夫前症本属理中奈何反以辛凉益助病势枉毙人命哉。（临证经验选自《轩岐救正论》）

【条文】

伤寒夹阴，误用阳旦汤，得之便厥；伤暑夹阴，误用香薷饮，入喉便喑。

清代喻昌《医门法律·热湿暑三气门》

【条解】

伤寒夹杂阴邪，误服用阳旦汤，喝了就会晕厥；伤于暑湿夹杂阴邪，误服香薷饮，药进喉咙里，就发不出声音了。

【临证】

外邪从表入里，伏于少阴，真阳无力鼓动邪气外达，证见畏寒高热，渴喜热饮，腰痛如折，头痛，苔白厚腻，脉弦紧或濡。朱莘农指出，此证若用栀、豉、蒿、柴撤邪，泻心分泄，则热非但不解，反致阳更伤，阴寒更甚。治疗取温经撤邪法，宗麻附细辛汤加减。朱氏嫌原方峻烈，处方喜轻麻、辛用量，仅一二克，并加独活以搜少阴伏邪，微汗为度。如表虚自汗者去麻黄，加桂枝、白芍（用附子煎汁炒），则温肾祛邪而不至过于辛散。若阴寒内伏，水气涉脾，见腹痛、腹鸣、便泄者，取附子理中汤加减。

【条文】

少阴病里寒外热，下利清谷，脉微欲绝者，制通脉四逆汤，温补以扶阳。厥阴病外寒内热，心动悸脉结代者，制复脉汤，凉补以滋阴。

清代柯琴《伤寒来苏集·伤寒论注》

【条解】

少阴病里寒外热，泄泻清稀，夹杂不消化的食物，脉象微弱到似绝未绝的病证，用通脉四逆汤。用温补的方法来扶阳，厥阴病外寒内热，心中惕惕然跳动脉结代的病证，用复脉汤，凉补以滋阴。

【临证】

患某，男性，43岁。长于沿海，嗜食海鲜，因反复关节红肿热痛4年，再发1个月来诊。刻下精神疲倦，右侧踝部、双膝关节肿痛，肤温稍高，呈掣痛感，夜间明显，屈伸困难，发热，体温38.3℃，纳差，睡眠一般，二便尚调，舌淡暗，苔厚腻，脉紧数。诊断为痛风病，证属阳虚寒湿内生、凝滞经脉关节，方予通脉四逆汤口服。患者服药期间，体温最高为39.1℃，夜间明显，3剂后热退，右踝及双膝关节疼痛明显减轻，右第二掌指关节新发红肿疼痛。再2剂，患者膝关节、右第二掌指关节及右踝已无疼痛，左第一跖趾关节肿胀，稍疼痛。舌淡暗，苔腻，右脉稍弦，左脉弱。考虑患者不适好转，邪去七八，正气尚虚，予"少火生气"。方药为熟附子45g，干姜45g，炙甘草30g。患者守服此方8剂，各关节疼痛逐步好转，其间出现右踝部酸软感，持续约4天后消失，后病情痊愈出院。随访3个月未再发作。

【条文】

仲景用攻、下二字，不专指大便。

清代柯琴《伤寒来苏集·伤寒论翼》

【条解】

仲景用攻、下两法治疗的，不只用于通大便。

【临证】

仲景下法中以大黄使用为代表。仲景方中与大黄配伍常见方主要包括：大黄配芒硝，大黄配厚朴、枳实，大黄配桃仁，大黄配栀子，大黄配黄连，大黄配甘遂，大黄配附子。以上七药对中大黄配芒硝在仲景下法中较为常见。而大黄配桃仁则常出现在治疗伤科之瘀血疾病。其中仲景方中治疗瘀血相关的方剂有桃核承气汤、抵当汤、抵当丸、大黄牡丹汤、大黄䗪虫丸、下瘀血汤。此六方中皆可见大黄配伍桃仁。桃仁苦甘平，破血祛瘀。可见仲景下法亦可用于瘀血之证，下瘀泄热的大黄，配伍破血祛瘀的桃仁，如此可使瘀血早日随大便而下。现代医家临床经验大黄剂量不同有不同的功效：大量（18g以上）攻下，中量（10～12g）活血通经，小量（3～6g）除痞退黄。可见大黄在广为人知的攻下通腑外亦有活血逐瘀之良效，临床也有比较广泛的应用。

【条文】

三阳病治病留人……三阴病留人治病。

当代岳美中《岳美中论医集·谈张仲景及其著作》

【条解】

三阳实证应“治病留人”（机体抗病能力强，可用汗、吐、下等法驱邪）；而三阴虚证应“留人治病”（先将患者保住，待正气转复，再行攻邪）。

【临证】

罗知悌曾治一病僧，其人黄瘦倦怠。罗公诊其病，因乃蜀人，出家时其母在堂，及游浙右。经七年，忽一日，念母之心不可遏，欲归无腰缠，徒尔朝夕西望而泣，以是得病。时僧二十五，罗令其隔壁泊宿，每日以牛肉、猪肚甘肥等，煮糜烂与之。凡经半月余，且时以慰谕之言劳之。又曰：“我与钞十锭作费，我不望报，但欲救汝之死命尔。”察其形稍苏，与桃仁承气一日三帖，下之皆是血块、痰积方止。次日只与熟菜、稀粥将息。又半月，其人遂如故。又半月余，与钞十锭遂行。（临证经验选自《格致余论》）

【条文】

太阳之表证当温散，阳明之表证当清泄。

清代王旭高《王旭高医书六种·退思集类方歌注》

【条解】

太阳表证应当用温散之法，阳明表证应当用清泄之法。

【临证】

王右，无表证，脉缓，月事后期而少，时时微寒，背部为甚，纳谷减，此为血运迟滞，胃肠虚弱故也，宜桂枝汤和之。曹颖甫言：“常用桂枝汤原方，病者服后，陡觉周身温暖，经脉舒畅，如曝冬日之下，如就沐浴之后，此无它，桂芍活血之功也。”二三剂后，便乃畅行，且胃开矣。令化谷食为精微渊源既开，血乃渐滋。不出汗，但觉周身温暖而已。若夫素体虚寒之老人及妇女服此，诚有意想不到之效力。（临证经验选自《经方实验录》）

第十章 温病

【概述】

温病属于广义伤寒之范畴，是因外感温邪而引起的急性热病之总称，亦称温热病，临床表现以发热、热象偏盛、易化燥伤阴为主。《伤寒大白》有云："若伤而不即病，寒邪郁而成热，至春而病者，名温病。"

【条文】

温属阳邪，始终务存津液；胃为阳土，到底宜济甘凉。

清代王旭高《王旭高医案·温邪》

【条解】

温邪属于阳邪，易伤阴液，治疗过程中应始终致力于顾护津液；胃是阳土，终归应当用甘凉药物滋养胃阴。

【临证】

王旭高熟谙《内经》"人以胃气为本"之旨，提出生理上"胃为气血之乡，土为万物之母"，病理上"胃气一虚则百病丛生"，认为温病治胃应循"温属阳邪，始终务存津液；胃为阳土，到底宜济甘凉"（《温邪·秦案》）之理。如杨某，症交七日，少阳阳明合病，寒热往来，胸闷头痛，中脘拒按，大便不出，病邪郁滞于胃，用大柴胡汤、大陷胸汤合方，服后即"得汗得便"，然病家不慎而食复，再用和胃化邪，和胃清心，继以清胃养胃，生机渐苏，终以"养胃醒胃"而善后，共复诊14次，虽药随证变，却始终不离于胃。（临证经验选自《王旭高医案》）

【条文】

若留得一分津液，便有一分生理。

清代王孟英《温热经纬·〈内经〉伏气温热篇》

【条解】

多顾护人体津液一分，就多一分生机。

【临证】

玉锡村林某妻，产后三日，发热不退，口渴，烦躁不安。前医认为"败血攻心症"，以生化汤加减治疗，反增气急，谵语，自汗出。病后二日（即产后五日）请俞长荣教授诊治。患者脉洪大而数，舌质红绛而燥。与人参白虎汤……时值隆冬季节，病家见方中有石膏，颇为疑惧。盖乡人虽不识药性，但石膏大寒则为群众所共知，且俗例“产后宜温不宜凉”，所以犹豫不敢服用。俞长荣教授解释道：“产后宜温乃一般治法，如有特殊情况，则不受此拘限……现病者高热，口渴，烦躁，汗出，脉洪数，舌质红绛燥，是因热甚劫津，故前医用生化汤加减，症状反而增剧，便是明证。此证此时，急需清里热，救津液，用人参白虎汤乃依证施药。”病家听后，才半信半疑而去。服一剂后，症状大减，次日按照原方再服一剂而愈。

【条文】

故伤寒书中，最要紧关头，在存津液三字。

清代高鼓峰《医宗己任编·四明心法（下）》

【条解】

所以《伤寒论》中，最要紧的时候，以存津液三字为要。

【临证】

通过对《伤寒论》的探析，缪仲淳悟出“仲景治阳明以固津液为本”，故治三阳证当急清阳明大热，以存津液。他法以甘寒清气为主，方多化裁白虎、竹叶石膏汤。如治一作泻八载之酒客，忽患伤寒，头疼如裂，满面发赤，舌生黑胎，烦躁口渴，时发谵语，两眼不合七日，洞泄如注，较前益无度。诊其脉洪大而数，为疏竹叶石膏汤。因其有腹泻之病，石膏止用一两。病初不减，众疑为误，欲进桂附。缪氏复诊其脉如前，径投原方，但加石膏至二两，一剂即夜卧安，省人事，不数剂而霍然。此案非寻常外感，缪氏审度精当，借大剂石膏清热收功，可见其用此法之至精至熟。

缪氏治外感热病除善用大剂石膏外，又每每臣以麦冬、竹叶、知母、瓜蒌根等，既助石膏逐邪热，又可生津以顾阴。还值得一提的是，缪氏投竹叶石膏汤时，即使呕甚也不用温燥劫阴之半夏，缘这种呕逆系阳明“邪火上升”所致，热清火降，呕逆自平。此可谓深得仲景“存津液”之旨趣而又善于变通。（临证经验选自《先醒斋医学广笔记》）

【条文】

温病后调理，总以甘凉养胃，清撤余邪。

清代王旭高《医学刍言·第六章》

【条解】

温病的调理，总的以甘凉之药滋养胃阴，用清热药去除余邪。

【临证】

对于温病瘥后调理，何廉臣总结道：“当分补虚、清热二项。”补虚为一补脾，一补胃。常用六君子汤、黄芪建中汤加减。余邪未尽者，宜小甘露饮、叶氏养胃汤等清养之。清热之法：初病时之热为实热，宜用苦寒药清之；大病后之热为虚热，宜用甘寒药清之。二者有霄壤之殊。并说明了此法的关键：“凡人身天真之气，全在胃口，津液不足，即是虚，生津液，即是补虚。故以生津之药合甘寒泻热之药，而治感后之虚热。”常用药如麦冬、生地黄、牡丹皮、北沙参、西洋参、鲜石斛、梨汁、蔗汁、竹沥、茅根之类。(临证经验选自《重订广温热论》)

05

【条文】

在上焦以清邪为主，清邪之后，必继以存阴；在下焦以存阴为主，存阴之先，若邪尚有余，必先以搜邪。

清代吴瑭《温病条辨·下焦篇》

【条解】

病在上焦以逐邪为主，逐邪外出之后，一定要继之以顾护阴液；病在下焦以顾护阴液为主，顾护阴液之前，如果病邪还有遗留，一定要先寻找病邪。

【临证】

吴氏提出此论，可见“清”与“存阴”是《温病条辨》治疗温病的两个大法，互相联系，不可分割。清邪可以存阴，存阴有助清邪，所谓泻阳之有余，即所以补阴之不足，而吴氏所说的“清邪”，乃针对温热之邪而言，也属广义的祛邪方法，当该包括“透邪”之法，清中有透，透而存阴，诚如《温病条辩》所说：“若留得一分津液，便有一分生机。”体现了透邪不忘存阴的思想，书中相关论述颇多，如“故主以银翘汤，增液为作汗之具”，桑菊饮之用芦根、甘草存阴，青蒿鳖甲汤滋阴透邪等不胜枚举。

06

【条文】

凡温热病，必验之于舌。

清代程杏轩《医述·舌》引《指南续刻》

【条解】

凡是温热病，一定会在舌上有所表现。

【临证】

江某，男，35岁，高热神昏一天，急诊入某医院。患者昨日突然高烧，头痛如劈，两目昏瞀，时有谵妄，口干咽痛，骨节烦痛，舌绛，苔焦生芒刺，脉沉数。此为热毒极盛，治宜清热解毒，方用清瘟败毒饮加减。生石膏50g，鲜生地黄40g，犀角30g，川黄连20g，栀子10g，黄芩10g，知母10g，赤芍10g，玄参10g，连翘10g，牡丹皮10g，鲜竹叶10g，甘草10g。水煎600mL，每次服100mL，每4小时服一次。连服3剂，热退，舌上芒刺消失。温热病舌苔黄又见芒刺，色多红绛，是由上焦邪热盛极所致。为判断病情的轻重，可试用干净的纱布蘸冷薄荷水或青黛面擦拭舌面，如果擦后，芒刺立即消失为病情较轻，但是擦后芒刺虽消失，随即又出现者，说明邪热极盛锢结难解，病情险。（临证经验选自《叶氏〈温热论〉的临床应用》）

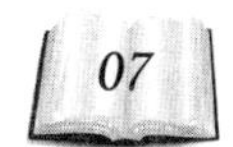

【条文】

始初解表用辛，不宜太凉，恐遏其邪，反从内走也。

清代章虚谷，见于《国医大师张镜人经验良方赏析·葱豉败毒散》

【条解】

温病初起应用辛味药物解表，不应用太过寒凉的药物，担心会遏制病邪，致使气机冰伏，郁热不得透达，反逼邪内陷。

【临证】

李某，女，59岁。初秋来诊，患者自诉昨日早饭后出门锻炼身体，活动后汗出当风，今日晨起咳嗽，口干咽喉发痒，干咳无痰，鼻鸣鼻塞，鼻燥热痛，恶寒发热，头微有汗，乏力，平素身体无常，脉象浮数，舌质略红，苔薄白。证属温燥犯肺，治宜清宣凉润。方用桑叶10g，杏仁6g，沙参15g，浙贝10g，栀子6g，细辛3g。3剂，日1剂，水煎服，每日分3服。二诊：鼻鸣鼻塞消失，咳嗽减轻，已无恶寒发热。前方去细辛，又予3剂。三诊：咳嗽已止，无口干咽干，症状基本消失。根据口干咽痒，干咳无痰辨为燥邪，根据恶寒发热，咳嗽，汗出辨为卫分证，再根据鼻燥热痛，鼻鸣鼻塞，脉浮数，舌红，苔薄白辨为温燥犯肺证。方以桑叶、杏仁清宣肺热，润燥止咳；贝母助杏仁宣肺化痰；沙参养阴润肺，生津润燥；栀子清泻肺热；细辛宣肺通鼻窍。本方辛凉甘润，润燥宣肺，使燥除热退，肺气清宣，则诸证自去。

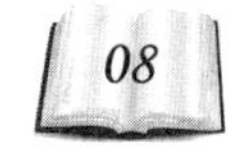

【条文】

热病救阴犹易，通阳最难。救阴不在血，而在津与汗，通阳不在温，而在利小便。

清代叶天士《外感温热篇·论湿》

【条解】

温热病补救阴液容易，困难的是通阳。救阴液的关键不在于血，而在于津液与汗液，通阳的关键不在温阳，而在于利小便。

【临证】

刘某，男，31岁，白露发病，2017年9月22日初诊。主诉多汗1年，动则汗出，进食后明显，出汗量为旁人数倍，如从水中浴，自觉周身困重，口臭，无盗汗，无口干，睡眠一般，纳食尚可，小便调，大便黏腻臭秽。身体壮实，舌质红，舌苔中根部黄腻，脉濡，右关滑。诊断：汗证，中焦湿热。治法：宣上、畅中、渗下。予以三仁汤加味治疗，处方：杏仁 10g，薏苡仁 20g，砂仁 6g，白豆蔻 6g，通草 3g，法半夏 9g，陈皮 12g，滑石 10g，黄连 6g。7 剂，水煎服，嘱患者每日 3 次，餐后服用，禁食甜食及辛辣食物，1 周后复诊，患者诉汗出明显减轻，仅较旁人稍多。效不更方，再进 7 剂，其后舌苔变薄，大便顺畅，减滑石，共服用 28 剂而愈。

患者痰湿中阻故身重、大便黏腻，口臭、大便臭秽、舌质红、苔黄腻，均提示痰湿已有化热之势，湿热交蒸故汗出如雨，但患者口不渴则说明湿热未伤阴，故处方三仁汤加厚朴、陈皮行气化湿，佐砂仁温化湿邪、通阳行气，以黄连兼制砂仁温性，虽为汗证，但未用一味敛汗药物而汗自止。

【条文】

治热病知补阴，是最为扼要处，斯泻阳之有余，即所以补阴之不足，不仅恃增液诸汤，进乎道矣。

当代张镜人《中国百年百名中医临床家丛书 张镜人·专病论治》

【条解】

治疗温热病了解如何补阴，这是最为重要的，明白泻阳的亢盛的部分（阳盛则阴衰，泻阳则阴得安其位），是为了达到补充阴液亏虚的目的，而不是仅仅依靠补充津液的各种汤药。

【临证】

顾某，男，11 岁。1999 年 3 月 7 日就诊。患乙型脑炎住某医院治疗半月，病情有所好转。今晨突然烦躁不宁，神志时昏糊，时有谵语，气急，喉中痰鸣，手足瘛疭，小便短少而黄，大便 1 周未解，舌红、苔黄厚腻，脉弦滑。体温 39.8℃。此属阳明热结，邪热扰心。治宜泻下热结，清心开窍。方用调胃承气汤合白虎清心汤加减：生石膏 30g，知母、大黄（后下）、连翘、黑山栀各 8g，玄明粉（冲）5g，黄连 3g，金银花 12g，六一散（包）10g。水煎服。牛黄清心丸 1 粒。服药 1 剂，泻下秽臭粪便，热势渐退，神志转清，瘛疭已停。2 剂后，体温降至 37.6℃。后以养阴健脾调治半月而愈。此乃温病邪热炽盛，里结肠道，治宜攻逐邪热，急下存阴，方用承气汤之类。

【条文】

寒之浅者，仅伤于卫，风而甚者，并及于营；卫之实者，风亦难泄，卫而虚者，寒犹不固，但当分病证之有汗无汗，以严麻黄、桂枝之辨，不必执营、卫之孰虚实，以证伤寒中风之殊。

清代尤在泾《伤寒贯珠集·桂枝汤脉证七条》

【条解】

轻浅的寒邪只伤及卫气，严重的风邪除了伤及卫气也会伤及营气。卫气充实，即便感受风邪（风性疏泄），也不会有汗出；卫气虚衰，而又感受寒邪（寒性收敛），仍会有汗出。故只需要区分病证有无汗出，无汗必发其汗，以麻黄汤去表实而发邪气；有汗不可更发汗，以桂枝汤助表气而逐邪气。而不必用营卫的谁虚谁实，来说明伤寒与中风的不同。

【临证】

张某，女，50岁。2010年7月9日就诊。自诉稍活动即出汗，遇微风或是在窗旁都要感冒，自诉常头痛，发热，恶风寒汗出等，予桂枝汤合玉屏风散，以调和营卫，益气祛邪，固表止汗，5剂而愈至今。

【条文】

清络热必兼芳香；开里窍以清神识。

清代叶天士《临证指南医案·疟》

【条解】

清包络之热，应当兼用芳香开窍之品，开里窍来恢复神识。

【临证】

《吴鞠通医案》载："温病误表，面赤，神昏谵语，肢掣肉瞤。先用牛黄丸清包络之邪。"温病初起，邪在肺卫，治宜辛凉透邪。若误为伤寒发表，助热伤阴，邪热乘虚内陷心包，则神昏谵语，阴虚不能养心济肝，心肝失济，故肢掣肉瞤。治当先用牛黄丸清心开窍以救急。

【条文】

凡欲发汗，须养汗源，非但虑其伤阴，亦以津液不充，则邪无所载，仍不得出也。

清代周学海《读医随笔·方药类》

【条解】

但凡想要发汗，必须使汗出有源，不但要考虑到汗出伤阴，还要考虑到津液不充足，邪气失去载体，仍然不能够外出。

【临证】

一少年，孟夏长途劳役，得温病，医治半月不效。后张锡纯诊视，其两目清白，竟无所见。两手循衣摸床，乱动不休，谵语，不省人事。其大便从前滑泄，此时虽不滑泻，每日仍溏便一二次。脉浮数，右寸之浮尤甚，两尺按之即无。因此证目清白无见者，肾阴将竭也；手循衣摸床者，肝风已动也。病势之危，已至极点。幸喜脉浮，为病还太阳，右寸浮尤甚，为将汗之势。其所以将汗而不汗者，人身之有汗，如天地之有雨，天地阴阳和而后雨，人身亦阴阳和而后汗。此证尺脉甚弱，阳升而阴不能应，汗何由作？当用大润之剂，峻补真阴，济阴以应其阳，必能自汗。遂用熟地黄、玄参、阿胶、枸杞之类，约重六七两，煎汤一大碗，徐徐温饮下。一日连进二剂，即日大汗而愈。审是则发汗原无定法，当视其阴阳所虚之处而调补之，或因其病机而利导之，皆能出汗，非必发汗之药始能汗也。寒温之证，原忌用黏腻滋阴、甘寒清火，以其能留邪也。而用以为发汗之助，则转能逐邪外出，是药在人用耳。（临证经验选自《医学衷中参西录》）

【条文】

先恶寒后发热者，新邪也；先发热后恶寒者，伏邪也。

清代费绳甫《孟河费氏医案·疟》

【条解】

先恶寒后发热为外感新邪，先发热后恶寒为伏邪内动。

【临证】

患者，男，53岁，2008年9月1日初诊。主诉：高热起伏7个月。现病史：2008年2月发病，初发热不恶寒，后发高热时则恶寒战栗，虽屡经治疗，反复不愈。近来入暮热起，至夜时体温39℃，汗出热解，左手腕尺侧胀痛，两踝热，关节痛，脚无汗，胃胀，嗳气，左咽红，高热前曾易发口疮，右脉弦大，苔薄黄腻。西医诊断：发热待查。中医诊断：发热，证属邪伏募原，复感暑湿。治以透达募原，清暑解毒。处方：柴胡10g，黄芩10g，半夏10g，知母6g，草果5g，槟榔10g，厚朴10g，赤芍10g，生薏苡仁20g，白花蛇舌草20g，甘草5g，玄参15g，忍冬藤30g，苍术10g，黄柏10g。5剂。2008年9月5日二诊，服上药后，体温降至37.2℃，胃胀除，尿黄减，便畅，仍乏力，食差，咽干口渴不多饮，遗精，苔白微黄厚腻。上方加党参6g，继服4剂。2008年9月9日三诊，上周遗精2次，午后发热或阴天时易发热，大便软，日1行，咽干，口渴不欲饮，舌暗红苔黄白厚腻。上方去白花蛇舌草、党参，厚朴减至10g，黄柏加至15g，加太子参15g，陈皮6g。7剂。2008年9月19日四诊，间歇性低热，体温37℃，下午热退，常于遗精后引发，唇角龈根溃疡，能食，矢气，脚无汗，腰畏冷，左尺弱，舌淡，苔薄黄。处方：柴胡10g，赤芍10g，黄芩10g，半夏10g，厚朴10g，白豆蔻（后下）6g，甘草5g，苍术10g，黄柏15g，麦冬20g，玄参15g，黄连4g，太子参15g，茯苓15g，陈皮6g。4剂。2008年10月10日五诊，热已退，未再遗精，饮食如常，大便通畅。

【条文】

暑温风温热病，最忌大汗伤阴、苦寒伤液、温补助热，俱可化火，为

害最烈。

清代余听鸿《余听鸿医案·暑温》

【条解】

暑温风温这类温热病，最忌讳用大汗伤阴、苦寒伤液、温补助热之品，这些药物都会使温邪化火，致病情加重。

【临证】

《吴鞠通医案》载："温病误表，津液消亡，本系酒客，热由小肠下注，溺血每至半盆，已三四矣。又亡津液，面大赤，舌苔老黄而中黑，唇黑裂，大便七日不下，势如燎原。"患者系酒客，素体热盛可知，热盛伤络故溺血，可见伤阴亦重。本热盛伤阴，又误表亡津液，邪热内陷阳明。阳明腑实，阴液亏损，故大便七日不下，舌苔老黄中黑唇裂。治当急下存阴以救阳明。

【条文】

肥人湿多，即病暑者多，瘦人火多，即病热者多。

清代喻昌《医门法律·热湿暑三气门》

【条解】

肥人素体多湿盛（暑邪又多夹湿，暑湿之邪郁蒸，不易表散），故病暑者多；瘦人素体多阴津不足，又为多火之躯（易与暑热之气相得），故成热病者多。

【临证】

诸多疾病皆与体质密切相关，《灵枢·百病始生》中便指出："风雨寒热不得虚，邪不能独伤人……此必因于天时，与其身形，两虚相得，乃克其形……其中于虚邪也，因于天时，与其身形，参以虚实，大病乃成。""一时遇风，同时得病，其病各异。"暑病变化甚多，与所感之人的体质因素是分不开的。素体阴盛阳虚者容易表现为阴暑证候，而素体阴虚或阳盛者容易表现为阳暑证候。而曹炳章的论述最为中肯："人在此气交中，受其炎蒸，元气强者，三焦精气足，或可抵御。元气虚者，三焦精气不足，无隙可避。"曹虽将体质归为元气的强弱，但在暑病病变中，由于湿易阻滞中焦的缘故，最为要紧的还是脾胃是否健运。由于脾气主升，并且主运化水液，可将上蒸的"地湿"有效运化，不至于阻滞气机；而胃主通降，可避免下逼之暑气阻遏于胃，使得腑气不通，而发生暑泻、暑痢等病。所以暑是否挟湿，往往与所感暑气夹杂湿邪的多少和所感之人的脾胃运化密切相关。

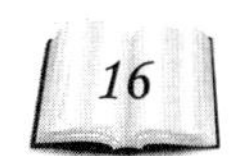

【条文】

亡阴之病缓，亡阳之病急。凡外感症中阴阳俱病者，当先救阳而后救阴，一定不易之法也。仲圣用干姜甘草汤救阳，阳回而复用芍药甘草汤救

阴，金科玉律，后贤弗能出其范围。

清代费绳甫《孟河费氏医案·伤寒》

【条解】

伤阴的病较为和缓，伤阳的病较为紧急。凡是阴阳俱虚的外感病，应先补阳后补阴。张仲景用干姜甘草汤先补阳，等阳气恢复后再用芍药甘草汤滋阴，这是不可变更的信条，后来的贤才们亦无法更改。

【临证】

丹溪治一妇，面白，形长，心郁，半夜生产，清晨晕厥。急灸气海十五壮而苏，后以参、术等药，服两月而安。此阳虚也。本病为产后急症。《素问·阴阳应象大论》曰："阴在内，阳之守也；阳在外，阴之使也。"本案患者素体气血亏虚，加之产时失血过多，而夜半分娩耗气伤阳较甚，气血俱亡，心、肝、脾俱虚，阳随阴脱，阴阳有离决之势，血虚不能。上荣于面，故面色㿠白；阳气脱失，心神脑窍失养，故发生晕厥。气海穴为气，血物质充盛的天部之气，具有升发阳气的作用，急用艾灸气海穴以行阳醒窍，促其苏醒，再加服人参、白术等，大补元气，扶阳固脱，以培元固本，病情渐获痊愈。（临证经验选自《名医类案》）

【条文】

热病实则传阳明，虚则传少阴。

近代恽铁樵，见于《近代中医流派经验选集》

【条解】

温热病，正气实则邪气向阳明传变，正气虚则邪气入里传入少阴。

【临证】

刘姓患者，男，25岁，业农。二月间，自觉心中发热，不欲饮食，喜坐房阴乘凉，薄受外感，而得温病。就诊于近处医者，未见好转，延至七八日病势加重，症见精神昏聩，闭目蜷卧，似睡非睡，懒于言语，咽喉微痛，口唇干裂，舌干而缩，苔薄黄欲黑，自言心中热且干，周身酸软无力，抚其肌肤不甚发热，体温37.8℃，六部脉皆微弱而沉，左部脉又兼细且数，大便四日未行，小便短少赤涩。辨证：温病少阴证。拟以坎离互根汤治之。处方：生石膏三两，野台参四钱，生地黄一两，生怀山药八钱，玄参五钱，沙参五钱，甘草三钱，鲜茅根五钱。服法：将前七味煎十余沸后，再入鲜茅根，煎七八沸，其汤即成。取清汤三盅，分三次温服下，每服一次调入生鸡子黄一枚。药服三次后，脉象较前有力，诸症皆减轻，精神好转，唯觉心中仍有余热，大便未下，后以大剂凉润之药清之，少佐以补气之品。

此病发于春季，《内经》言："冬不藏精，春必病温。"患者冬伤于寒，又兼冬不藏精，其所伤之寒伏于三焦，随春阳而化热，因其素不藏精，伏邪乘虚而入少阴，故见少阴温病。

【条文】

伤寒热邪在里，劫烁津液，下之宜猛，此（指温病）多湿邪内搏，下之宜轻。

清代叶天士《温热论》

【条解】

伤寒热邪入里，属里实热证，出现口干舌燥、大便秘结等津液耗损的症状，泻下应峻猛。而温病多为热与湿搏，泻下应缓和。

【临证】

湿热类温病，当湿热阻滞肠道时，容易出现大便溏垢如败酱、里急后重等症状。叶天士指出："伤寒邪热在里，劫烁津液，下之宜猛；此多湿热相搏，下之宜轻。伤寒大便溏为邪已尽，不可再下；湿温病大便溏为邪未尽，必大便硬，慎不可再攻也，以粪燥为无湿矣。"辨明了伤寒与湿温在下法上的区别，伤寒里热结实，津伤便坚，当猛攻以速祛内结之燥屎，便溏则为邪尽之征，不可再下；湿热搏结肠腑，气阻便溏，宜轻下以缓除里滞之湿热，便干则为湿尽之象，不可再攻。湿热之病本有脾胃先伤，感湿热则脾胃更伤，过度攻下则脾胃再伤，故当于治疗之全程护其脾胃。叶氏临证常顾于此，如《临证指南医案》载："肠胃属腑，湿久生热，气阻不爽，仍以通为法。"方用"生於术、川黄连、厚朴、淡生姜渣、广皮白、酒煨大黄"，通下清利湿热，同时兼顾脾胃。

【条文】

温热虽久，在一经不移，以此为辨。

清代叶天士《温热论》

【条解】

（伤寒为病大多会有传变）而温热病患病虽久，邪在一经而不传变，这是伤寒与温病的辨别点。

【临证】

《温热论》开篇将温病与伤寒并提，本义就是突出温病与伤寒有别。叶氏上句言伤寒，下句紧接上句言温病，上句言"多有变证"，下句言"在一经不移"，显然这是将温病与伤寒相比较而论的。吴坤安所著《伤寒指掌》中云"大抵今之伤寒无不兼经而病""其各兼并之症列于六经正病之下"。尤在泾在《伤寒贯珠集》中以"三证"分治则，本证用"正治法"、兼证用"权变法"、变证用"救逆法"，由此可见伤寒之多有变证。而且伤寒虽论及外感但是论及杂病也多，如柯琴所云："伤寒之中最多杂病，内外夹杂，虚实互呈。"这和"感受温邪引起的以发热为主症，具有热象偏重、易化燥伤阴的一类外感热病"的温病相比是有明显不同的，也如明吴又可所著《瘟疫论》所言，"各随其气而为诸病""专入某脏腑经络"。

【条文】

伤寒多急下存阴，温病多甘寒养液。

当代岳美中《岳美中论医集·辩证论治实质探讨》

【条解】

伤寒病（阳盛）多使用下法来保留津液，温热病（阴虚）多用甘寒之品滋养阴液。

【临证】

赵某，男性，81岁，2011年10月12日入院。患者既往有慢性支气管炎病史40余年。半月前外出洗澡后出现发热，体温最高40℃。伴胸闷，咳喘、吐黄脓痰，口干纳差，腹胀痛，大便9日未排，左下腹可触及质硬包块。西医诊断：慢性阻塞性肺疾病急性发作，肠梗阻。予抗感染、化痰平喘治疗及肥皂水灌肠治疗10天，患者于每日灌肠后排出少量黄色稀水便，仍发热、胸闷、咳嗽，伴形体消瘦，精神萎靡，不能进食，舌绛红，苔黄燥，脉细数。辨证：阴亏腑实，正虚邪结。治法：峻猛攻下，滋水养阴。药用：大黄12g，枳实12g，厚朴15g，玄参15g，生地黄12g，麦冬12g，芒硝9g（冲服）。服后约1小时，频转矢气。排黑褐色燥屎5～6枚，继而排糊状大便4次，患者如释重负，身软无力，进米汤大半碗。次日腹胀、腹痛消失，胸闷、咳嗽亦明显缓解，体温逐渐降至正常，复查立位腹平片提示肠道通畅，后经中药调理半月而痊愈出院。

伤寒化热多在阳明，若热结肠腑，可用承气通腑急下以存阴；温病之津液不足，唯有甘寒养液，方能补已亡之津。其中虚实之机，不可不察。所以岳氏又说："存阴是在阳盛的情况下所施，而养液乃在阴亏的情况下而设。"

【条文】

伤寒误汗则亡阳，热病误汗则亡阴。

清代王旭高《王旭高医书六种·退思集类方歌注》

【条解】

伤寒误用发汗则导致亡阳，热病误用发汗则导致亡阴。

【临证】

沈左，八月二十六日，伏暑秋温作伤寒治，无有不增剧者。现已匝月，面部浮肿，舌剥，热度仍高。有大危险，病未去，阴已伤也。归身9g，知母3g，天冬6g，鲜藕汁半盅，细生地9g，玄参9g，橘络4.5g。二诊，八月二十七日，药后得大便，所苦好得多，脉亦好得多，神气总不安详，虽好得多，未出险。归身9g，细生地9g，蒌仁3g（去油），苡仁9g，炙草1.8g，川连0.9g，赤苓9g，法夏3g。三诊，八月二十八日，仍在险中，脉则较好，希望较多，当营养。大生地9g，知母3g，钗斛9g，生草1.2g，归身9g，川贝9g，橘络4.5g。四诊，九月一日，诸恙悉瘥。心嘈，非心嘈，感饥耳。头眩是虚，可补。西洋参4.5g，大生地12g，菟丝子9g，钗斛9g，绵仲9g（炒），杏仁

9g，橘络 4.5g，佛手 3g，滁菊 4.5g。（临证经验选自《恽铁樵医案》）

【条文】

伤寒大便溏为邪已尽，不可再下；湿温病大便溏为邪未尽，必大便硬，慎不可再攻也，以粪燥为无湿矣。

清代叶天士《外感温热篇》

【条解】

伤寒病大便溏稀为邪气已尽，不可再攻下；湿温病大便溏稀为邪气未尽，一定要等到大便坚硬的时候，注意不能再用攻法，把粪便干燥作为衡量没有湿邪的标准。

【临证】

叶某，男，54 岁，2015 年 11 月 13 日初诊。一年来肠鸣腹泻，大便日行 7 ～ 8 次，夹有黏液，无脓血，口苦、畏寒乏力。肠镜检查：溃疡性结肠炎。左关弦，右关缓，舌苔薄腻质红，此属寒热错杂，治拟乌梅丸法。处方：乌梅 15g，川连 6g，川柏 6g，党参 20g，当归炭 6g，桂枝 10g，制附子 10g，川椒 5g，细辛 5g，炮姜 6g。14 剂，每日 1 剂，水煎服。2015 年 12 月 11 日二诊。大便日行 4 ～ 5 次，左关弦，右关缓，舌苔薄腻质红，守上方加煨木香 6g，14 剂，每日 1 剂，水煎服。2016 年 1 月 8 日三诊，大便日行 1 ～ 2 次，口苦乏力好转，上方继进 14 剂。

本案脉证为厥阴兼太阴病，肠鸣腹泻、畏寒乏力、舌苔薄腻、右关脉缓乃脾胃虚寒之证，口苦、舌质红、左关脉弦为肝郁化热之证，证属寒热虚实错杂，故予乌梅丸温补脾土，清泄肝热，寒热并调，气血双补，切中病机，故见显效。

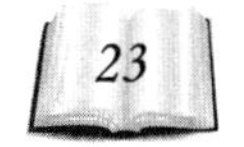

【条文】

因风从阳，温化热，两阳相劫，病变最速。

近代丁甘仁，见于《近代中医流派经验选集》

【条解】

风邪属于阳邪，温邪易转化为热邪，两种阳邪互相劫持，疾病传变最为迅速。

【临证】

一位肠易激综合征患者，主诉餐后即泄，受风后加重 10 余年。患者餐后必泄，大便不成形，夹有未消化食物，气味酸腐，偶有黏液，每日 1 ～ 3 次，受凉后加重。中医诊断为“风泄”，辨证为风客肠胃、脾虚湿阻，处方用痛泻要方为基础化裁，加用荆芥、炙黄芪、乌梅、焦三仙、鸡内金等。服药 4 剂后，患者诉大便次数较前明显减少，质不稀，继予原方加减善后。风为阳邪，其性急速，作用于肠胃之内使五谷不及从容传化而趋下，故其泄必完谷不化。正如《医门法律》云：“风邪伤人，必入空窍，而空窍惟肠胃为最。风既居于肠胃，其导引之机，如顺风扬帆，不俟脾之运化，食入即出，故飧已即泄。”治疗上，何廉臣在《全国名医验案类编》中提出痛泻要方为治疗风泄的专方，临床实践中可随症加减。

【条文】

春温夏热，元气外泄，阴精不足，药宜养阴，秋凉冬寒，阳气潜藏，勿轻开通，药宜养阳。

明代缪希雍《神农本草经疏·〈续序例〉上》

【条解】

春季温暖，夏季炎热，元气外泄，阴精不足，用药宜养阴；秋季凉爽，冬季寒冷，阳气潜藏，切勿轻易开放通达，用药宜养阳。

【临证】

古今不少医家都非常重视辨季节用药。如张仲景《金匮要略·杂疗方第二十三》所载四时加减柴胡饮子方的应用，为根据四时变化用药提供了范例：“冬三月加柴胡八分……春三月加枳实，减白术共六味；夏三月加生姜三分、枳实五分、甘草三分，共八味；秋三月加陈皮三分，共六味。”又如赵绍琴教授指出夏暑气候炎热，不可轻用桂附、乌头等大辛大热之品，宜酌加清凉解暑之药；暑热易伤元气，人犯之多短气不足以息，一身乏力，宜加黄芪，或参芪并用；暑伤气津，汗出喘渴，脉虚，宜加生脉散、沙参、麦冬、五味子等，以益气生津复脉；长夏暑湿较盛，宜加佩兰、藿香芳香清化以祛暑湿，鲜品益佳。

【条文】

温病亦喜汗解，最忌发汗，只许辛凉解肌，辛温又不可用，妙在导邪外出，俾营卫气血调和，自然得汗。

清代吴鞠通《温病条辨·上焦篇》

【条解】

温病亦喜发汗解肌，但最忌过度发汗，只许辛凉解肌，不可用辛温之品。妙在导邪外出，使营卫气血调和，自然得以汗出。

【临证】

银翘散是清代温病大家吴鞠通创制的名方，具有辛凉解表、清热解毒的功效，被称为“温病第一方”，在小儿温热病临床实践中发挥重要作用。如丁甘仁以银翘散加减治疗小儿风温证痧疹未透之证。证见“发热八日，汗泄不畅，咳嗽痰多，烦躁懊侬，泛泛呕恶，且抽搐有如惊风之状，腑行溏薄，四末微冷，舌苔薄腻而黄，脉滑数不扬”，病机为“风温伏邪，蕴袭肺胃，蓄于经络，不能泄越于外，势有内陷之象”，丁氏虑患儿有痧疹而不能透出，遂以疏透为大法，以银翘散加减治疗，使伏温之邪有外达之机，汗自然得畅；不宣，仍从辛凉清解，宣肺胃窒塞之气以化痰。

26

【条文】

湿为阴邪，寒湿同体，非温不通，非辛不散，非淡不渗。

现代蒲辅周《蒲辅周医案·内科治验》

【条解】

湿为阴邪，寒与湿为一体，若药性不温则不能通利，若药味不辛则不能散行，若药味不淡则不能渗透。

【临证】

黄某，女，25岁，曾患“先天性心脏病，心室间隔缺损”。1985年在台湾行修补术后，遗“心二尖瓣脱垂症”。症见身体瘦弱，面目及下肢浮肿，心悸怔忡，动辄气促，畏寒肢冷，腰酸膝冷，大便溏，小便清、量中等，舌淡红胖嫩有齿印，苔薄白润，脉弱。诊为脾肾阳虚，水湿内停。治以益气温阳，利水渗湿。方用五苓散加味。考虑到患者浮肿和便溏，故拟加重利尿之品，以取消肿和实大便之效。3剂后，肿势稍减。但停药2日后，肿势、怔忡、寒象、气促、面色不华等症较之药前更甚。王彦晖始悟大剂淡渗利尿，损伤阳气和阴血。遂遵张景岳治寒湿之法，治以补肾温阳益气为主，稍佐淡渗。方用金匮肾气丸化裁……服药3剂后诸症均减，后续服12剂，浮肿消失，寒象、怔忡、面色均大为改善。

27

【条文】

太阴内伤，湿饮停聚，客邪再至，内外相引，故病湿热。

清代薛生白《湿热病篇》

【条解】

本有太阴病，湿饮停聚于内，又有外邪再至，内外相互牵引，所以导致湿热病。

【临证】

患儿，女，9个月，3天前受凉后出现发热，体温最高38.2℃，物理降温后体温可降至正常，间隔10～12小时后体温复升，咳嗽，呈连声咳，有痰，不易咯出，无喘息，鼻塞、流涕，水样便、每日4次，小便可，舌红、苔黄厚，指纹浮紫。中医辨证：湿热兼表，肺气郁闭。治则：宣肺解表、清热利湿。处方：北柴胡10g，葛根10g，黄芩10g，黄连2g，甘草6g。2剂。每日1剂，水煎100mL，分早、中、晚3次口服。2剂后患儿热退，咳嗽明显减轻，大便成形，本方应中病即止。本患儿病程初起，外感邪气，肺气郁闭，肺气失宣，表证未解，热邪下移，协热下利，出现湿热兼表证，方选葛根芩连汤加减。在原方基础上加柴胡，加强解表退热、升举脾胃清阳之气的功效。在湿热兼表证症状消失后，转变为肺气郁闭，化热烁津，炼液为痰，阻于气道，故治以宣肺开闭、清热化痰法，改予麻杏甘石汤加减。

28

【条文】

湿土之气同类相召，故湿热之邪，始虽外受，终归脾胃。

清代薛生白《湿热论》

【条解】

湿土之气乃同类相互召引，所以湿热之邪感人，初起虽在表，但旋即传入脾胃，从此缠绵而难解。

【临证】

邵兰荪治疗一徐姓湿温证患者，湿热入胃，治疗后胃气稍振，湿犹未净，腰坠，舌滑嫩黄，脉濡。此病病后余湿自中焦流至下焦，治宜渗利，用辛泄，并佐清热，开泄上中，源清则流自洁。方用茯苓、藿香、豆蔻、仙半夏、佩兰、焦栀子、杏仁、谷芽、茵陈、通草、大豆卷，清煎三帖。（临证经验选自《邵兰荪医案》）

29

【条文】

湿与热合，热处湿中，湿居热外，必饮热汤而湿乃开，胸中乃快，与阴寒假热不同。

清代王旭高《王旭高医案·温邪门》

【条解】

湿邪与热邪相结合，热邪处于湿邪中，湿邪居于热邪外，必须服用热汤，这样湿邪才能开泄，胸中才能畅快，与真寒假热证不同（一为祛湿，一为祛寒）。

【临证】

湿温病常有口渴欲得热饮之症，不可因其喜热饮而误认为寒。盖湿温虽属温病，但其中湿邪又为阴邪，其性黏滞，易于阻闭气机，而热邪亦蒙蔽其内，不易外达。若得热汤，则湿阻暂开，蕴热稍泄，胸中稍畅，故患者喜焉。明此湿热交混之理，宁可作错杂看，而不可作真假论。治之以开通之法，湿化则热泄。正如陈光淞云：“热处湿中，湿蕴热外，湿热交混，遂成蒙蔽，斯时不开，则热无由达。”（临证经验选自《温热论笺正》）

30

【条文】

湿温，汗之则神昏耳聋，甚则目瞑不欲言，下之则洞泄，润之则病深不解。

清代吴鞠通《温病条辨·上焦篇》

【条解】

对于湿温病，用发汗，则会导致神智昏迷，耳聋，甚则视物昏花，不欲言语；用下法，则易致泄泻；用润法，则易致病情深重不能解除。

【临证】

吴鞠通治疗一田姓患儿，年十四岁，因暑温误下，寒凉太多，洞泄之后，关闸不藏，随食随便，完谷丝毫不化，脉弦。予桃花汤改粥法，加人参、赤石脂（末）、禹余粮（细末）、炙甘草、干姜、粳米，先以参、草、姜三味煎去渣，汤煮粥成，然后和入赤石脂、余粮末。愈后补脾阳而大健。（临证经验选自《吴鞠通医案》）

【条文】

中气实则病在阳明，中气虚则病在太阴。

清代薛生白《湿热论》

【条解】

中气有余则病位在阳明，中气不足则病位在太阴。

【临证】

本条明确指出了脾胃为湿温病变之中心。当人体感受湿邪后，病情转化取决于脾胃，即中气的盛衰。素体中阳偏旺者，则湿邪入里易从热化而表现为热重于湿，病偏于阳明胃。素体中阳不足者，脾阳不振，易生内湿，外邪入里易从湿化而表现为湿重于热，病多在脾。正如叶天士所云："在阳旺之躯，胃湿恒多，在阴盛之体，脾湿亦不少。"阳旺之躯即中气实，阴盛之体即中气虚而湿邪内盛。清代著名医家黄元御认为，阳衰土湿乃中气虚衰之由。"己土为脾，为足太阴而以湿土主令，戊土为胃，为足阳明而从燥金化气。湿为本气而燥为化气，化气不敌本气之旺，是以燥气不敌湿气之旺，及其病也，胃阳衰而脾阴旺，十人之中，湿居八九而不止也。"说明脾阴旺，中气不足，则湿邪内生，病邪则易从湿化。阳气者，其性属热，机体阳盛，则易表现一派阳热的表现，如面赤大热、大汗、口渴引饮等，机体阳虚，气机不畅，运化不利，则表现为一些功能不振，功能低下以及寒象，如疲乏无力，身重，畏寒肢冷等。王孟英在《温热经纬》说："人身阳气旺，即随火化而归阳明；阳气虚，即随湿化而归太阴。"即表明阳气强盛与否与疾病的湿热偏盛和病位侧重有很大的关系。

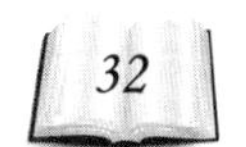

【条文】

新感温热邪从上受，必先由气分陷入血分，里证皆表证侵入于内也。伏气避热邪从里发，必先由血分转入气分，表证皆里证浮越于外也。

近代何廉臣《重订广温热论·温热总论》

【条解】

机体上部新感温热之邪，必会先从气分陷入血分，里证都是表证向体内入侵而导致。体内潜伏温热邪气发作，必会先从血分转到气分，表证都是里证浮越至体表而导致。

【临证】

杨栗山认为，大抵病在表证，有可用麻黄、桂枝、葛根辛温发汗者，伤寒是也；有可用神解、清化、升降、芳香、辛凉、清热者，温病是也。在半表半里者，有可用小柴胡和解者，伤寒是也；有可用增损大柴胡，增损三黄石膏汤内外攻伐者，温病是也。在里证有可用凉膈，承气咸寒攻伐者，温病与伤寒大略同。有可用理阴，补阴，温中，补中调之养之者，温病与伤寒大略同。但温病无阴证，即所云四损不可正治也。

【条文】

夫邪在皮毛，疏散可解，伏热内蕴，非清不除。

清代程杏轩《杏轩医案·汪孚占翁乃孙暑风惊证反复治法》

【条解】

若病邪位于体表皮毛，则疏风解表即可解除病邪；若是热邪伏于体内，则非清法不能解除病邪。

【临证】

王（四五）案：“形瘦脉搏，渴饮善食”，为气营两燔证。脉搏有力、善食、渴饮乃气分热盛；日久营血受劫，津液亏虚则形瘦，方用玉女煎。姜（五三）案：“经营无有不劳心，心阳过动，而肾阴暗耗，液枯，阳愈燔灼。凡入火之物，必消烁干枯，是能食而肌肉消瘪，用景岳玉女煎。”此气营两燔证。气分热盛，营血耗伤，燥热横生消烁津液，故能食善饥而肌肉消瘪。《温热论》曰：“胃津亡也，主以甘寒，重则如玉女煎。”此二案均为气营两燔证。热陷于内，故用玉女煎既清里热又顾护阴液。（临证经验选自《临证指南医案》）

【条文】

伏邪内蕴为瘅疟，外发为流注，入于肺则喘咳，注于肠则便溏。

清代王旭高《王旭高医案·伏暑门》

【条解】

潜伏的病邪蕴于体内则导致瘅疟，向外发作于肌肉则导致流注，入肺则致哮喘咳嗽，入大小肠则致便溏。

【临证】

李某，暑湿先伏于内，凉风复袭于外，交蒸互郁，皆能化火，湿遏热伏，其热愈炽，故其为疟也，先寒后热，日轻夜重，喻氏所谓阴日助阴，则热减而轻，阳日助阳，则热甚而重也。夫疟之发，必从四末始，既必扰及中宫，故心胸烦躁，中脘痞塞，又必先呕吐而泄泻，泻已乃衰，腹中犹胀。所以然者，热甚于中，蒸熏水谷之湿，上泛而复下泄，热势得越，烦躁乃安，余湿复聚，故仍作胀也。今当疟退，脉弦带数，舌苔白腻，小溲不爽，本有胃寒，痰浊素盛，虽从未得汗，表邪未解，而病机偏重于里，法从里治。大旨泄热为主，祛湿兼之，解表佐之，是亦表里分消、三焦并治之意。葛根、淡芩、川连、甘草、苍术、川朴、橘皮、藿香、菖蒲、赤苓、泽泻、薄荷、滑石、郁金、竹茹。（临证经验选自《王旭高医案》）

【条文】

暑乃郁蒸之热，湿为濡滞之邪。体肥多湿之人，暑即寓于湿之内，劳心气虚之体，热即伏于气之中。

清代王旭高《王旭高医案·暑邪门》

【条解】

暑邪是有积结蒸腾性质的热邪，湿邪是有濡湿停滞性质的病邪。体型肥胖、体内多湿邪的人，暑邪便寓居于湿邪中；心神疲劳的气虚之人，热邪则潜伏于气机之中。

【临证】

某患者于二三月间，久雨阴晦，入山行走，必有瘴气湿邪，着于脾胃。腹中胀闭溏泄，挟积，溺赤不爽，目眦肌肉悉黄。夫湿为阴邪，郁久必热，热自湿中而出，当以湿为本治。山岚瘴气作为脾胃湿热证的一种外感病因，其病邪特性与湿热病邪有相似之处，其性质仍属湿热之性。（临证经验选自《叶氏医案存真》）

【条文】

暑热伤气，益气而暑自消，暑热伤阴，益阴而暑自退。

清代程杏轩《医述·暑》引《会心录》语

【条解】

暑热之邪易耗气，益气则暑邪自行消散；暑热之邪易伤阴，养阴则暑邪自行除退。

【临证】

某患，年十八，过劳内伤，又兼感暑热之邪，肺气受损，口干而咳血。此为暑热伤阴兼血证。用白扁豆、大沙参养阴清热，益胃生津；鲜荷叶清暑解暑；茯神、薏苡仁利水；配合鲜荷叶凉血止血，以治咳血。故感暑热之邪者，必伤气阴。而未受暑热之邪时，若能补益气阴，则可起预防暑热之邪侵袭之作用。因此治疗暑病，清暑固为必用，然益气养阴之品亦不可缺。（临证经验选自《临证指南医案》）

37

【条文】

外湿宜表散，内湿宜淡渗。

元代朱丹溪《丹溪治法心要·湿》

【条解】

湿邪在外宜解表消湿，湿邪在内宜淡渗利湿。

【临证】

赵某，男，38岁。2013年7月29日初诊。主诉：因高烧不退在当地医院住院治疗20天，热势不退，每天过午即感到头痛、全身酸楚、紧束，随之测体温多在38.5～40℃，服用退热药后体温可降至正常，但次日午后体温再次升高，各项检查均未提示阳性指征，慕名前来求诊。刻诊见患者形体虚胖，行动迟缓，面目红赤，言语低沉，出汗较多，自述伴见头重如裹、鼻出热气、神倦体乏、口苦黏腻、食欲不振、脘腹饱胀、大便3日未解，舌质红，苔黄，稍厚腻，脉濡数。依据舌脉诸症，分析患者病源于贪凉受风，素体丰腴，外感寒湿，郁久化热，内有湿浊郁积，脾阳不宣，内外合邪，蕴结不解，熏蒸肌肤，则发热难除。脉证合参，当属湿郁发热。治宜芳香化浊，调畅气机，清退郁热，通腑泄浊。方用清疏芳化汤加大黄治疗。处方：藿香15g，黄芩15g，柴胡15g，茯苓30g，半夏15g，白豆蔻12g，薏苡仁30g，青蒿30g，滑石20g，甘草10g，大黄5g，生姜3片，水煎2次，取汁混合，分2次温服。并嘱其注意休息，汗后避风，多喝温水，饮食清淡易消化，少吃生冷、辛辣、油腻食品，避免久处空调房间。（临证经验选自《刘启廷一方通用验案解读》）

【条文】

暑病首用辛凉，继用甘寒，终用甘酸敛津，不必用下。

清代张凤逵《伤暑全书·卷上》

【条解】

对于暑病，首先使用味辛性凉的药物，继而使用味甘性寒的药物，最后使用味甘酸的药物来收敛津液，不必使用下法。

【临证】

陆某，女，38岁。1983年7月31日初诊。患者有2型糖尿病病史，10天前突然发热，体温39～40℃，持续不退，伴畏寒，口渴，咽干，有汗，全身酸楚，无胸痛咳嗽，抗生素治疗无效。检查：体温39.5℃，白细胞计数7.6×10^9/L。舌红，苔薄黄腻，脉滑数。暑热外侵，兼有湿阻。拟清暑泄热，宣气化湿。处方：清水豆卷12g，连翘9g，忍冬藤30g，青蒿梗9g，鸭跖草30g，鲜佩兰9g，生薏苡仁12g，白蔻仁3g（后下），白杏仁9g，鲜芦根30g，鲜荷叶一方，鸡苏散9g，炒桑枝12g，3剂。随访：药后体温渐趋下降，二诊以原方去鸭跖草加黄芩9g，3剂后热退身凉，诸症均平。

按：时值盛夏，天暑下逼，地气上蒸，感受暑热之邪，身热炽盛，有汗不解，口渴咽干，证属气分热盛，即“夏暑发自阳明”，暑必兼湿，患者舌苔黄腻，湿与热合之象，治疗遵循“暑病首用辛凉，继用甘寒”之旨，仿银翘散、三仁汤参入鲜佩兰、鲜芦根、鲜荷叶以倍增清暑泄热之功，豆卷外可解表邪，内可化水湿，具表透之功，身热有汗不解，湿热并重者更为相宜，鸡苏散即六一散加薄荷，对暑湿而兼表证者，清暑利湿、发散表邪融为一体，即“辛凉轻剂以治暑热”之意。（临证经验选自《热病经验选集》）

【条文】

治伏温病，当步步顾其阴液。

清代柳宝诒《温热逢源·伏温从少阴初发证治》

【条解】

治疗伏温病，应当步步留心，自始至终地顾护阴液。

【临证】

一伏暑证患者，因前医生误治，导致津液消亡，热不肯退，唇裂舌燥，四十余日不解，咳嗽胶痰，谵语口渴。吴鞠通先予牛黄清心丸，再以细生地黄、麦冬、白芍、甘草、沙参、生牡蛎、生鳖甲、生扁豆入汤剂，存阴退热。第三日病情显著好转，但仍小便短赤，热虽减而未除，选用甘苦合化阴气法，服二甲复脉汤，加黄芩，如有谵语，则牛黄丸仍服。又两日，询问患者得知服药后大见凉汗，热除，但六脉重按全无，舌仍干燥。考虑到热重伤阴，用二甲复脉汤，重加鳖甲、生甘草八帖。（临证经验选自《吴鞠通医案》）

【条文】

人知清暑，我知益气，以暑伤气也。

清代程杏轩《医述·暑》

【条解】

人们只知道要清暑，而我知道治疗暑病，清暑固然重要，然益气之品亦不可缺，因为暑邪易耗气。

【临证】

王孟英有名方清暑益气汤，王氏言道：“暑伤气阴，以清暑热而益元气，无不应手而效。”冉先德先生晓其义亦言道：“暑为阳邪，当升当散，热蒸外越，则腠理开而汗多；汗泄过多，耗气伤津，则见口渴心烦，体倦少气，脉虚数等症。治疗上应清暑退热，益气生津并进。方名清暑益气汤，其意在此。”王氏认为：“缘人身气贵流行，百病皆由愆滞。”开愆散结，使肺之治节以行，脾胃升降以位，复其肝性冲和畅达，心肾水火交媾。一气而周流，调其愆而使之不愆便成为其重要的治病法则。

【条文】

伏暑论治，初病以苦辛芳淡为正轨，徒为发汗无益……初入营分，犹可透营转气，已陷营分，犀地牛黄至宝之类，亦所必需；劫津化燥，痞结硬满，邪实阳明，救阴通腑与温邪同治。

清代王旭高《王旭高医案·伏暑门》

【条解】

对于伏暑的辨证论治，初得病时主要使用性味苦辛芳淡的药物，仅仅发汗是没有用的……病邪初入营分时，尚可从营分透邪外出转入气分，若病邪已经陷入营分中，便还需犀地牛黄丸、至宝丹之类的开窍药，也是必需的；若暑邪劫伤津液，化作燥邪，致阳明实热证，则需在清解温热之邪的同时，滋阴救液、通腑泻下。

【临证】

某患者，余邪余积，留恋未清；元气元阴，消耗欲竭，暂停苦口之药，变汤蒸露，法取轻清。治用清暑益气汤，荷叶，香稻叶，蒸露，每晨温服四五杯。（临证经验选自《王旭高临证医案》）

【条文】

温邪可下宜速，伏暑可下宜缓。

清代王旭高《王旭高医案·伏暑门》

【条解】

对于温病之邪，可以攻下，且宜速下；对于伏暑之邪，也可通下，但宜缓下。

【临证】

浦某，伏邪挟积，阻塞中宫，疟发日轻日重，重则神昏烦躁，起卧如狂。此乃食积蒸痰，邪热化火，痰火上蒙包络，怕其风动痉厥。脉沉实而舌苔黄，邪积聚于阳明。法当通下，仿大柴胡例备商。柴胡、黄芩、川厚朴、枳实、生大黄、瓜蒌仁、半夏。

又下后热净神清，竟若脱然无恙。惟是病退太速，仍恐变幻莫测，拟方再望转机。川黄连（姜汁炒）、陈皮、半夏、淡豆豉、黄芩、枳实、郁金、瓜蒌仁、六神曲、竹茹。

病退太速，仍恐变幻，老练之言宜省。

凡下后方法，总以泻心加减，仍用瓜蒌枳实，何也？盖因胸痞未舒，舌苔未化故耳。

又昨日疟来，手足寒冷，即腹中气撑，上塞咽喉，几乎发厥，但不昏狂耳。此乃少阴疟邪，内陷厥阴，上走心包为昏狂，下乘脾土为腹撑。脾与胃为表里，前日昏狂，病机偏在阳明，故法从下夺。今腹胀舌白脉细，病机偏在太阴，法当辛温通阳，转运中气为要。随机应变，急者为先，莫道用寒用热之不侔也。黄芩、半夏、陈皮、茯苓、熟附子、川厚朴、丁香、槟榔、草果、白蔻仁、通草。

前方用寒，后方用热，随症用药，转换敏捷，不避俗嫌，的是一腔热血。（临证经验选自《王旭高医案》）

43

【条文】

感暑者宜辛凉宣泄，感湿者宜苦温淡渗，感凉者宜微辛疏解。

现代蒲辅周《蒲辅周医案·内科治验》

【条解】

感受暑邪的人，适宜使用辛凉之品，宣通泄热；感受湿邪的人，适宜使用苦温之品，淡渗利湿；感受寒凉的人，适宜使用微辛之品，疏解肌表。

【临证】

芦墟连耕石，暑热坏证，脉微欲绝，遗尿谵语，寻衣摸床。此阳越之证，将大汗出而脱。急以参附加童便饮之，少苏而未识人也。余以事往郡，戒其家曰："如醒而能言，则来载我。"越三日来请，亟往，果生矣。医者谓前药已效，仍用前方，煎成未饮，余至，曰："阳已回，火复炽，阴复竭矣，附子入咽即危！"命以西瓜啖之，病者大喜，连日啖数枚，更饮以清暑养胃而愈。（临证经验选自《洄溪医案》）

44

【条文】

血分热炽则发斑，气分热炽则发疹。

清代王旭高《王旭高医案·温邪门》

【条解】

血分邪热亢盛易出现透发于肌肤的斑，气分邪热亢盛易导致出疹性疾病。

【临证】

舌边赤，昏谵，早轻夜重，斑疹隐现，是温湿已入血络。夫心主血，邪干膻中，渐至结闭，为昏痉之危。苦味沉寒，竟入中焦。消导辛温，徒劫胃汁，皆温邪大禁。议清疏血分，轻剂以透斑，更参入芳香，逐秽以开内窍。犀角、玄参、连翘、金银花、石菖蒲先煎至六分。后和入雪白金汁一杯。临服研入周少川牛黄丸一丸。（临证经验选自《临证指南医案》）

45

【条文】

斑为三焦无根之火，疹属心脾湿热之火，其上侵于肺则一也。

清代程杏轩《医述·斑疹痧》引《医学入门》语

【条解】

斑是因三焦有虚火所致，疹是因心脾产生湿热火毒所致，向上侵袭肺部的趋势则是一致的。

【临证】

2007年5月16日初诊：马某，男，14岁，黄岛人。主诉：双下肢反复出现紫斑50余天。现病史：50多天前无明显诱因，双下肢出现斑点，压之不退色。就诊于某医院，诊为过敏性紫癜，给予抗过敏、抗感染治疗20天，红疹消退。出院后，未过一周红疹再起。色紫红，疹稠密，以左前臂、双下肢较多，不高出皮肤，压之不退色，无痒痛感，伴口苦，口干，口中发黏，喜饮，便秘，一周一行。用中西药多种方法治疗几乎无效，现在还用“激素”“葡萄糖酸钙”等药，因得病心急，请求中医治疗。舌质红绛，舌苔黄，脉细数。诊断：紫癜，热毒壅结。西医诊断：过敏性紫癜。治则：清热解毒，凉血化斑。处方：生地黄10g，牡丹皮10g，赤芍10g，紫草10g，连翘10g，白茅根10g，小蓟10g，茜草10g，麦冬10g，黄芩10g，7剂，水煎服，日1剂。（临证经验选自《刘正江老中医医案医话》）

【条文】

疹属肺，肺主一身之表，斑属胃，胃为万物所归，温邪每从两经而达也。

清代王旭高《王旭高医案·温邪门》

【条解】

疹和肺相关联，肺掌管全身体表，斑和胃相关联，胃是万物闭藏地方，温病之邪往往顺着肺胃两条经脉到达两脏。

【临证】

张某，反复出现皮疹3个月余，近日发作时瘙痒加重，色红成片，夜间痒甚难眠，晨起减轻。气短乏力，多处关节遇风疼痛，平素过敏体质，形瘦，纳少，小便频，舌略淡苔白，脉沉缓。辨证为表虚风盛证。治宜益气固表、祛风止痒，方以玉屏风散合消风散加减。卫气发于胸中，由肺所主，肺气虚弱，卫气亦弱，腠理失固，毛窍疏松，御邪之力下降，风邪每乘虚而入，故发为瘾疹。

【条文】

白喉以治喉为主，丹痧以透痧为要。

近代夏应堂，见于《近代中医流派经验选集·夏应堂氏临床经验介绍》

【条解】

治疗白喉主要是治疗喉部，治疗丹痧的关键在于透发。

【临证】

某，传染丹痧，身热汗微，喉蛾肿痛，咳呛不畅；苔薄白，脉浮数。邪未化热，治以疏达。7 日之内，不变则佳。徐小圃先生予处方：淡豆豉 9g，薄荷 3g（后下），牛蒡子 9g，制僵蚕 9g，玉桔梗 6g，马勃 4.5g（包），蝉蜕 4.5g，荆芥 4.5g，射干 6g，广郁金 9g，象贝母 12g，朱赤苓 12g。徐小圃先生多宗夏春农《疫喉浅论》清咽栀豉汤，该方主治疫喉邪郁未透，内火已炽，咽喉红肿白腐，壮热汗少，痧隐不齐，心烦懊恼，舌干口渴。（临证经验选自《徐小圃徐仲才临证用药心得十讲》）

【条文】

伤寒有养汗之法，痘证有养浆之法。

清代程杏轩《杏轩医案·辑录》

【条解】

治疗伤寒有养汗液的方法，治疗痘证有养浆液的方法。

【临证】

吴鞠通治痘之妙在于必待行浆满足，并指出行浆不足的恶果。如《温病条辨·卷六·解儿难·行浆务令满足论》云："浆不足者，发痘毒犹可医治；若发于关节隐处，亦致丧命，或成废人；患目烦躁者，百无一生，即不死而双目失明矣。"并指出痘疮稀少者可不服药，三四日者用辛凉解毒药一帖，七八日用甘温托浆药一帖，最多不过二帖，必须使痘发行浆满足，以防并发眼疾毒流心肝经而死。

【条文】

治疫之法，总以"毒"字为提纲。

清代唐笠山《吴医汇讲·认疫治疫要言》

【条解】

治疗疫证的方法，一向把"毒"字作为要点。

【临证】

朱某疫疠秽邪，从口鼻吸受，分布三焦，弥漫神识。不是风寒客邪，亦非停滞里证，故发散消导，即犯劫津之戒。与伤寒六经，大不相同。今喉痛丹疹，舌如朱，神躁暮昏，上受秽邪，逆走膻中。当清血络，以防结闭。然必大用解毒，以驱其秽，必九日外不致昏愦，冀其邪去正复。（临证经验选自《临证指南医案》）

【条文】

疫病乃热毒为害，治以逐疫解毒为第一义。

清代程杏轩《医述·疫》引《会心录》语

【条解】

疫病是由热毒所致，治疗要把驱逐疫毒作为首要目的。

【临证】

患者因感染鼠疫又误服柴胡、当归等温热之品，导致邪热炽盛，脉数神昏，舌黑齿焦，苔起芒刺。李氏认为当予“釜底抽薪”之法，遂投以二一解毒汤，其中石膏用量达三四两（民国至 1986 年之间，中药计量每两约为 31.25g），正如余霖《疫疹一得》中说：“因读本草言石膏性寒，大清胃热，味淡而薄能解肌热，体沉而降能泄实热，恍然大悟非石膏不足以治热疫。”

【条文】

时疫必得汗下而后解。

清代戴天章《广瘟疫论·夹脾虚》

【条解】

时疫一定要用发汗或者下法病情才能得到缓解。

【临证】

金鉴，患春温，太阳与少阴互为表里的两经同时受邪，同时发病，属于太少两感证，表里不可并攻，阴阳难同一法，故而极为难治。喻嘉言向以张仲景衣钵真传自居，此案便是活用张仲景治表、治里二方。先以麻黄细辛附子汤两解其在表阴阳之邪，方中附子温经助阳，细辛气味辛温雄烈，佐附子以温经，佐麻黄以解表，故而于温阳中促进解表，于解表中不伤阳气，金某服药后果然皮间透汗，而热全清；再以附子泻心汤两解其在里阴阳之邪，方中黄芩、黄连、大黄苦寒清泻，附子辛热扶阳固表，金某服后果然诸症俱退。此案喻嘉言创新使用了两个经方，两解金某在表在里阴阳之邪，运用之妙，存乎一心，可谓神乎其技。（临证经验选自《续名医类案》）

【条文】

凡疫邪留于气分，解以战汗；留于血分，解以发斑。

明代吴又可《温疫论·发斑战汗合论》

【条解】

凡是疫邪留在气分的，可用战汗的方法祛邪，留在血分的，可用发斑的方法祛邪。

【临证】

吴球泉内人痢疾后感寒，壮热口渴，遍身疼痛，胸膈饱闷，烦躁耳聋，大便泻，舌白胎，脉七八至且乱而无序，时医误以为漏底伤寒不治，孙文垣则诊为三阳合病，系春温症，以柴葛解肌汤化裁治之。患者服药后，遍身如冰，六脉俱无，孙文垣认为非死候，半夜阴极阳生，必会发热出汗。后患者果然战而汗出，肢体渐温，神思清爽。孙文垣准确区分了伤寒与春温，从而对证施治，获得捷效。魏之琇对这则医案做了两个夹注，一曰："脉躁多凶，第此为热郁之极而然，躁极而静，郁极而通。后之伏而战汗，势也，亦理也。"二曰："脉双伏或单伏，而四肢厥冷，欲战汗也。宜熟记。"（临证经验选自《续名医类案》）

第十一章 咳嗽

【概述】

咳嗽是以发出咳声或伴有咳痰为表现的疾病，有声无痰为咳，有痰无声为嗽，临床上多表现为痰声并见，难以截然分开，故以咳嗽并称。《素问·咳论》云："皮毛者，肺之合也；皮毛先受邪气，邪气以从其合也。其寒饮食入胃，从肺脉上至于肺则肺寒，肺寒则外内合邪，因而客之，则为肺咳。""五脏六腑皆令人咳，非独肺也。"说明外邪犯肺和其他脏腑功能失调、内邪干肺均可导致咳嗽。

01

【条文】

五脏皆有咳，总不离乎肺。

清代王旭高《王旭高医案·咳嗽门》

【条解】

五脏生病均可有咳嗽症状，大都与肺相关。

【临证】

肺咳不愈，可传受他脏。咳不独属于肺，若只着眼治肺，置它脏腑于不顾，病必不除。故治疗本病，必须于本脏与他脏之间相互辨证关系中求之，在治疗用药上更具匠心。如清肺饮，较《万氏家藏育婴秘诀》原方少紫苏、杏仁、乌梅，天冬易麦冬，用量也有小异；六味地黄丸原出《小儿药证直诀》，但变其炮制方法，使地黄阴凝之质稍近阳和，能免腻膈损脾之患。

02

【条文】

是咳之不离乎肺，犹疟之不离乎少阳。

清代程杏轩《杏轩医案·辑录》

【条解】

只要是咳嗽就与肺相关，就像疟疾一定与少阳相关。

【临证】

王某，男，37岁。患咳嗽，吐黄黏稠痰已三月，偶见胸痛。舌体胖大苔白，脉弦滑。湿热蕴结胸肺，日久阻络。处方：苇茎30g，薏苡仁30g，冬瓜仁30g，芦根30g，桃仁10g，杏仁10g，桔梗10g，马兜铃10g，枳壳6g，滑石12g，通草3g。服6剂咳止。苇茎汤为治疗肺痈“咳有微热，烦满，胸中甲错”而立。全方具有泄热散结、涤痰行瘀之功。临床经验证明，凡病在上焦心肺胸中，属于痰湿或湿热上痹，阻闭脉络，以胸中满闷疼痛为主证，服之有特效。（临证经验选自《经方临证指南》）

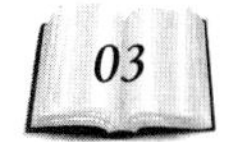

03

【条文】

故咳嗽者，必责之肺，而治法不在于肺而在于脾，不专在脾而反归重于肾。

清代张路玉《张氏医通·诸气门下》

【条解】

所以有咳嗽症状的，一定是肺出现了问题，但是治法却不主要治肺而是要治脾，不仅仅治脾而是要重治肾。

【临证】

李士材曾诊治一患者，咳而上气，凡清火润肺、化痰理气之剂，几无遗用，而病不少衰。李诊其肾脉大而软，此气虚火不归元，用人参三钱，煎汤送八味丸五钱，一服而减。后于补中益气汤加桂一钱、附八分，凡十五剂，及八味丸二斤而瘥。（临证经验选自《医宗必读》）

04

【条文】

咳嗽治表邪者，药不宜静，静则留连不解，变生他病，故忌寒凉收敛。

清代张路玉《张氏医通·诸气门下》

【条解】

咳嗽需解表邪的，不适宜选择药性温和的药，会使表邪不得解，又变生他病，因此要忌用寒凉收敛之药。

【临证】

李士材治太学史明弃，经年咳嗽，历医无效，自谓必成虚痨。李曰：“不然。脉不数不虚，惟右寸浮大而滑，是风痰未解，必多服酸收，故久而弥盛。”用麻黄、杏仁、半夏、前胡、桔梗、甘草、橘红、苏子，五剂知。十剂已。（临证经验选自《古今医案按》）

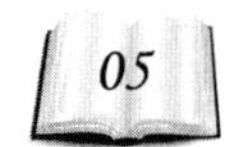

05

【条文】

有痰之嗽主脾湿，无痰之咳主肺伤。

元代朱丹溪《症因脉治·咳嗽总论》

【条解】

有痰的咳嗽主要是脾湿所致，无痰的咳嗽主要是肺伤所致。

【临证】

久咳三年，痰多食少，身动必息鸣如喘。诊脉左搏数，右小数。自觉内火燔燎，乃五液内耗，阳少制伏，非实火也。常以琼玉膏滋水益气，暂用汤药，总以勿损胃为上。治嗽之药，谅无益于体病。（临证经验选自《临证指南医案》）

【条文】

外感之咳，实中亦有虚，宜寓攻于补；内伤之咳，虚中或夹实，宜补水兼清。

清代程杏轩《医述·咳嗽》引《会心录》语

【条解】

外感引起的咳嗽，实证中也含有虚证，应将攻法寄于补法中；内伤引起的咳嗽，虚证中有时夹杂实证，应在滋阴的同时用清法。

【临证】

杨某，男，29岁，五月就诊。阴虚火升，火刑金灼，咳而咽燥，两胁震痛，午后有虚潮之热，脉象弦数，舌红而干，久延有失血之虑。方用：清炙桑白皮6g，地骨皮9g，黛蛤散12g（包），煅赭石12g，天花粉6g，川郁金4.5g，橘红络各4.5g，粉牡丹皮4.5g，蜜炙白薇9g，川贝母9g，冬瓜仁12g。（临证经验选自《叶熙春医案》）

第十二章 失音

【概述】

失音是指声音嘶哑甚至不能发出声音为主要症状的一类疾病。前人认为声出于肺而根于肾。肺属金，故其病之属实者，称为“金实不鸣”；其病属虚者，称为“金破不鸣”。“金实不鸣”者多为外因致病，如感受风、寒、暑、湿、燥邪。《内经》云：“五邪所乱，搏阴则为瘖。”由于内因者，为气郁、痰热壅阻咽门。“金破不鸣”者多为内因致病，见于肺气虚损与肾精不足者，尤以肾精不足为主要原因。

【条文】

失音大都不越于肺，然以暴病得之，为邪郁气逆；久病得之，津枯血槁。

清代张路玉《张氏医通·瘖》

【条解】

失音的病机大多不会与肺脱离干系，然而有的人猝然发病而出现失音，是因为邪气郁积促使气机上逆；有的人久病不愈出现失音，原因乃是津血枯竭。

【临证】

周仲瑛曾治一男子，四年前因情绪不畅后出现声音沙哑，喉镜查有息肉，曾经手术2次。现自觉咽干不舒，有痰，能咯出，不咳，舌苔淡黄薄腻，质暗，有黏沫，中裂，脉细滑。拟从热毒痰瘀壅结、津伤液耗治疗。肝为刚脏，体阴而用阳，性喜条达，郁怒伤肝，则肝气不舒，气滞不畅，津液不归正化，痰瘀互结，治疗失宜变为癌毒，遏阻会厌而失音。本例患者诊断为喉癌，因痰瘀壅结，癌毒为患，日久伤津耗液，有阴虚之象，取“沙参麦冬汤”加味，以南北沙参、天麦冬清燥润肺滋阴，金果榄、山豆根、重楼清利咽喉，同时有清热毒之效也；玉蝴蝶、凤凰衣开音利咽；泽漆、山慈菇、肿节风、冬凌草、炙僵蚕、龙葵、生蒲黄等药化瘀散结；桔梗利咽，同时为舟楫之使药，引诸药上行咽喉。

【条文】

暴中之喑，全属少阴之虚，宜峻补肝肾，或稍兼痰火而治之。其用药

总宜甘润，而不宜苦燥。

清代叶天士《临证指南医案·失音》

【条解】

猝然中风导致的失音，属于少阴亏虚，治疗宜大补肝肾，有时还需兼顾治疗火热夹痰的症状。用药原则始终以甘润之品为宜，不宜用苦燥之药。

【临证】

治中风失音，手足不遂。羚羊角汤方：羚羊角（镑）、芎、细辛（去苗）、木香、防风、麻黄、独活、羌活、当归（酒浸）、附子（去皮脐）、桂（去粗皮）、天麻各一两。每服三钱，水煎。温服，不拘时候。（临证经验选自《圣济总录》）

第十三章 哮喘

【概述】

哮喘是以喉中哮鸣有声，呼吸困难，甚则喘息不能平卧为主症的反复发作性肺系疾病。东汉时期，张仲景称之为“上气”，《金匮要略·肺痿肺痈咳嗽上气病脉证并治》曰：“咳而上气，喉中水鸡声，射干麻黄汤主之。”

【条文】

喘证之因，在肺为实，在肾为虚。

清代叶天士《临证指南医案·喘》

【条解】

喘证的病因，病位在肺多为外感邪实，病位在肾多为内伤虚证。

【临证】

太学朱宁宇在监时，喘息多痰，可坐不可卧，可俯不可仰，惶急求治。李中梓曰：“两尺独大而软，为上盛下虚。”遂以地黄丸一两，用桔梗三钱、枳壳二钱、甘草一钱、半夏一钱，煎汤送下，不数剂而安。叶天士指出：“外感之喘治肺，内伤之喘治肾。”治喘证之实者，有外感者疏解之，有痰热者清化之；治喘证之虚者，多用补肾纳气之剂，如肾气丸加沉香、都气丸入青铅等。但喘之虚实，亦非截然分开，故常有肺肾同病，所谓上实下虚之证。（临证经验选自《医宗必读》）

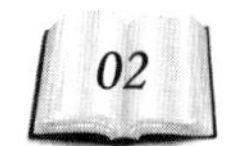

【条文】

喘粗气热为有余，喘急气寒为不足。

清代林之翰《四诊抉微·闻诊》

【条解】

喘息气粗，声高息涌，以呼出为快，则为有余之证；喘声低微，呼多吸少，难以接续，则为不足之证。

【临证】

某患者，气逆咳呛喘促。小青龙汤去桂枝、芍草，加杏仁、人参。又某患，气逆咳呛喘急。淡干姜、人参、半夏、五味子、茯苓、细辛。因于寒饮为患，故以小青龙汤温化水饮。所谓“形寒饮冷则伤肺”，外感寒邪易致肺气失宣。“大凡实而寒者，必夹凝痰宿饮，上干阻气。”寒与饮合，共犯肺脏，阻遏气机，发为喘促。（临证经验选自《临证指南医案》）

【条文】

先喘后胀治肺，先胀后喘治脾。

清代叶天士《临证指南医案·喘》

【条解】

先出现喘的症状再出现胀满应主要治疗肺，先出现胀满再出现喘的症状应主要治疗脾。

【临证】

喘与胀二症相因，皆小便不利，故喘则胀，胀必喘。先喘后胀者，治在肺；先胀后喘者，治在脾。经曰：肺朝百脉，通调水道，下输膀胱。膀胱者，州都之官，津液藏焉，气化则能出矣。是小便之行，由肺气降下而输化也。若肺受邪，则失降下之令，以致水溢皮肤，而生肿满。此喘为本，肿为标，治宜清金降气为主，而行水次之。如脾主肌肉，恶湿克水，若脾虚不能制水，则水湿妄行，外侵肌肉，内壅滞上，使肺气不得下降，而喘乃生。此肿为本，喘为标，当实脾行水为主，而清金次之。若肺病而用燥脾之药，则金得燥而愈喘，脾病而用清金之药，则脾得寒而益胀矣。（临证经验选自《类证治裁》）

【条文】

真喘者，其责在肺；似喘者，其责在肾。

明代张介宾《景岳全书·虚喘》

【条解】

声高气粗而长，以呼出为快的真喘，主要是肺的原因；气短像喘的，主要是肾的问题。

【临证】

患者，男，70岁，患慢性支气管炎，阻塞性肺气肿10年，反复咳喘，短气，动则喘甚。近期又因喘咳短气加重，于2016年10月2日来门诊就诊。刻下症见喘咳短气，动则喘甚，呼多吸少，气不得续，形体消瘦，自汗出，畏寒肢冷，下肢浮肿，小便频多，面青唇紫。舌淡苔白，脉微细弱，中医辨证：喘证（肾阳虚，肾不纳气），金匮肾气丸加减；黄芪20g，干姜9g，补骨脂10g。7剂，水煎口服，每日1剂，早晚分服。2016年10月9日复诊：形寒肢冷缓解，咳喘好转，诉下肢浮肿未见好转，自汗症状减轻，守上方加车前子（布包）15g，怀牛膝10g，麻黄根10g，紫河车（冲服）3g，继续口服 14 剂诸症皆消。

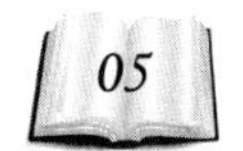

【条文】

气虚发喘者，必自汗出；阴虚发喘者，疾行则喘甚，静坐则喘息，此秘验也。

清代程杏轩《医述·喘（附短气少气）》引余午亭语

【条解】

气虚引起的喘病，一定有自汗的症状。阴虚引起的喘病，快走会使喘证加重，安静休息可使喘证平息，这是在临床实践中经过验证的。

【临证】

患者，男，59 岁。咳喘十余年，气喘不能平卧，痰少色白，心悸不安，腰膝酸软，畏寒肢冷，动则喘甚而汗出，舌淡苔白，脉细无力。治法：温肾补阳，纳气平喘。方药：肾气丸加减。此证系久喘正虚已极，观其证腰膝酸软，畏寒肢冷，动则喘甚而汗出，舌淡苔白，脉细无力，已至肾阳虚衰，肾不纳气程度。故治疗当以急补命门，纳气平喘为主。

【条文】

呼气之短，用苓桂术甘汤以通其阳，阳气化则小便能出矣；吸气之短，用肾气丸以通其阴，肾气通则小便之关门利矣。

清代程杏轩《医述·喘（附短气少气）》引赵以德语

【条解】

呼气时间短的，可用苓桂术甘汤通阳，阳气运行小便即可排出；吸气时间短的，可用肾气丸通阴，肾气通达小便即可顺利停止。

【临证】

张某某，男，72 岁，1988 年 11 月 7 日诊。有慢性咳喘史十余年，反复发作，冬季加剧，近来因感寒复发，咳喘不能平卧，咯痰量多，状如白沫，经投麻附细辛合小青龙汤加减，痰量已少，惟喘促依然，动则尤甚，口唇紫绀，形瘦神疲，脉细，舌淡苔白腻，高年久病，肺肾俱虚，痰浊交搏，肃降失司，肾失摄纳，治当温肾利水，纳气化痰。用局方黑锡丹与济生肾气丸合包同煎，加入坎脐、紫河车大补元气，以固根本。

【条文】

疗久咳必先顾其胃气，未有胃不顺而咳可愈者。

清代王旭高《王旭高医案·咳嗽门》

【条解】

治疗久咳，必定先要顾护胃气。只有胃气和顺了，咳嗽才能被治好。

【临证】

某患者，体弱素亏，频年屡患咳嗽。今春产后悲伤，咳嗽复作，背寒内热，气逆痰多，脉虚数，大便溏。延今百日，病成蓐劳。按产后血舍空虚，八脉之气先伤于下，加以悲哀伤肺，咳嗽震动，冲脉之气上逆。经云："冲脉为病，逆气里急。""阳维为病苦寒热。"频进疏风清热，脾胃再伤，以致腹痛便溏，食减无味，斯皆见咳治咳之弊。越人谓上损及脾，下损过胃，俱属难治。姑拟通补奇经，镇摄冲脉，复入扶脾理肺。（临证经验选自《王旭高医案》）

【条文】

咳而无痰者，以甘寒润其肺；痰多致嗽者，以辛平燥其脾。

清代张路玉《张氏医通·诸气门下》

【条解】

咳没有痰的人，应用甘寒之品来润肺止咳；痰多而导致嗽者，应用辛燥之品来健脾化痰。

【临证】

仆子孙守，以中麻后咳嗽无痰，上唇脓肿，体热，大便燥，声哑。以麦门冬、知母、瓜蒌仁、甘草、白芍药、桑白皮、地骨皮、石斛、枳壳、五味子服后，嗽减其七，乃减去瓜蒌、枳壳，以其大便已溏，加生地黄、当归、薏苡仁调理而安。（临证经验选自《孙文垣医案》）

【条文】

燥自外感者，必咳嗽咽干，凛凛恶寒；燥因内伤者，必舌干便燥，易饥不欲思食，有伤气伤血之分也。

清代王旭高《医学刍言·辨证概述》

【条解】

外感致燥者，必定会出现咳嗽、咽干、瑟瑟恶寒的症状；内伤致燥者，必定会出现舌头发干、大便干燥，容易饥饿但又食欲不振的症状，这是伤于气分和伤于血分的区别。

【临证】

燥为干涩不通之疾，内伤外感宜分。外感者由于天时风热过胜，或因深秋偏亢之邪，始必伤人上焦气分，其法以辛凉甘润肺胃为先。喻氏清燥救肺汤及先生用玉竹、门冬、桑叶、薄荷、梨皮、甘草之类是也。内伤者，乃人之本病，精血下夺而成，或因偏饵燥剂所致，病从下焦阴分先起，其法以纯阴静药，柔养肝肾为宜。大补地黄丸、六味丸之类是也。（临证经验选自《临证指南医案》）

【条文】

久咳而滋补无功，必须培养脾元，补母以及其子。

清代程杏轩《医述·咳嗽》引《会心录》语

【条解】

治疗久咳，运用滋补肺脏之法没有疗效，必须培养脾之元气，既“培土生金”又滋养肾水。

【临证】

久咳而致肺虚，痰气未消，当标本兼治，而不可仅清肺化痰，因痰本在肾，标在肺，若仅治其标而不治其本则痰不能去。咳嗽不愈，因肾虚不能受饮食所化之津，上泛为痰，故宜补肺气，而补肺又当补其母子，即健脾胃益肾水。使脾能运化津液，肾能受脾胃所化之津液，脾胃健，肾水旺则肺气亦足，方用善散汤或宁嗽丹，以麦冬、天冬、天花粉安肺气，苏叶、款冬花散阴阳之邪，黄芩清上焦之火，贝母化痰止咳，茯苓、甘草健脾胃，生地黄、玄参补肾水。（临证经验选自《辨证录》）

【条文】

大抵久咳者，多属肾气亏损，火炎水涸，或津液涌而为痰者，乃真脏为患也，须用六味地黄丸壮肾水滋化源为主。

明代龚廷贤《万病回春·咳嗽》

【条解】

长期咳嗽的人，多属肾气亏损，虚火上炎，烧灼津液，或炼液为痰，乃是肾脏出现问题，须用六味地黄丸来滋养肾阴为主。

【临证】

徐某，女，42岁，1994年10月26日来诊。述1月前因受凉感冒后，咳嗽，痰多，咽痛。曾服西药安必仙、感冒通等，感冒虽减，但干咳少痰，口干，声音嘶哑。后又服沙参、麦冬、贝母等组成的中药方剂无显效。现症：干咳无痰，音哑口干，夜间咳甚，咳时引腰背而痛，乏力，心烦难眠，舌红少苔，脉细微数而双尺虚浮。此属肺肾阴虚，虚火上炎，迫肺扰心。投六味地黄丸加减。《景岳全书》曰：“内伤之嗽，必起于阴分，盖肺属燥金，为水之母，阴损于下，则阳孤于上，水涸金枯，肺苦于燥，肺燥则痒，痒则咳不能已也。”盖肾为一身阴液之根本，肺与肾为母子之脏，金水相生，肺燥则不能布津洒液滋肾，肾亏则水枯火炎刑克肺金，而为之咳。

第十四章 肺痈

【概述】

肺痈是肺内形成痈肿脓疡的一种疾病，属内痈之一，临床上以发热寒战、咳嗽、胸痛、气急、咳痰量多、气味腥臭，甚至咳吐脓血为特征。肺痈之病名，最早出现于《金匮要略》。西医学的肺脓疡、化脓性肺炎、肺坏疽，以及支气管扩张继发感染等多种原因引起的肺组织化脓性疾病，即可按本病辨证论治。

【条文】

肺痈属在有形之血，血结宜骤攻；肺痿属在无形之气，气伤宜徐理。肺痈为实，误以肺痿治之，是为实实；肺痿为虚，误以肺痈治之，是为虚虚。

清代喻昌《医门法律·肺痈肺痿门》

【条解】

肺痈属于有形之血瘀，瘀血凝结宜采用快速攻下逐瘀的泻法，肺痿属于无形之气陷，气机受损宜采用慢慢调畅气机的补法。肺痈是实证，如果误作肺痿来治疗，就会让实证更实；肺痿是虚证，如果误作肺痈来治疗，就会使虚证更虚。

【临证】

堂伯兄饮火酒，坐热炕，昼夜不寐，喜出汗。误服枇杷叶麻黄等利肺药，致伤津液，遂成肺痈，臭不可当，日吐脓二升许。用千金苇茎汤，合甘桔汤。芦根（八两）、薏苡仁（二两）、桃仁（两半）、冬瓜仁（两半）、桔梗（三两）、生甘草（一两）煎成两大菜碗，昼夜服过碗半，脓去十之七八，尽剂脓去八九，又服半剂，毫无臭气，调理脾胃收功。《金匮要略心典》曰：“千金苇茎汤具下热散结通瘀之力，而重不伤峻，缓不伤懈，亦良方也。”（临证经验选自《吴鞠通医案》）

【条文】

治肺痈之法，如始萌之时，将一“通”字著力，通则壅去，壅去可消。

清代余景和《外证医案汇编·肺痿附论》

【条解】

治疗肺痈，在尚未成脓时，将治疗重心放在“通”字上，宣通肺络，则脓痈自消。

【临证】

陆令仪尊堂，平日持斋，肠胃素枯，天癸已尽之后，经血犹不止，似有崩漏之意。值今岁秋月，燥金太过，湿虫不生，无人不病咳嗽。而尊堂血虚津枯之体，受伤独猛，胸胁紧胀，上气喘急，卧寐不宁，咳动则大痛，痰中带血而腥，食不易入，声不易出，寒热交作，而申酉二时，燥金用事，诸苦倍增。其脉时大时小，时牢时伏，时弦紧。服清肺药，如以勺水沃焦，无裨缓急。诸子彷徨无措，知为危候。余亦明告以肺痈将成，高年难任。于是以葶苈大枣泻肺汤，先通肺气之壅，即觉气稍平，食稍入，痰稍易出，身稍可侧，大有生机。此案是由于外感秋燥之邪，渐次化热，邪热壅肺，气阻血瘀，而将成肺痈。对此，宜清肺泄热，方用葶苈大枣泻肺汤。（临证经验选自《寓意草》）

【条文】

治肺痈之法，用甘凉之药以清其火，滋润之药以养其血，滑降之药以祛其痰，芳香之药以通其气，更以珠黄之药解其毒，金石之药填其空，兼数法而行之，屡试必效。

清代徐灵胎《洄溪医案·肺痈》

【条解】

治疗肺痈的方法，用甘凉的药物来清散肺部燥火，滋润的药物来濡养肺内阴血，滑降的药物来祛除肺部的痰浊，芳香的药物来通达肺内气机，有时更是要用珍珠、牛黄之类的药物来解毒，金石之类的药物填补痈后空洞，同时采用多个方法一并治疗，屡次使用都一定有效果。

【临证】

肺痈肉腐成脓，肺叶常现空洞，只祛其邪，不填其孔，病难痊愈。填孔之法，实为良法，方用王氏圣灵丹（方中硼砂、尿浸石膏、朱砂、珑珀、滴乳石为填孔生肌之良药）合千金黄昏汤（即合欢皮一味 30 ～ 40g，取其黏性，实足以补肺脏之罅漏而收其全功，较世传之白及尤为稳当，俞根初用合欢皮、白及“以清敛肺脏之溃穴”）。（临证经验选自《重订通俗伤寒论》）

第十五章 肺痿

【概述】

肺痿之名，首见于《金匮要略·肺痿肺痈咳嗽上气病脉证治》，是指肺叶枯萎不荣或痿弱无用，临床以咳吐浊唾涎沫为症状，为肺脏的慢性虚损性疾患。西医学之“肺不张”多属中医学“肺痿”范畴，系由多种原因引起的肺组织萎陷或无气，以致失去呼吸功能的疾病，为多种慢性肺系疾病后期发展而成。

【条文】

肺痿者，其积渐已非一日，其寒热不止一端，总由肾中津液不输于肺，肺失所养，转枯转燥，然后成之。

清代喻昌《医门法律·肺痈肺痿门》

【条解】

肺痿，是逐渐积累而成而非一日之病，它的寒热多夹杂，总的来说是因为肾中的津液不能输布于肺，肺失滋养，逐渐枯燥，然后变为肺痿。

【临证】

张某，女，1950年出生，四年前行右肺下叶切除+纵隔淋巴结清扫术，复查胸部CT示：右肺术后改变，两肺慢性炎症，左肺舌段新发节段性不张实变。前有外感病史，近日咳嗽，咽中不爽，有痰不易咯出，胸闷气短，无胸痛，手术刀口处少许不适、牵拉感，胃纳可，二便尚调，夜寐安。舌红苔薄，脉细促。陈熠诊为肺痿（肺不张），证属痰热阻肺，肺失宣降，肺叶不张。治拟清肺止咳，调神解郁。方拟：瓜蒌皮9g，象贝母9g，苏子9g，苦杏仁（后下）9g，制川厚朴6g，炙甘草4.5g，鱼腥草30g，半枝莲30g，白花蛇舌草30g，柴胡6g，赤芍6g，忍冬藤30g，连翘9g，白茯苓12g，白术9g，当归9g，桔梗6g，牛蒡子6g，制香附9g，夏枯草12g，玄参9g。肺痿是由多种原因导致的肺叶枯萎，以虚热为基本病机，往往因虚热煎熬，常内生痰浊或痰热而表现为虚实夹杂之证。该患者为肺癌术后，本属正气不足，肺系受损，复而感受外邪，气机阻滞，上逆为咳；外感后期，疾病迁延发展，以致出现局部肺痿不张。

第十六章 呕吐

【概述】

呕吐是由于胃失和降、气逆于上，迫使胃内容物从口而出的疾病。呕吐之名最早见于《黄帝内经》，书中对其发生的原因论述甚详，认为外邪、火热、食滞及肝胆气逆犯胃等均可导致呕吐。

01

【条文】

呕吐哕胃气逆而不降，泄泻证脾气伤而不升。

清代程曦《医家四要·病机约论》

【条解】

呕吐哕为胃气上逆并且不能通降，泄泻是脾气受损而水谷精微不能上升。

【临证】

某患者，过伤饮食，腹痛便秘，呕吐不止。刘一仁曰："阳明之气，下行为顺，上行为逆，此因便秘胃气不得下行，故作呕吐。法当下之，用脾积丸一服而愈。"脾积丸：蓬莪术90g，京三棱60g，良姜15g（上三药用米醋600mL，于瓷瓶内煮干，趁热切碎，焙），青皮（去白）30g，南木香15g，不蛀皂角3大锭（烧存性），百草霜。泄泻日久，脾胃之气下陷，宜佐升发之药，如升麻、防风、柴胡、葛根、羌活之类。（临证经验选自《医学传心录》）

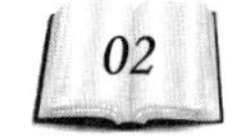

【条文】

上焦之吐，多由气闭，责诸胃阳不能上升也，治在温胃。下焦之吐，多由阴逆，责诸肾阳不能下镇也，治在纳火。

清代程杏轩《医述·呕吐（附吐矢）》引程郊倩语

【条解】

上焦的呕吐，多是由于气机闭塞于下，出现这种情况是因为胃阳不能上升，治疗重点应该在温胃阳。下焦的呕吐，多是由于阴液逆而上溢，出现这种情况是因为肾阳不能向下压制，治疗重点应该在纳肾火。

【临证】

《素问病机气宜保命集·吐论第十七》论曰:“吐有三，气积寒也，皆从三焦论之……上焦吐者，皆从于气……中焦吐者，皆从于积……下焦吐者，皆从于寒。”上焦呕吐以邪热内扰，气逆上冲为病机特点。以呕吐剧烈伴有嗳气、呃逆为其症状特点。辨证治疗以芩连温胆汤加减为主方，具有调和胆胃、清热降逆之功。中焦呕吐以寒热痞结、运化失常为病机特点。以呕吐伴有上腹胀痛、痞满为其症状特点。辨证治疗以四逆散合黄连汤化裁为主方，具有疏调肝脾、燮理阴阳之功。下焦呕吐以阴盛阳衰、腑失承降为病机特点。以朝食暮吐、暮食朝吐伴有冷秘为其症状特点。辨证治疗以小承气汤加桂附为主方，具有温通胃肠、降气止呕之功。

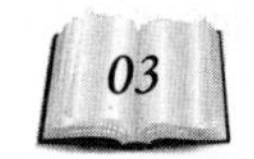

【条文】

呕苦知邪在胆，吐酸识火入肝。

清代李用粹《证治汇补·呕吐》

【条解】

呕苦，懂得病邪在胆，吐酸，知道火邪入肝。

【临证】

吐酸虽出于胃，但责其本在肝，因肝在味为酸，故吐酸要治肝，该病脾虚肝郁为发病之本，饮食、外邪伤中或情志不遂，常为发病之标，肝气郁结、郁而化火、逆克脾胃导致脾胃运化失职，积食与郁火交结而作酸，故治疗应以“疏肝理气、和胃降逆”为原则。虽肝火内郁、胃失和降为主要病机，脾胃虚弱亦贯穿始终，因此在疏肝泄热和胃的同时，亦应注意敛肝，以调肝之用，同时注意兼证，且务必使脾土敦厚，则疾病可愈。

【条文】

夫治呕之法，必用苦辛通降。

清代王旭高《王旭高医书六种·薛氏湿热论歌诀》

【条解】

治疗呕证的方法，必用苦辛之品通达而肃降。

【临证】

王仲奇临证之时，重视脾主升清、胃主降浊的生理功能，通常以苦辛之品苦降辛通调畅中焦气机，恢复脾胃之升降，达到全身气机条畅，则呕吐可止。如“高南市十月初四日”案中患者“胸脘闷痛，呕恶翻食，必将痰涎酸水呕出乃出，脉濡弦”，此为痰气壅滞，胃逆失降之象，胸脘闷痛为痰气壅滞，清阳不振，呕恶翻食为胃气上逆之象。王氏以苦辛通降之法，用小陷胸汤加枳壳苦降辛通而清热化痰散结，黄连、干姜取半夏泻心汤之意，辛开苦降调理中焦气机，再用山豆根、射干、苏子、旋覆花、沉香等理气化

痰。全方辛苦之品配伍使用，可使痰热去，气机调，虽不用止呕之药，亦能止呕。（临证经验选自《王仲奇医案》）

【条文】

呕吐一证……治法以泄肝和胃为纲领，用药以苦辛为主，以酸佐之。

清代叶天士《临证指南医案·呕吐》

【条解】

呕吐这个病证……治疗方法以泄肝和胃为纲领。用药以苦辛之品为君药，以性酸之品佐之。

【临证】

信陵府桂台殿下夫人，因性气不好，一怒即便呕吐，胸膈不利，烦躁不睡，腹痛便闭，食下即吐，已经八日，心慌喘息，垂危，后事已备，举家哭泣。召余诊，六脉虚微，此血虚胃弱，气郁痰火也。以二陈汤加姜连、酒芩、炒栀、当归、酒芍、香附、竹茹、白术，入竹沥、姜汁，二服而安。本例中“一怒即便呕吐”即是由情志不畅引起气机郁滞，郁而化火，甚而横逆犯胃而呕吐，治疗以泻肝和胃为法。（临证经验选自《万病回春》）

【条文】

治胃之法，全在温通。虚则必用人参，药味皆属和平。治肝之法，药味错杂，或寒热互用，或苦辛酸咸并投。盖因厥阴有相火内寄，治法不得不然耳。

清代叶天士《临证指南医案·呕吐》

【条解】

治胃的方法，全在于温养通调。胃虚则必用人参，药味皆属于温和性平。治肝的方法，药味复杂繁多，有时候寒热药都要用，有时候苦辛酸咸一并使用。原因是厥阴病又兼有相火内存，治法不得不这样罢了。

【临证】

凡论病，先论体质形色脉象，以病乃外加于身也。蔡（妪），肌肉柔白属气虚。外似丰溢，里真大怯。盖阳虚之体，为多湿多痰。肌疏汗淋，唇舌俱白，干呕胸痞，烦渴引饮。由乎脾胃之阳伤触，邪得僭踞于中，留蓄不解，正衰邪炽。试以脉之短涩无神主义之。阳衰邪伏显然，况寒凉不能攻热，清邪便是伤及胃阳之药。今杳不纳谷。大便渐稀。若不急和胃气，无成法可遵。所谓肥人之病，虑虚其阳。参拟一方。仍候明眼采择。（胃阳虚邪伏不食）用以人参、半夏、生白术、枳实、茯苓、生姜。（临证经验选自《临证指南医案》）

【条文】

吐而诸药不效，必假重镇以坠之；吐而中气久虚，必借谷食以和之。

明代李中梓《医宗必读·呕吐哕》

【条解】

治疗吐法，用了很多药都没有效果。必定要加重镇之药降逆止吐，吐久中气必虚，必定要借助五谷来温养胃气。

【临证】

呕吐一证，由胃气不降，逆而上行所致。张锡纯认为："赭石最善平肝、降胃、镇冲。"故在治疗呕吐时，多重用代赭石，称"欲治此证，非重用赭石不能奏效也。盖赭石对于此证，其特长有六：其重坠之力能引胃气下行，一也；既能引胃气下行，更能引胃气直达肠中，以通大便，二也……是以愚治胃气逆而不降之证，恒但重用赭石，即能随手而奏效也"。如其治因"胃气上逆，胆火上冲"之呕吐方镇逆汤中用代赭石"降胃气，镇冲"；治"呕吐不能受药者"之镇逆承气汤用代赭石"引胃气下行……直达肠中，以通大便"。(临证经验选自《医学衷中参西录》)

【条文】

久吐不止，用脾胃药须加姜枣，盖姜枣能和脾胃也。

清代程杏轩《医述·呕吐（附吐矢）》引王协中语

【条解】

久吐不止，用脾胃药时必须加生姜大枣，原因是生姜大枣能温和脾胃。

【临证】

《伤寒论》所载113方，在用药方面也处处体现顾护脾胃的观念。其中用甘草者71方，用大枣者40方，姜、枣同用者37方，姜、枣、草同用者31方，参、草、枣、姜同用者7方。《神农本草经》中记载甘草"主五脏六腑寒热邪气……蜜炙偏温，长于补气"。甘草味甘性平，归心、肺、脾、胃经。补气即补脾胃气，甘草得土气最全，是补土培中之妙品。生姜味辛健胃、大枣纯甘滋脾。而人参在《本经》中归为上品，主补五脏，着重补脾。这些药的不同配伍或补益脾胃，或顾护脾胃，或意在扶正祛邪。可见，张仲景在治疗、预防及运用峻猛之药祛邪方面，始终贯彻着脾胃观。

【条文】

呕吐而大小便不秘，利药所当忌也。

清代程杏轩《医述·呕吐（附吐矢）》引朱彦修语

【条解】

呕吐但大便不秘结，忌用泻下药；呕吐但无小便不通，忌用利尿药。

【临证】

叶天士曾治一患者，食后吐出水液及不化米粒，二便自通，并不渴饮，五年不愈，宜理胃阳，用仲景法。熟附子、半夏、姜汁、白粳米。又泄浊阴，劫水饮，以安胃阳。服四日，腹胀吐水已减，知阳腑之阳非通不阖，再宗仲景法。真武汤加人参。此案一诊治疗以腹胀呕吐清水为主，证属胃阳衰微，因二便自通，真武汤去茯苓、芍药、白术，加姜汁、半夏降逆止呕，腹胀吐水减轻之后，虑及此胃阳虚衰乃命火不足所致，若不温肾化饮，实难治本。故二诊以真武汤加健运中土之人参，益火暖土，温阳化饮，待阳气得通，水饮得化，腑气自降而呕吐自止。（临证经验选自《临证指南医案》）

【条文】

反胃之治，多宜益水之源以助化功；噎膈之治，多宜调养心脾以舒结气。

明代张介宾《景岳全书·噎膈》

【条解】

治疗反胃，应该益水之源，以帮助脾胃运化；治疗噎膈，应该调养心脾，使气机舒畅。

【临证】

龙火潜于水中则安，若肾水不足，龙火虚浮于上致胃失和降而呕吐，此既有水虚的一面，也有火衰的一面，傅山治以上病下取，导龙入海，用附桂地黄汤化裁水火并补，师其意而不泥其方，或单纯内治，或内外结合，或热因寒用，探冷与服。单纯内治如治“大吐之症，舌有芒刺，双目红肿”，一般认为是热，其实也是肾水之亏，“盖脾胃必借肾水而滋润，肾水一亏，致脾胃之火沸腾而上，以致目红肿而舌芒刺也”。肾中龙火为脾胃之本，水亏龙火炎上带动脾胃之火沸腾，此症时躁时静，时欲饮水，及水到又不欲饮，即强之饮亦不甚快，为“上假热而下真寒”，用六味地黄汤加桂附水煎服，六味地黄汤滋肾水而上解假热，桂附下散真寒。（临证经验选自《傅青主男科》）

第十七章 泄泻

【概述】

泄泻是以排便次数增多，粪质稀薄或完谷不化，甚至泻出如水样为主要症状的病证。有关“泄泻”的病名的记载最早见于《黄帝内经》，本证在《内经》中统称为“泄”，虽无专篇论述，但有关内容却散见于20多篇文章中。“泄”与“泻”含义有别：泄，有漏泄之意，粪出稀溏，其势较缓；泻，有倾泻之意，粪出如水，其势较急，两者虽有缓急之别，临床所见往往难于截然分开，故临床多合而论之，统称为泄泻。

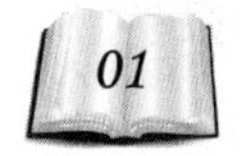

【条文】

泻而痛不止，责之土败木贼也。

明代龚廷贤《寿世保元·泄泻》

【条解】

泄泻而腹痛不止，当责之脾虚肝旺，肝气乘脾。

【临证】

马某，女，68岁。2017年5月5日初诊。主诉：腹痛腹泻1个月。现病史：现胃脘部隐痛，痛则欲泻，泻后痛减，今日大便4次，量少。舌淡红苔薄白，脉沉弦。既往体健，无其他重要病史可载。无药物以及食物过敏史。中医诊断：腹痛。证候诊断：寒凝气滞。治法：补脾柔肝，行气止痛。处方：天台乌药散合痛泻要方化裁。小茴香6g，乌药15g，高良姜10g，木香3g，槟榔6g，川楝子6g，大腹皮6g，白芍10g，新会陈皮10g，防风5g，白术5g，枳壳10g，独脚金3g，5剂。每日1剂，水煎服，分2次温服。医嘱：注意休息，多饮水；饮食宜清淡，忌肥腻、辛辣、醇酒之品；节房事，畅情志。

2017年5月11日复诊：前药后胃痛以及里急后重已除，近来睡眠较差，大便偏稀，一天1～2次，舌淡红苔薄白，脉沉弦。守原方加炒酸枣仁15g，川芎3g，茯苓10g，再进7剂。后以参苓白术散调理。

按：《医方考》云：“泻责之脾，痛责之肝；肝责之实，脾责之虚，脾虚肝实，故令痛泻。”此案患者胃脘部隐痛，痛则欲泻，泻后痛减，此乃肝旺脾虚；而舌淡红苔薄白，脉沉弦，表明此肝旺乃因寒凝气滞，导致肝胆疏泄失常，克犯脾土，因此用天台乌药散行气疏肝，散寒止痛；用痛泻要方补脾柔肝。（临证经验选自《三年难得师乘录》）

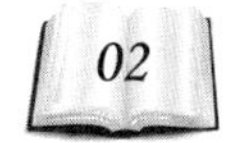

【条文】

水泻腹不痛者，湿也。痛甚而泻，泻而痛减者，食积也。泻水腹痛肠鸣，痛一阵泻一阵，火也。或泻或不泻，或多或少者，痰也。完谷不化者，气虚也。

清代汪昂《医方集解·卷上之六》

【条解】

泻下之物如水样且不腹痛，是湿邪。先剧烈疼痛而后泻，泻后痛减，是食积。泻下之物如水样且泄泻时腹痛肠鸣，疼痛一阵泄泻一阵，是火邪。有时泻有时不泻，泻下之物有时多有时少，是痰邪；泻下物里面有未消化的食物，是气虚。

【临证】

周仲瑛治一腹泻年余的患者，因食冷粥引起，大便日五六次，质溏夹有黏胨，腹痛腹胀，肠鸣窜气，舌苔薄白腻，脉细。经中药补气健脾、温肾助火等法治疗无效，乃从脾胃虚寒，肝气乘中施治，用苦辛酸甘法仿乌梅丸加减。服药5剂，泻止，大便转实，每日1次，仅觉有时肠鸣，舌苔净，原法巩固而愈。（临证经验选自《国医大师周仲瑛》）

【条文】

暴泄，肛门迸迫，属火化；暴泄，肛门不禁，属阴寒；久泄，肛门不禁，属阳虚。

清代张路玉《张氏医通·泄泻》

【条解】

泻下急骤，肛门紧迫，是热邪所致；泻下急迫，肝门滑脱不禁，是阴寒邪气所致；久泻迁延不愈，肛门滑脱不禁，是阳虚所致。

【临证】

丁光迪认为，泄泻临床上大致分为两个类别，即暴泄和久泄。暴泄多为时令之邪，或饮食所伤，发于夏季者多，有一定的季节性。久泄则有暴泄失治而致者，亦有属于内伤脾肾者，例如慢性肠炎的泄泻，更为常见，这些病发作无季节性，一遇起居、精神等不适，便易发病。泄泻责之于脾胃，因胃为水谷之海，而脾主运化。水谷入胃，运化不及，不能变化精微，反生湿浊，直趋肠间，即水谷并下而为泄泻。其病情有湿胜者，有湿热积滞者，有虚寒者，有脾虚肝旺者，有肾虚者，其中寒、热、虚、实为分析病情的关键。临床问诊时，除问大便外，还应问及肛门。由于以上三种泄泻的病因不同，治法亦异，如湿热者，当清热利湿，常用葛根芩连汤加减；寒湿者，当散寒化湿，常用藿香正气散加减；阳虚者，当温补脾肾，固涩下焦，常用附子理中汤合四神丸加减。

【条文】

治泻，补虚不可纯用甘温，太甘则生湿；清热不可纯用苦寒，太苦则伤脾；兜涩不可太早，恐留滞余邪；淡渗不可太多，恐津枯阳陷。

清代程杏轩《医述·泻（附肠鸣）》引《见闻录》语

【条解】

治疗泄泻，补虚不能全用甘温药，太过甘温就会生湿；清热不能全用苦寒药，太过苦寒就会伤脾；止泻兜涩不可太早，防止余邪未出尽而留于体内；淡渗之品不能太多，防止津液枯竭阳气不升。

【临证】

收敛固涩之品既可留驻补益之力于体内，也可收敛脏腑外泄之精气，还可直接止泻，但须慎用。若兼夹湿、热、痰、瘀等因素，不可急于求成盲目固涩，以防闭门留寇。故运用收敛固涩之法，有3个要点：一是佐用清热利湿化痰之品，如黄芩、黄连、椿根皮；二是"兜涩不可太早"；三是用之有法，脾泄固之以莲子、芡实、肉豆蔻，肝泄敛之以乌梅、白芍；肾泄涩之以五味子、补骨脂，肠泄涩之以诃子、石榴皮、赤石脂，湿热泄泻则用黄芩炭、大黄炭、黄连炭等。若遇痰饮、瘀血、积滞等胶着不去，亦果断运用通下导滞之法，取"通因通用"之意，并谓曰"邪去正安"，药用大黄、槟榔、神曲、鸡内金等。尤其多用熟大黄，药量在3～10g，朱良春谓其"推陈致新"，嘱打粉小量吞服。取效后，由攻多补少转为补多攻少且通涩相济，疗效确切。

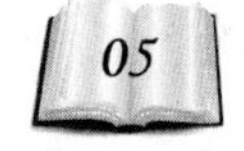

【条文】

飧泄不由乎胃滞，即系乎阳弱。

清代曹仁伯，见于《柳选四家医案·继志堂医案》

【条解】

飧泄不是因为胃滞就是因为阳虚。

【临证】

《陈氏小儿痘疹方论·类集痘诊已效名方》中记载了用四神丸治疗肾气不固所致泄泻："愚按前方（肉豆蔻丸），治阳气虚寒，肠滑泄泻之涩剂。盖肾主大便，若因肾气不固而致前症者，宜用木香散送四神丸。如不应，急煎六君子汤送四神丸补之。盖豆蔻丸涩滞之功多，补益之功少也。"《陈氏小儿痘疹方论·附方》又曰："四神丸治脾胃虚弱，大便不实，饮食不思，或泄利腹痛等症。"

06

【条文】

泻利不已，急而下趋，愈趋愈下，泄何由止。甘能缓中，善禁急速……所谓急者缓之是也。

明代李中梓《医宗必读·泄泻》

【条解】

泄泻停不下来，急迫且趋下，越急迫越趋下，怎么止泻？甘味药可以缓和中气，善于缓急……这就是所说的急迫的病用甘缓的方法治疗。

【临证】

患者，男，28岁。一年多来左上腹不适，伴腹泻，呈稀水样，“食后即泻”，每逢饮食不节及着凉后泄泻可达每日十数次，时感恶心，纳食尚可，舌胖，有齿痕，苔花剥，脉沉细。诊断：慢性腹泻。中医诊断：泄泻。辨证：脾阳虚弱。治法：甘温运脾，缓急止泻。处方：北沙参15g，太子参20g，白术15g，生薏仁30g，茯苓30g，扁豆15g，山药60g，莲子肉10g，桔梗6g，木香10g，防风10g，白芍15g，苏叶10g，柴胡10g。上方进7剂后，腹泻和进食的时间间隔延长约1个小时，次数亦有所减少，原方加减调理两个半月而获全效。停药后嘱患者在家自行熬食山药粥以资调补。

第十八章 痢疾

【概述】

痢疾是一种具有传染性，多发于夏秋季节，以腹痛、里急后重、下痢赤白脓血为主症的疾病，又称“肠游”“下利”“大瘕泻”等。《黄帝内经》中描述了以“腹痛”“便血”“下白沫”“下脓血”为主要症状的病症，并将其命名为“肠澼”。《圣济总录》中已有“痢疾”病名。痢疾多由湿热阻滞、饮食失调、七情气郁所致，病机主要由于荣卫不足、胃弱阳虚，后因暑热酷烈、过食生冷、热为寒郁、饮食不能克化、运化失常，湿蕴、湿与积热、食滞胶结而致痢。治法初起宜通利为先，久痢则宜补虚收涩为主。

【条文】

行血则便脓自愈，调气则后重自除。

金代刘完素《素问病机气宜保命集·泻痢论第十九》

【条解】

对于便下脓血，可以采用调和血脉的方法解决，对于肛门坠胀的，可以采用调理气机的方法解决。

【临证】

热痢：痢初实热腹窘痛，下痢无度尿短红，舌赤唇焦喜饮冷，芍药白头香连灵。热痢者，皆因湿热凝结于肠胃，以致腹中窘痛，频频下痢，尿短色红，舌赤唇焦，喜饮冷水，此里热之证也，重则当归芍药汤主之，轻则白头翁汤主之，或香连丸主之。当归芍药汤方：当归、白芍、木香、黄芩、黄连、肉桂、大黄、甘草、生槟榔。水煎服。（临证经验选自《医宗金鉴》）

【条文】

无痰不成疟，无积不成痢。

明代许清源《东医宝鉴·杂病篇卷一》

【条解】

没有痰不能形成疟疾，没有积滞不能促成痢疾。

【临证】

“痢无止法”是前人根据长期临床实践观察总结出来的经验。中医学认为痢疾起病，大多由于饮食不慎，再感暑湿之气，则湿食气血郁阻而形成，故又有“无积不成痢”之说。清化导滞是常法。病情虽重，如形体尚实，正气未衰，要用通下导滞的方法，这就是《内经》所说“通因通用”之法，切忌早补纯补或止涩，久痢虚者也当通补。宜掌握导滞消积，清热解毒，行气和血。常用药物有葛根、黄芩、黄连、木香、槟榔等。

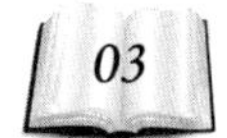

【条文】

痢久气血俱虚，虚中有寒，滑下不收者，补中加温涩之剂，如真人养脏汤之类。有湿热在大肠，因里急后重而脱肛者，宜清之，如《保命集》地榆芍药汤之类。

明代孙文垣《赤水玄珠·痢疾脱肛》

【条解】

痢疾日久不愈，气血两虚，虚中有寒，滑脱不收者，可用补中加温涩的方子，如真人养脏汤之类。有湿热在大肠，因为里急后重而脱肛的患者，宜使用清法，如《保命集》中的地榆芍药汤之类。

【临证】

卢某，男，62岁，农民，1990年2月10日诊。半年前患过急性菌痢，未获根治，日久不愈，痢物白多赤少，有黏胨，腹痛绵绵，腰酸怕冷。诊见：四肢不温，倦怠少神，舌淡苔白，脉沉细而弱。大便镜检：脓细胞（+），红细胞（+），食物残渣（+++）。证属脾肾阳虚，滑脱不禁；治当温中化湿，温补下元。方选用真人养脏汤并配合参苓白术丸送服，半月后诸证减退，守原方，改参苓白术丸为香连丸继服一个月后痊愈。与李中梓在《医宗必读·泄泻》中所言“泄泻日久，幽门道滑，虽投温补，未克奏功，须行涩剂，此谓滑者涩之是也”相类。

【条文】

愚谓先水泻而后脓血，此脾先虚而积滞继至，故难愈；先脓血而后水泻，此积滞既去，已无邪矣，故易愈。

明代孙文垣《医旨绪馀·痢与滞下辨》

【条解】

我认为先有水样便而后出脓血，是脾先虚而后有积滞，所以难治愈；先泻脓血而后有水样便，这是积滞去除，已经没有病邪了，所以容易痊愈。

【临证】

孔伯华认为，病有先水泻而后脓血者，古称贼邪，所谓脾传肾也，此脾先虚而积滞继至，故每较难愈。若先脓血而后水泻者，古称微邪，历谓肾传脾也，乃积滞既去已无邪，故每易医。朱丹溪论述脾肾失济致病时，则认为是互为因果。其在《金匮钩玄·卷二·下血》和《丹溪心法·卷二》均言及："先水泄，后脓血，此脾传肾，贼邪难愈。先脓血，后水泄，此肾传脾，微邪易愈。"（临证经验选自《孔伯华医集》）

【条文】

凡久痢年高，与产后病后，诸疮疽及泻后作痢，慎不可用攻伐之剂，急宜醒脾崇土，补中益气加炮姜，木香，有血加乌梅，芍药。

清代张路玉《张氏医通·痢》

【条解】

凡是痢疾日久的老人、产后妇女、各种疮疽以及泄泻后发作痢疾的患者，注意不可以用攻伐的方剂，应该马上醒脾补土，用补中益气汤加炮姜、木香，痢疾下血加乌梅、芍药。

【临证】

某妇，年逾五十，病痢半载余。医用四物凉血之剂及香连丸，愈增。胃脘腹中痛甚，里急后重，下利频并嗳气，亦或咳嗽，通身烦热。顾雨时诊之，脉皆细弱而数。曰：此肠胃下久而虚也。医用寒凉，愈助降下之令，病何由安？《经》云："下者举之，虚者补之。"其治此病之法欤！遂以参、术为君，茯苓、芍药为臣，陈皮、升麻为佐，甘草为使，研末。每服二钱，清米饮调下日二次或三次，遂安。（临证经验选自《药盦医案全集》）

【条文】

治痢大法，始当推荡，久当温补，而尤宜以顾胃气为主。

清代冯楚瞻《冯氏锦囊秘录·方脉痢疾合参照》

【条解】

治疗痢疾基本法则，初起时应用泻下导滞法。久痢应用温补法，尤其要以顾护胃气为主。

【临证】

喻昌治疗浦君艺氏一案是固护胃气以转危为安的范例，由于前医再三误治，一月来没能适时地运用逆流挽舟法，反而滥用黄连、大黄大伤胃气，致使胃气不运，幽门阑门洞开无阻，一昼夜痢下百余行，腹反不痛，喻氏当机立断，诊属正虚滑泄，无实可攻。急补其正，听邪自去，用大剂四君子汤（方中必用人参，不可代之）煎调赤石脂、禹余粮两味药末，连连与服，药后痢势锐减，但腹痛反剧，喻氏洞察其为虚已受补，胃气来复，有力抗邪之佳兆，“不痛则危，痛则安”，嘱放胆再进前药，继而专用四君子汤，果然十余剂而全安。可见，喻氏治变救误，固护胃气，运用之妙，高人一筹。（临证经验选自《寓意草》）

【条文】

在气分，有苦辛调气和辛甘益气等法；在血分，有酸苦行血及咸柔养血诸方。

清代叶天士《临证指南医案·痢》

【条解】

痢疾在气分，有苦辛调气，辛甘益气等方法；在血分，有酸苦行血和咸柔养血等方法。

【临证】

周仲瑛曾治一患者，发热2天，下痢红白且时伴鲜血，一日夜达二三十次，里急后重，痛苦不堪，口渴欲饮，恶心呕吐，食欲不振。形体消瘦，精神困惫，舌苔黄，脉细数。周老治以清热止泻，以白头翁汤加味。然下痢红白黏胨不见减轻，一日夜仍为二三次，里急后重，困惫异常。仍以原方加减，大便转为正常，红白黏胨全无，里急后重消失。再以其方1剂以固疗效。（临证经验选自《周仲瑛实用中医内科学》）

【条文】

厥阴下利，宜柔宜通。

清代叶天士《临证指南医案·痢》

【条解】

厥阴泄痢，治疗用药宜柔和，通达气血。

【临证】

治疗厥阴伏热痢疾：“邱妪，进润剂，痛缓积稀，知厥阴下利，宜柔宜通。血虚有风显然。生地黄、阿胶、丹皮、生白芍、银花、小黑稆豆皮。”（临证经验选自《临证指南医案》）

【条文】

寒热未止，必有外邪；血痢未清，必有内邪，峻补则邪留不去，如此虚人，可使邪气日增乎？去邪毋伤正，使生机渐达，乃为良策。

清代徐灵胎《洄溪医案·疟痢》

【条解】

身体发冷或发热症状没有消失，必定有外邪侵袭；痢疾带血，一定有内邪干扰，用大剂量补法则内邪留滞，这样虚弱的人，难道不会使得邪气日益增长吗？祛邪不伤正，使疾病逐渐向愈，方为好的方法。

【临证】

朱丹溪提出了根据疾病的虚实而采取不同的治疗方案，“壮实初病宜下，虚弱衰老久病宜升”。《丹溪心法》云：“痢，赤属血，白属气，有身热，后重，腹痛，下血。身热夹外感，小柴胡汤去人参。后重积与气坠下之故兼升兼消，宜木香槟榔丸之类……痢虽有赤白二色，终无寒热之分，通作湿热治，但分新旧，更量元气用药，与赤白带同。”

【条文】

凡治痢疾，一见表证，必先解表。

清代程杏轩《医述·痢》引查了吾语

【条解】

治疗痢疾，一旦见到表证，一定要先解除表证。

【临证】

喻氏创逆流挽舟法，其意为对外感夹湿型痢疾，可以采用疏散表邪的治法，表气疏通，里滞亦除，其痢自止。“周信川”案，患者 73 岁，平素身体坚实，秋天得了痢疾，迁延不愈到冬天发展成休息痢，一昼夜十余行，面目浮肿，肌肤晦黑，脉沉数有力。面目浮肿，表明阳气不能布于体表；肌肤晦暗，表明气血久不荣于肤表。脉数者为热，有力为实，非虚脉也。脉证合参，其面虽肿，其色虽黑，并非阳虚使然，实为肺气不得宣布于体表日久所致也。表气不宣，则内在气机郁滞。所以，沉脉不能概论为虚，气机郁滞也会现沉象。喻氏断以“阳邪陷入于阴之证”，方用人参败毒散，后改用补中益气汤调治，不旬日而痊愈。阳邪陷阴，属外邪内陷，邪出则正安。喻氏主张“先解其外，后调其内”，用“逆流挽舟之法，引其邪而出之于外”，使内陷之势逆转，砥柱中州，可为后世之师表。（临证经验选自《寓意草》）

【条文】

痢久见痛，方为气陷，然止宜用补中汤升之，未可骤用理中汤温之。

清代程杏轩《医述·痢》引秦皇士语

【条解】

痢疾日久出现腹痛，属于气陷，只适合用补中汤升提中气，不可以突然使用理中汤温中祛寒。

【临证】

痢疾久治不愈，正气受损，或年老体衰，正气本不足，治疗当以扶正气为主。朱丹溪所谓："虚弱衰老久病宜升。"升清降浊，健运脾胃，生化气血之源。久痢腹痛乃气不行血所致而非脾胃虚寒，使用温补药一则虚不受补，二则恐邪陷难出而闭门留寇。（临证经验选自《丹溪心法》）

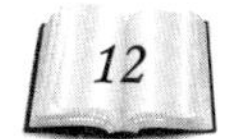

【条文】

桑螵蛸，收涩肾气，久痢不止，用之甚妙。

清代程杏轩《医述·痢》引余迪兹语

【条解】

桑螵蛸，可以收涩肾气，痢疾日久不能停止，用了它治疗效果非常好。

【临证】

桑螵蛸性平，味甘咸，入肝，肾经。具有固精缩尿、补肾助阳等功效，主治肾虚不固之遗精滑精、遗尿尿频、妇人带下、阳痿早泄等症。《药性论》中记载："主男子肾衰漏精，精自出，患虚冷者能止之。止小便利，火炮令热，空心食之。虚而小便利，加尔用之。"桑螵蛸用于治疗久痢不止，可能为余迪兹之创见，盖因桑螵蛸具有温补肾阳和收涩之功。

【条文】

考古贤治痢，不外通涩两法，大都初痢宜通，久痢宜涩。

清代程杏轩《杏轩医案·辑录》

【条解】

考究古代先贤治疗痢疾，不外乎通法和涩法，大多数情况下，痢疾初起治宜通利，日久治宜固涩。

【临证】

虞天民在《医学正传》中对痢疾的治疗提出了详细的方法，其中对于"初得一、二日间，元气未虚"者，他提出"必推荡之"，此通因通用之法，用大承气汤或调胃承气汤。对于久泄之人，"体虚气弱，滑泄不止，亦当以涩药止之"，并给出用药"诃子肉、豆蔻、白矾、半夏、牡蛎之类"，然须以陈皮为佐，恐太涩亦能作疼。如若病情严重，还可以药物与灸法同用，灸天枢、气海等穴位。

【条文】

痢疾初起，多由暑湿积滞而成，亦有夹寒夹表邪者。

清代王旭高《医学刍言·痢》

【条解】

痢疾初起时，多是因为暑湿积滞所致，也有夹寒夹表邪的。

【临证】

周仲瑛治疗一痢疾初起的患者，痢兼呕吐，汤水不进，脘痛甚急，脉沉，此由暑湿痰饮内遏不宣，客邪外侵，燥湿两治。予北沙参、半夏、蒌皮、薤白、川连（姜汁炒）、麦冬、知母、滑石、芦根。服后吐止，惟时时泛水，蓄饮上逆也。痛势下降，痢如前，里之蓄饮得苦辛少解，而燥邪方炽，仍当解燥并进。予北沙参、麦冬、泽泻、薤白、猪苓、芥子、牡蛎、扁豆木通（姜汁炒）、芦根。服吐水遂止，稍能进谷，脉亦较松，此证兼有蓄湿者，又不得纯用润剂为例，苦辛势所必需，湿退仍从燥治。（临证经验选自《国医大师周仲瑛辨治疑难病证方略》）

【条文】

休息痢必有积，化湿热以运中州，疏积滞以和气血。

清代王旭高《王旭高医案·痢疾门》

【条解】

休息痢必定有积滞，清热化湿以运化中焦，疏导积滞以调和气血。

【临证】

巢元方提出“休息痢”的病名，并对休息痢的病因病机有较为详细的论述：“休息痢者，胃脘有停饮，因痢积久，或冷气，或热气乘之，气动于饮，则饮动，而肠虚受之，故为痢也。”又云：“冷热气调，其饮则静，而痢亦休也。肠胃虚弱，易为冷热，其邪气或动或静，故其痢乍发乍止，谓之休息痢也。”可见休息痢病变脏腑为脾、胃、肠，故治疗以调整脾、胃、肠为主，选用归脾汤、枳术丸、理中汤、行积香连丸等调整中焦脾胃，行大肠积滞之方药。（临证经验选自《诸病源候论》）

【条文】

厥阴下痢纯血，身必发热。太阴湿聚下痢纯血，身必发寒。

清代余听鸿《余听鸿医案·湿聚便血》

【条解】

血痢属厥阴者，身上必然发热。血痢属太阴湿聚者，身上必然发冷。

【临证】

下痢纯血，又称血痢，治之者，须分寒热，寒热之辨，以身热、身寒为佐证。此外，属热者，色多鲜红，属寒者，血多紫暗。属热者，宜用白头翁汤，仲景曰：“热利下重者，白头翁汤主之。”叶天士亦认为湿热之邪伏于厥阴所致发热经旬不解、发热自利、神识不清，治以清热缓急祛湿，方用加味白头翁汤；属寒者，可治以桃花汤。（临证经验选自《临证指南医案》）

【条文】

暑毒赤痢，夏秋最多，釜底抽薪，却是去痢之捷法。

近代何廉臣，见于《全国名医验案类编·暑毒赤痢案》

【条解】

暑毒赤痢即疫痢，夏秋季节发病最多，治需釜底抽薪，才是去除痢疾的胜法。

【临证】

暑毒赤痢，发病急骤，痢下脓血，日夜无度，证兼壮热口渴，烦躁头痛，腹痛剧烈，里急后重，舌质多红绛，脉大而数，为疫毒入于营血，治须解毒凉血，宜用白头翁汤加金银花、生地黄、赤芍、牡丹皮等，甚者加锦纹大黄、清热、解毒、通下，一药而具三用，往往一泻而向愈，亦取“通因通用”之意，故曰釜底抽薪却是去痢之捷法。甚者疫毒深入心营时，若有神识昏糊，配用安宫牛黄丸，有抽风者另服紫雪丹。

第十九章 便秘

【概述】

便秘是指粪便在肠内滞留过久，秘结不通，排便周期延长，或周期不长，但粪便坚硬、排便艰难，或便质不硬，虽有便意而排便艰涩不畅的一种病证。在中医学中，便秘有很多名称，如“大便秘”“大便秘涩”“大便难”“脾约”“寒积”等。本病病位在大肠，并与脾胃肺肝肾密切相关。现代中医内科著作中，多将便秘分为实秘与虚秘两大类，实秘分为肠胃积热、气机郁滞、阴寒积滞三型，虚秘分为气虚、血虚、阴虚、阳虚四型。其病因多为饮食不节、情志失宜、年老体虚、感受外邪等，基本病机为肠道传导失司。便秘主要以肠道气滞、脾肾阳虚、脾气虚弱证为主。

【条文】

秘结之由，除阳明热结外，则悉由乎肾。

明代张介宾《景岳全书·秘结》

【条解】

大便干涩难解的原因，除阳明热结之外，则几乎都是因为肾。

【临证】

《丹溪手镜》中认为：“结燥便闭，火邪伏于血中，耗散真阴，津液亏少。夫肾主大便为津液，津液润则大便润。热燥，脾脉沉数，下连于尺，脏中有热。亦有吐泻后，肠胃虚，服热药者，宜承气下之。”大便秘结，一般都认为阳明热结所致，殊不知便秘之属肾者亦复多见。以肾主五液，开窍于二阴，职司二便，故肾之阴虚、阳虚皆能使大便秘结。凡肾阴虚证见腰膝酸软、头晕耳鸣，颧红舌赤等；肾阳虚证见腰脊冷重，四肢欠温，小便清长，舌淡苔白等。凡此皆不可妄用通下，肾阴虚者宜补肾养阴，常用六味地黄汤加玄参、玉竹、麻仁等；肾阳虚者宜温肾通便，常用济川煎，如兼冷秘者可加用半硫丸。便秘属肾者固多，但言悉由乎肾，未免以偏概全，因便秘之因尚有气虚、血虚、气滞、肝郁等，不可不知。

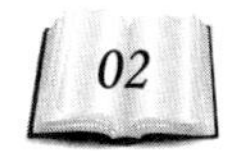

【条文】

大小便俱不通者必先通其大便，则小便自通矣。

明代张介宾《景岳全书·秘结》

【条解】

大小便都不通，必须先通大便，然后小便自然通利。

【临证】

黄某，女，27岁。产后月余，小便不通，前医曾用补中益气汤加桔梗、杏仁、紫菀等药小便仍不通，导尿过多次，针灸、热敷、封闭等方法均未取效。刻诊：小腹胀满，自汗乏力，恶露色紫。大便秘结，小便不通，舌苔。黄腻，舌质稍紫，脉细缓。观其脉证，责之瘀滞下焦，阳明腑实，气化受阻，以致癃闭。“闭”为当务之急，故亟予通腑利尿，以急则治标，兼以补气活血。处方：生大黄10g（后下），生白术30g，桃仁10g，黄芪20g，党参10g，益母草30g，车前子10g（包），泽泻15g，猪茯苓10g，甘草10g，服上药一帖后，于晚上八点大便解小便通。

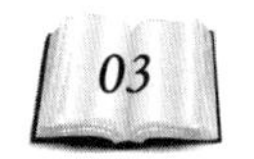

【条文】

津液枯者宜蜜导，热邪盛者宜胆导，如冷秘者，削酱姜亦能导之。

清代汪讱庵《医方集解·攻里之剂第四》

【条解】

津液枯竭者，宜用蜜煎导法；热邪炽盛者，宜用猪胆汁导法。如果是冷秘，酱腌制老姜，削如橄榄状塞入肛门，也可以通便。

【临证】

《伤寒论·辨阳明病脉证并治》云：“阳明病，自汗出，若发汗，小便自利者，此为津液内竭，虽硬不可攻之，当须自欲大便，宜蜜煎导而通之。”即津伤便硬，或欲便不解者，宜用导法治疗。本方因势利导，用蜂蜜制成栓剂纳入肛门，润燥滑肠通便，乃外治内病之法，是世界上最早的栓剂处方，至今仍在中医临床中广泛应用，并有较好的疗效。

【条文】

阴血外溢则为汗，阴血下润则便通。

清代高鼓峰《医宗己任编·养阴法》

【条解】

阴血外溢肌肤为汗，阴血向下滋润则便通。

【临证】

王某，近日大便溺涩难排，是因为下焦幽门气机不畅，阴血不能向下运行。肠道枯燥。药用咸苁蓉一两，细生地黄二钱，当归一钱半，郁李仁二钱，研柏子霜一钱半，牛膝二钱。其中肉苁蓉起到了补肾阳，益精血，润肠通便的功效。（临证经验选自《临证指南医案》）

【条文】

凡小便闭而大便通调者，或系膀胱热结，或水源不清，湿症居多；若大便闭而小便通调者，或二肠气滞，或津液不流，燥症居多。

清代叶天士《临证指南医案·便闭》

【条解】

小便不通而大便通调者，可能是因为膀胱热结，可能因为水源不清，多为湿证；而如果大便不通而小便通调者，可能是大小肠气滞，或者津液不流通，多为燥证。

【临证】

汪某，吸入秋暑的秽浊之物，感觉寒热往来如疟，上部咳痰，下部泄泻。三焦皆热，气不化则小便不通。拟芳香药物辟秽，利湿退热，一定要以小便通为主。藿香梗、厚朴、檀香汁、广皮、木瓜、猪苓、茯苓、泽泻、六一散。（临证经验选自《临证指南医案》）

【条文】

实秘者，秘物也；虚秘者，秘气也。

清代程杏轩《医述·大便》引张洁古语

【条解】

实证的便秘，是有形之物造成的便秘；虚证的便秘，是无形之气造成的便秘。

【临证】

便秘辨证要分清寒热虚实。便秘伴小便短赤，面红心烦，口干口臭，大便干燥、硬如球，口臭唇疮，胁腹痞满，甚则胀痛，鼻息气热、苔黄燥，脉滑实者多为实证、热证，治则清热泻火、泻利通便，方药：脾约麻子仁丸加减。便秘，腹胀腹痛，嗳气频作，胁肋胀痛，口干口苦，烦躁易怒，头目昏晕，脉沉弦，或细弦，舌绛，苔白或偏黄而燥，为肠道气滞，治则理气导滞、润肠通便，常用方六磨汤加减。便软，排便无力、常虚坐半日而终不得解，便后疲乏，便秘伴短气汗出，头晕目眩，心悸、神疲乏力，小便清长，四肢不温、神疲气怯，舌淡嫩胖，脉虚弱或沉细无力者，多为虚证、寒证，治则补脾益气、润肠通便，黄芪汤加减。大便秘结，面色皖白，时眩晕心悸，甚则少腹冷痛，小便清长，畏寒肢冷，舌质淡，体胖大，苔白润，脉沉迟，为脾肾阳虚，治法温阳润燥通便，常用方济川煎（《景岳全书》）加减。要以实则泻之、虚则补之为原则，实秘者以清热行气通下为大法，虚秘者以益气、养血、滋阴、润下为治法。

【条文】

世人但知热秘，不知冷秘。冷秘者，津液不通，如天寒地冻水结成冰之义，治宜八味丸、半硫丸温而通之。

清代程杏轩《医述·大便》引张洁古语

【条解】

世人只知道热秘，却不知道冷秘。冷秘，为肠道津液不通，像天寒地冻时水结成冰的样子，治宜用八味丸、半硫丸温而通泻。

【临证】

冷秘多见于老年人，常用《局方》半硫丸，或《金匮》肾气丸加肉苁蓉、当归、锁阳等药。老年肾常亏，再加阳虚之体，肠失温润，致大便艰涩，治疗中既要温阳以蠲其阴寒之邪，又要防止耗伤其不足之阴，用半硫丸，硫黄性大热能补命门之真火，蒸腾阳气以疏利大便，佐半夏以降浊。《金匮》肾气丸是在滋补肾阴的药物中适当加温补肾阳之药物，加肉苁蓉、当归、锁阳不但能增加温肾阳之功，而且又有润肠通便之力。用此是遵循“善于补阳者，必于阴中求阳”之古训，有温阳不伤津液之忧。

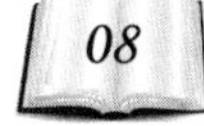

【条文】

大便干燥缘于血液不足，小便秘滞由于气化不行。

清代程曦《医家四要·病机约论》

【条解】

大便干燥因为血液不足而失于濡润，小便淋沥不畅因为膀胱气化不行而推动无力。

【临证】

便秘多因素体阴虚，或热病伤津，或年老体虚，阴血不足，或女子经带胎产，损伤阴血等致阴虚津亏、大肠干涩，因此治疗应以滋阴润肠为要，用润肠丸。张锡纯在《医学衷中参西录》中指出：“治阴证者，当以滋脾阴为主。脾阴足，自然灌溉诸脏腑也。”缪仲淳在《先醒斋医学广笔记》中说：“胃气弱者则不能纳，脾阴亏则不能消，世人徒知香燥温补为治脾虚之法，而不知甘凉滋润益阴之有益于脾也。”由此可见，滋补脾阴应用甘凉滋润之品，使之甘以补脾，润以养阴，滋而不腻，运而不燥。

第二十章 疝气

【概述】

疝，即某一脏器通过周围组织较薄弱的地方而隆起，头、膈、腹股沟等部位皆可发生。疝气通常指腹股沟部的疝，症状是腹股沟凸起或阴囊肿大，时有剧痛，俗称“小肠串气”。疝气病位主要在肝，亦与肾、脾及任脉有关。疝气属于临床常见病，多见于小儿、老年人及妊娠妇女，对患者身体及心理均有一定的危害，久延不愈更可危及生命。疝气的病位在肝，亦在肾、脾、任脉。

【条文】

诸疝皆属于肝。

清代李用粹《证治汇补·腰膝门》

【条解】

疝气疾病病机多和肝有关。

【临证】

诸疝皆属于肝者，以睾丸及少腹部位，为足厥阴肝经循行之处，故曰皆属于肝。治疝气虽需辨证求因，但在病机上不离肝经。如叶天士治疗一疝坠于右的患者，筋脉挛缩牵连小腹疼痛，因为寒主收引。宜进食温通厥阴脉络的药物。川楝子（二两），穿山甲（二两炙），炮黑川乌（五钱去皮），炒黑小茴香（一两），橘核（二两炒），乳香（五钱），用老韭白根汁泛丸，饥时服二钱五分。（临证经验选自《临证指南医案》）

【条文】

然余谓病标在肝，病本在脾肾。

清代王旭高《王旭高临证医案·疝气门》

【条解】

疝气病标在肝，病本在脾肾。

【临证】

《顾松园医镜·症方发明》亦曰：“疝病初起，未有不因寒受湿者……又肾主阴也，故仲淳以疝病责之肾虚，寒湿之邪乘虚客之所致。”可知寒疝虚证、肾阳亏虚、寒凝经脉病位在肾。肝、肾在结构和功能上虽有差异，然“乙癸同源”关系密切，疝气病位虽以肝经为主亦不离肾。治疗寒疝虚证主方为暖肝煎，具有温补肝肾、行气止痛的作用。《柳选四家医案》曰：“疝气下坠，脾不升也。”病位在脾。脾为“后天之本”“气血生化之源”，脾气主升。小儿脾胃娇弱，先天不足或后天喂养不当易导致脾气亏虚、升提无力，从而下陷为疝。故临床上疝气尤以小儿多见，治当首选补中益气汤。

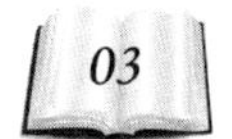

【条文】

治疝必先治气……凡气实者，必须破气；气虚者，必须补气。故治疝者，必于诸证之中，俱当兼用气药。

明代张介宾《景岳全书·疝气》

【条解】

治疝气应当先调理气机。气实者，必须破气；气虚者，必须补气。所以治疗疝气的时候，在诸多症状中应当兼用理气药。

【临证】

姥山小儿，6岁。狐疝3年余，或下或上，哭则渐大，每日数次。此气虚也。给服散药（药物组成：黄芪1两5分，橘核仁1两，川楝子1两，升麻5钱，潞党参1两5钱，小茴香8钱，荔枝核1两5钱）。共研末，每日早、晚饭前水调服1钱5分。1料，月余服完，痊愈而不下矣。气虚者，须补气。《贺季衡医案·疝气》曰：“先祖治疝……病机的关键在于气……故气虚者用补中益气汤益气升提。”本例患儿病已数年，可见当有虚候，故在疏肝理气的基础上，加潞党参、升麻以补虚升提。（《中国百年百名中医临床家丛书——徐恕甫）

【条文】

疝证多用辛散苦降，以解寒热错综之邪。

清代张璐《张氏医通·大小府门》

【条解】

疝证，治疗时多用辛散苦降之品，来解除寒热错杂的邪气。

【临证】

疝之为病，病位多在肝，或结于少腹，或结于睾丸，均是肝经循行之处，张子和认为，寒疝的病因为坐卧湿地，或寒月涉水，或冒雨雪，或卧坐砖石，或风冷处使内过劳。其病机为寒湿之邪凝结于内，侵犯肝经所致。症见：阴囊寒冷，结硬如石，阴茎不举，或按睾丸而痛。治疗当以温剂下之。多用天台乌药散以温里散寒，行气除湿。

【条文】

古人治疝，每用五苓散加行气药多效。

清代程杏轩《医述·疝》引冯楚瞻语

【条解】

古人治疗疝气，用五苓散加行气药效果更好。

【临证】

一般情况下，疝多为无形之气，虽视之有形，但推之可移可消，治之多用疏理厥阴之气的方法，治疝名方亦多以理气为主，如七疝汤、气疝饮等。寒疝乃寒湿与气滞等相互搏结而成有形之邪，单纯治气已无济于事，宜用五苓散加行气药。桂枝辛温通阳，化气行滞；白术燥湿运化；茯苓、猪苓、泽泻淡渗下降化湿。吴茱萸、小茴香等理气散寒，化阴凝为阳和。诸药合用，共奏温阳化气、暖肝散寒止痛之功，使寒湿除，气化正常，疼痛止矣。

【条文】

暴疝多寒，久疝多热。

清代叶天士《临证指南医案·疝》

【条解】

急性疝气多见于寒证，慢性疝气多见于热证。

【临证】

张子和认为疝病之本，不离乎肝，又不越乎寒，以肝脉络于阴器，为至阴之脏；足太阳之脉络肾，属膀胱，为寒水之经。叶天士宗其说，故云："夫厥阴之脉，绕乎阴器，操持谋虑，都主伤肝，一气结聚，变幻形象而痛，病名曰疝，疝分有七，暴疝多寒，久疝多热。"久疝多热，疝久不愈，寒郁化热，故曰久疝多热。叶氏以此为疝病之大纲，治疗引张子和从肝论治法。（临证经验选自《临证指南医案》）

【条文】

疝气作痛，宜通不宜塞，宜温不宜寒。

日本丹波元坚《杂病广要·寒疝》引《奇效方》语

【条解】

疝气引起的疼痛，宜用通法而不宜塞法，宜用温法而不宜用寒法。

【临证】

刘完素在"丈夫㿗疝，谓阴器连少腹急痛也"的基础上进一步阐述，认为"少腹控卵，肿极绞痛也，寒主拘缩故也。寒极而土化制之，故肿满也”。可见他认为疝气产生的主要原因乃因于寒，在治疗上用蒺藜、附子等药或茴香楝实丸等温里行气止痛。（临证经验选自《素问玄机原病式》）

第二十一章 黄疸

【概述】

黄疸是以身目黄染，小溲黄赤为主要特征的一类疾病，古称“黄瘅”。长沙马王堆汉墓群出土的《足臂十一脉灸经》和《阴阳十一脉灸经》有关于黄疸疾病的最早记载。“黄疸”病名正式提出首见于《黄帝内经》，东汉医圣张仲景《伤寒杂病论》所论述的黄疸是广义的，可分为伤寒之黄及杂病之黄，为后来的黄疸病名发展奠定了临床辨证基础。关于黄疸命名的要素有症状、病因、病机、病位。部分黄疸的命名比较丰富，同一病名在不同时期有不同的命名。我国古代医家多认为黄疸以湿热为主，多宗张仲景所创立的汗、吐、下、和、温、清、消、补八法，其中多以清热化湿和温化寒湿为主。

【条文】

阴黄证，则全非湿热，而总由血气之败。

明代张介宾《景岳全书·黄疸》

【条解】

阴黄者，不是因为湿热，大多是因气血衰败所致。

【临证】

清代医家顾松园、叶桂、沈金鳌均以温阳散寒、利湿退黄为法推崇茵陈四逆汤主治阴黄证。但历代医家并未拘泥寒湿之说。《景岳全书》云：“阴黄证，多由内伤不足，不可以黄为意，专用清利，但宜调补心脾肾之虚，以培血气，血气复则黄必尽退。如四君子汤，五君子煎……皆心脾之要药也。若六味、八味丸……皆阴中之阳虚所宜也。”可见培育气血亦是治疗阴黄的重要方法。

【条文】

外感之黄，热解而黄自消；内伤之黄，虚回而黄始退。外发体实者，投清凉可愈；内发元亏者，非补益不痊。

清代程杏轩《医述·疸》引《会心录》语

【条解】

外感黄疸，清热后黄疸自然消退；内伤黄疸，补虚后黄疸开始消退。外发身体壮实的人，用清凉药可痊愈；内发元气亏虚的人，不用补益药不能痊愈。

【临证】

张锡纯以硝石矾石散为治内伤黄疸之方，以化其胆管之凝结，而以健脾胃补肝胆之药煎汤送服。而治外感黄疸多用仲景茵陈蒿汤、栀子柏皮汤和麻黄连翘赤小豆汤，且以为“统观仲景治内伤、外感黄疸之方，皆以茵陈蒿为首方。诚以茵陈蒿性凉色青，能入肝胆，既善泄肝胆之热，又善达肝胆之郁，为理肝胆最要之品，即为治黄疸最要之品”。（临证经验选自《医学衷中参西录》）

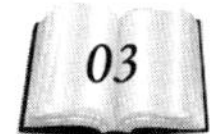

【条文】

疸证，服解利之药，久而不愈，皆作虚论。

清代程杏轩《医述·疸》引徐东皋语

【条解】

疸证，服清热利湿药，而久未治愈，都从虚证论治。

【临证】

叶天士治疗黄疸慎用下法，用攻下法治疗黄疸易致胀满，严重可导致变证，而且叶氏所遇黄疸证患者大多久病未愈或失治误治，脾胃既虚，日久湿热不去也会进而影响脾胃的运化及肝胆的疏泄调畅，故此类患者皆作虚证论，若用苦寒攻下之法，则容易复伤脾胃阳气，使湿浊邪气更甚，脾升胃降及肝主疏泄功能失常而致气机失调，故“必生胀满”。（临证经验选自《临证指南医案》）

【条文】

阳黄系胃腑湿热熏蒸……其色明如橘子，治在胃。阴黄系脾脏寒湿不运……其色晦如烟熏，治在脾。

清代林珮琴《类证治裁·黄疸论治》

【条解】

阳黄是胃腑湿热壅滞，熏蒸肝胆所致……身黄鲜明似橘，治在胃。阴黄是脾脏寒湿不能运化所致……身黄晦暗如同烟熏，治在脾。

【临证】

阴黄与阳黄的辨证要点不能单以黄色鲜明与否来判定，无论黄色鲜明与否，但见脘腹痞胀、食欲不振、大便稀溏、舌淡苔白、脉沉细迟等，则为阴黄无疑。基于阴黄乃阳虚为本，寒湿为标，故立方遣药，应标本兼顾，治脾之药应补、运兼施，尤重运脾，运脾之药，则贵在轻灵。常选干姜、淫羊藿、杜仲、桂枝等温补中阳，砂仁、蔻仁、木香、木瓜等温化之中又能运化中州。

05

【条文】

黄如橘而明者，热多，脉必数，解热为主。黄如熏而暗者，湿多，脉必沉缓，渗湿为主。

日本丹波元坚《杂病广要·内内类》引《六要》语

【条解】

身黄如橘子色鲜亮的人，体内热多脉象必数，治疗以解热为主，身黄如烟熏而晦暗的人，体内湿多脉象必缓，治疗以渗湿为主。

【临证】

某男孩，年十岁，患黄疸型肝炎，病日已久，黄疸指数一直很高。前医曾用茵陈蒿汤多剂，住院期间也多次用过茵陈、大黄等注射液，效均不佳。证见身目黄染，心烦，便溏，两足发热，舌苔黄。遂投栀子柏皮汤治之，不数剂则黄退而诸证渐愈。《伤寒论》第262条："伤寒身黄，发热，栀子柏皮汤主之。"治热重于湿的黄疸要用清热解毒兼以利湿的方子。就临床所见，热盛易成毒，因而在清热的同时，适当地加些焦栀子、蒲公英、连翘等解毒之品，可使热毒清泄，小便通利，黄疸自消。王肯堂《证治准绳》用茵陈栀子黄连三物汤治阳黄，也体现出这一点。

【条文】

疸证之黄，小便不利；血证之黄，则小便自利耳。

日本丹波元坚《杂病广要·内因类》

【条解】

患有疸证的发黄，伴有小便排出不顺畅；病在血分的发黄，小便顺畅正常。

【临证】

《伤寒论》第125条言："太阳病，身黄……小便不利者，为无血也。小便自利，其人如狂者，血证谛也，抵挡汤主之。"《伤寒论》第126条言："伤寒有热，少腹满，应小便不利，今反利者，为有血也，当下之，不可余药，宜抵挡丸。"蓄血证见小便利，蓄水证见小便不利。可见"小便利否"是区别蓄血证与蓄水证的关键所在。临证需掌握这一特点，分清蓄水与蓄血，有的放矢，则治必无误哉。

【条文】

人有病黄肿者，不可以误以为黄疸。盖黄疸者，遍身如金，眼目俱黄，而面无肿状。黄肿之黄，则其色带白，而眼目如故。

日本丹波元坚《杂病广要·内因类》引《玉案》语

【条解】

有患黄肿的人，不可以误认为是黄疸。因为黄疸患者，全身发黄如金，眼目发黄，而面无肿状，黄肿的黄色，黄色中带有白色，但眼目和平常一样。

【临证】

菜寨一女，病黄，遍身浮肿，面如金色，困乏无力，不思饮饵，惟喜食生物泥煤之属。先以苦剂蒸饼为丸，涌痰一碗，又舟车丸、通经散，下五、七行，如墨汁。更以导饮丸，磨食散气。不数日，肌肉如初。（临证经验选自《儒门事亲》）

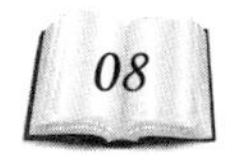

【条文】

虽诸疸皆从湿热始，久则皆变为寒湿，阴黄亦热去湿存，阳微之意也。

清代余听鸿《余听鸿医案·黄疸》

【条解】

虽然各种疸证都从湿热起，日久都会变成寒湿，阴黄也是热势退去湿邪留存，阳气衰微也。

【临证】

余听鸿同窗邹端生患黄疸日久，孟河诸前辈，始从湿热治之，进以黄柏、茵陈、四苓之类，不效。余听鸿适有事至孟河，诊之，脉细，色淡黄而青，舌白口淡。进以姜、附、茵陈、五苓合香燥之品，数剂而愈。此余未习医之时也。后有茶室伙，黄疸三年，亦以前法服三十剂而愈。有肝郁黄疸，忽然呕吐发热，遍体酸痛，热退则面目俱黄。此宜从疏肝理气，利湿健脾自愈，又不可用温热也。又有脾虚气弱，面目淡黄，用参、苓、白术等，服十余剂自愈。（临证经验选自《余听鸿医案》）

【条文】

面目身体悉黄，而中无痞闷，小便自利。此仲景所谓虚黄也。即以仲景法治之。

清代柳宝诒《柳选四家医案·黄疸门》

【条解】

面色眼睛身体都发黄，中焦无痞闷不畅感，小便排出顺畅，这是仲景所谓的虚黄，用张仲景的方法治疗。

【临证】

《金匮要略·黄疸病脉证并治》提出了小建中汤治疗黄疸，“男子黄，小便自利，当与虚劳小建中汤”。从该条文中的小便自利可看出，此处的黄疸并非为湿邪内阻所致，而是脾胃虚弱，运化失调，属于黄疸病的虚黄范畴，与阴黄不同。《实用中医内科学》黄疸病脾虚血亏证、《中医内科学》黄疸病脾虚证，均以小建中汤为基本方药，旨在建立中焦之气，使运化功能恢复，气血生化有源，阴阳自和，脾的功能恢复，黄疸得以消退。

10

【条文】

治黄必治血，血行黄易却；治黄需解毒，毒解黄易除；治黄要治痰，痰化黄易散。

当代关幼波《关幼波临床经验选·肝病临证体验》

【条解】

治疗黄疸必须先治血，血行通畅黄疸容易退却；治黄疸需同时解毒，毒解后黄疸更容易消除；治疗黄疸要同时化痰，痰化后黄疸更易消散。

【临证】

仲景在《金匮要略·黄疸》中提出“诸病黄家，但利其小便”的治疗大法，并运用五首方剂来治疗各种黄疸病。如茵陈五苓散利湿清热以治湿胜于热的湿热黄疸；栀子大黄汤清心除烦治疗热胜于湿的湿热黄疸，病位偏上者；大黄硝石散通腑泄热治疗热胜于湿的湿热黄疸，病位偏下者；茵陈蒿汤清泄湿热治疗湿热俱盛的黄疸：硝石矾石散消瘀化湿治疗女劳疸兼有瘀血湿浊之证。虽然五首方剂均侧重于化湿邪利小便，但从其药物组成来看，每首方剂均有入于血分，活血化瘀之品。可见，仲景除重视化湿邪利小便的治法外，亦暗合“治黄必治血、血行黄易却”之意。如大黄这味药，见于栀子大黄汤、大黄硝石散、茵陈蒿汤三首方剂中，大黄性味苦寒，不仅能峻下实热，还能气血并走，清泻血分之淤积，如《本草证义》曰：“深入血分，无坚不破……破一切积聚。”《医学衷中参西录》等亦记载大黄“能入血分，破一切瘀血”。

【条文】

阳黄当清湿热，开太阳；阴黄当温脾肾，化膀胱。

近代沈绍九《沈绍九医话·内科》

【条解】

黄疸阳黄应当清热利湿，开泻太阳经；阴黄应当温补脾肾，气化膀胱。

【临证】

阳黄证因湿聚成热，热则生黄，其证必有身热、烦渴、小便黄赤，舌苔黄，脉滑有力，视其证有表无表，分别论治。有表者无汗，脉浮，可用麻黄连翘赤小豆汤，使黄从汗解，故称开太阳。又如《金匮要略·黄疸病脉证并治第十五》：“诸病黄家，但利其小便。假令脉浮，当以汗解之，宜桂枝加黄芪汤。”若无表证，腹满便秘者，则取茵陈蒿汤直清湿热，使黄从下解可也。阴黄责之寒湿，证见畏寒食少，身重头晕，大便不实，下肢浮肿等，方选茵陈术附汤、茵陈五苓散、茵陈四逆汤等温补脾肾振奋阳气，并通膀胱气化，则寒湿自去。

第二十二章 鼓胀

【概述】

鼓胀是指腹部胀大如鼓的一类病证，临床以腹大胀满，绷急如鼓，皮色苍黄，脉络显露为特征，与西医学的肝硬化腹水相类似。鼓胀病名最早见于《内经》。历代医家认为是“风、痨、鼓、膈”四大疑难杂症之一。有关本病的病因病机，《素问·阴阳应象大论》认为是“浊气在上”。中医学认为其病因主要与情志郁结、酒食不节、感染虫毒，以及黄疸、积聚等病迁延不愈有关。其病机复杂，具有正虚邪实、本虚标实、虚实夹杂等特点。病变主要脏腑为肝、脾，并累及肾脏，为肝、脾、肾三脏功能失调，脏腑功能衰退，气血阴阳不足和气滞、血瘀、水蓄腹中两方面的病理变化。

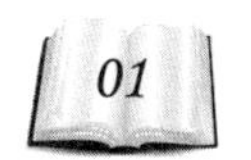

【条文】

鼓胀起于脾气虚损者，治当补剂以培其本，少加消导以祛其积，次当顺气以通其滞。

清代程杏轩《医述·肿胀》引《诸证析疑》语

【条解】

鼓胀病因脾气虚损所致者，治疗时应当用补益剂以培其本，稍加消积导滞的药物以去积滞，其次应当调畅气机来疏通滞涩。

【临证】

唐容川《血证论·肿胀》曰：“大腹胀满者，宜从脾治之，补土利水，则水行而土敦。”予胃苓汤或六君子汤加薏苡仁、防己。胃苓汤安胃利水；六君子汤健脾理气，加薏苡仁、防己则为利水之意。陈士铎《石室秘录》中主张使用健脾利水药治疗鼓胀，“此等气鼓，必须健脾行气，加利水之药，则可救也”。如其用消气散治疗气鼓，此方中有人参、白术健脾补气；薏苡仁、茯苓、山药健脾利水；肉桂用量少，只取一分，温通阳气，肝阳舒展则有利于脾之运化；车前子淡渗利湿；莱菔子、枳壳行气消胀；神曲健脾消食。诸药合用，共奏健脾利水消胀之功。

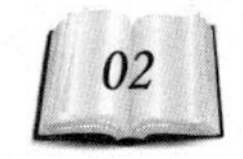

【条文】

治鼓胀必通腑疏肝，即使正虚终属邪实，慎用补法。

清代林珮琴《类证治裁·肿胀论治》引徐灵胎语

【条解】

治鼓胀必定要通腑疏肝，即使有正气亏虚最终也属于邪实，慎用补法。

【临证】

李秀珍，女，43岁。初诊来时，症见胸腹膨胀，腹皮绷紧，青筋暴露，肚脐突出，心慌气短，疲乏无力，食纳少进，脘腹胀满，晚餐后尤甚，喜挺胸仰卧，弯腰困难，腹部隆累难忍，行动靠人搀扶，小便短涩，大便稀溏。查体：面色青苍，肝区触痛，肝大两指，脾大三指，触之坚硬疼痛，腹水征阳性，下肢浮肿，舌质红，两畔瘀斑及齿痕略显，脉沉弦。病为鼓胀，证属肝气郁结、气滞血瘀、壅塞血脉、水湿内聚，治宜疏肝理气、活血化瘀、逐水消胀，方拟“逍遥散”加减。历代医家认为鼓胀成因不外乎气、水、瘀、虫，均偏重其实邪致病的特点，即使日久正气亏虚，但终归是邪实致病，故应慎用补法。

第二十三章 癥积

【概述】

癥积是胸腹内积块坚硬不移，痛有定处的一类疾患，首见于《灵枢·百病始生》。《难经·五十五难》曰："积者，阴气也，其始发有常处，其痛不离其部，上下有所终始，左右有所穷处。"有五积之分，心积名伏梁，肝积名肥气，脾积为痞气，肺积名息贲，肾积名贲豚。宋以后将饮食所伤而致的食滞气结之症，亦称为积。《济生方》曰："积者伤滞也，伤滞之久，停留不化，则成积矣。"《杂病源流犀烛·积聚癥瘕痃癖痞源流》在五积之外，又列酒、食、面、肉、果、菜、茶、水等十八种积。对癥积的形成，一般认为是在正气亏虚的基础上，由于外感邪毒、情志抑郁、饮食损伤、久病不愈等病理因素作用下，导致气滞血瘀、痰浊内生，形成癥积。癥积患者多有病程长，正气虚，病灶坚积难消的特点。治疗则强调在扶正的基础上，予以针对性攻邪消积。癥积与西医学上的肿瘤疾病关系密切。

【条文】

善治癥瘕者，调气而破其血，消其食而豁其痰，衰其大半而止，不可猛攻峻施。

明代武之望《济阴纲目·积聚癥瘕门》

【条解】

善于治疗癥瘕，调理气机破除瘀血，消食豁痰，衰减病邪大半而后停止，不可峻下猛攻。

【临证】

唐，经停十月，腹微满，脉沉细涩，脐上心下块长数寸，是属伏梁，因七情恚怒气郁痰凝所致。《经》曰："大积大聚，其可犯也，衰其大半而止。"洁古谓："养正积自除，不得过用克伐。"今拟开郁正元散法，理气行血，和脾化痰，寓消于补之中。二陈汤，归身、川芎、冬术、山楂炭、延胡索、香附、麦芽、苏梗、砂仁、茺蔚子。（临证经验选自《王旭高临证医案》）

【条文】

诸积之成，莫不由痰食死血，固夫人而知之矣……若积之既成，又当调荣养卫，扶胃健脾，使元气旺，而间进以去病之剂，从容调理，俾其自化，夫然后病去而人亦不伤。

清代沈金鳌《杂病源流犀烛·积聚癥瘕痃癖痞源流》

【条解】

各种积证的形成，没有不是由痰饮、食积、瘀血所致的，这是人们都知道的……如果积证已经形成，又应当要调养营卫，扶胃健脾，使元气兴旺，渐渐使用祛病之剂，不慌不忙地调理，使得其自然化解，然后疾病去除而不伤人体。

【临证】

王明府夫人积聚久痛，脉弱质亏，操持多劳，昔年产后少腹起有痞块，不时作痛，迩来痛于早晨，日日如是。《内经》云："任脉起于中极之下，循腹里。任之为病，其内若结，男子七疝，女子瘕聚。"再考古人论积聚，分癥瘕两端。癥者征也，有块可征，其病在血。瘕者假也，聚则有形，散则无迹，其病在气。良由新产之后，或因寒侵，或因气滞，以致循经之血，凝结成形，胶粘牢固，长大则易，铲削则难。须待本身元气充旺，始能消磨。倘务急攻，非但积不可消，反伤正气。《内经》有"大积大聚，其可犯也"之戒。旨可见矣。现在痛势攻冲较甚，滋腻之补，似非所宜。思久痛在络，冲为血海，先商煎剂，调和冲任，使其脉络流通，气机条畅，痛势稍缓，再议丸药，图刈病根。（临证经验选自《程杏轩医案》）

【条文】

阴邪愈后，兼有癥瘕，无补阴之理，即阳药中之守补者亦不可用。

清代吴鞠通《吴鞠通医案·伏暑》

【条解】

阴邪致病的患者痊愈后，兼有癥瘕，没有补阴的道理，即使在补阳药中加入养阴药也不可用。

【临证】

张二十八岁。脐在癥瘕，面黄肢倦，食少不能作文，看书亦不能久，宛如虚损。与化癥回生丹缓通阴络法，每日空心服一丸，亦有早晚各服一丸之时。服至二年有余，计服化癥回生丹六七百丸之多，癥始化净，气体复原，看书作文，始举进士。（临证经验选自《吴鞠通医案》）

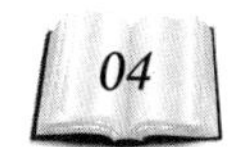

【条文】

积者，五脏所生，推之不移，属阴；聚者，六腑所成，推之则移，属阳。当辨新久虚实而治。

清代王旭高《医学刍言·积聚》

【条解】

积者，由五脏病变所产生，推之不移，属于阴；聚者，由六腑病变所产生，推之能移，属阳。应当辨别病情新久和虚实而治疗。

【临证】

一般而言，积较难治，因病根入血在脏，沉着凝结；聚较易治，因病根在气在腑，故两者不可混治。新病多实宜急攻，久病多虚宜缓下。如陈修园在《时方妙用·卷四》云："积聚新病，审其可用发散者，宜用五积散；积聚新病，审其可用消导攻下者，宜用备急丸。"可见对于新生积聚之病的治疗，无论是五积散的轻可去实，还是备急丸的泄可去闭，都强调以祛除实邪为主。

【条文】

凡治积，新病宜急下，久病宜缓下。

清代徐灵胎《兰台轨范·通治方》

【条解】

但凡治疗积证时，新病适宜急下，久病适宜缓下。

【临证】

新病多攻邪，王旭高认为"积聚，新病不虚；宜五积散；大实者，用备急丸，即大黄、干姜、巴豆"。新病初起，正气尚足，邪气尚浅，则可攻之，而体壮之人，虽病久，然正气充足，也可用攻消之法。所谓大实者指邪气极盛，因积聚多为寒证，所以可以用备急丸温通攻下寒积，备急二字可以看出此方仅为紧急而用，非常服之法。丸剂又可缓其峻下之力，顾护正气。如王氏治钱氏"少腹有块，痛则经来如注，气升如喘"，诊其病机为冲脉久伤、肝木肆横，以疏肝理气活血之法攻之。又如治米某"腰腹有块攻痛"，诊为下焦肝肾寒积，用肉桂、雄黄、槟榔、独头蒜为丸，缓消止痛。（临证经验选自《王旭高临证医案》）

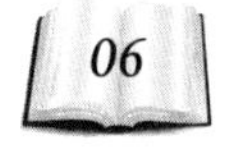

【条文】

脾胃以膜相连，久痛不移，多属于积。

现代蒲辅周《蒲辅周医案·内科治验》

【条解】

脾胃通过膏膜相连，长时间疼痛位置不移动，大都属于积。

【临证】

朱丹溪治一妇，性急多劳，断经一月，小腹有块，偏左如掌大，块起即痛盛，腹渐肿胀，夜发热食减，其脉冬间得虚微短涩，左尤甚。初与白术一斤，和白陈皮半斤，作二十贴煎服，以三圣膏贴块上，经宿块软，再宿，则块近下一寸。旬日食进，痛热减半，又与前药一料，加木通三两，每贴加桃仁九个，而愈。（临证经验选自《名医类案》）

第二十四章 肿胀

【概述】

肿胀，全身水肿谓之“肿”，腹部胀满谓之“胀”。前人有分头面四肢先肿而后腹胀的属水，先腹胀而后四肢肿的属胀。但是，水亦有兼胀的，胀亦有兼水的，一般把水肿腹胀满的症状统称为“肿胀”。肿胀病因各异，其治法亦有不同。“诸湿肿满，皆属于脾”，外湿之邪可困脾，脾胃功能的失常又可生内湿，脾胃既是人体气机升降的枢纽，又是维持水液代谢的重要场所，当脾气虚或者脾阳虚时，气机水液升降布散失常则可为肿为胀。治宜健脾利湿，温阳化气。三焦能够运行元气，疏通水道，通行水液，肝主疏泄，协助脾胃运化，针对湿邪壅盛三焦，使三焦气塞，水液停聚之证，治宜三焦分消，理肝和胃。肺为水之上源，肾为水之下源，肺能够通调水道，下输膀胱，与脾肾三焦膀胱共同调节水液代谢。肺宣发肃降功能失常，水液输布代谢失常，则生肿胀。治宜开提肺气，温肾泄浊。

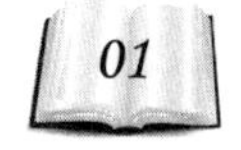

【条文】

肿当利水而实脾，胀宜清气而开郁。

明代方隅《医林绳墨·臌胀》

【条解】

治疗水肿应当分消利水以健运脾气者，治疗腹部胀满应当调畅气机以开解郁结。

【临证】

唐某，男，47岁，脘腹胀滞，食后为甚，自觉按之有坚实感，大便欠调，或难下或溏泄。苔厚，脉涩。治以健脾胃消胀满（西医诊断为胃下垂、胃肠功能紊乱）方用枳术汤加减。枳实12g，土炒白术9g，补中益气丸15g（包煎）。10剂，水煎服。服药3剂后，脘腹胀滞减轻，大便日下已成形。说明脾健气行，痞饮渐消。（临证经验选自《金匮要略新解》）

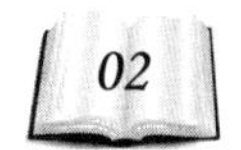

【条文】

古法治肿，大都不用补剂，而多用去水等药，微则分利，甚则推逐。

明代张介宾《景岳全书·肿胀》

【条解】

古代治疗水肿，大都不用补剂，而多用去水利水等药，病轻则分利水气，病重则泄水逐饮。

【临证】

古人治疗水肿基本不用补法，因为水肿是由体内各种邪气堆积在一起而引起的，如果再加补剂的话，可能会引起邪气在体内进一步发展，所以古人多用消法、利法。如五苓散、五淋散、五皮散、导水茯苓汤之类，皆所以利水也；如舟车神佑丸、浚川散、禹功散、十枣汤之类，皆所以逐水也；再如巴豆、朴硝、针砂、滑石、三棱、蓬术、麝香、琥珀、土狗、地龙、猪苓、海金砂、五加皮、大腹皮、羌活、独活之类，无非逐水利水之剂，但察其果系实邪，则此等治法，诚不可废，但必须审证的确，用当详慎也。凡今方士所用，则悉皆此类，故能晚服而早通，朝用而暮泻，去水斗许，肿胀顿消，效诚速也。（临证经验选自《景岳全书》）

【条文】

凡治肿者，必先治水；治水者，必先治气。

明代张介宾《景岳全书·肿胀》

【条解】

凡是治疗肿胀者必先治水饮，治水饮者必先调畅气机。

【临证】

《金匮要略·水气病脉证并治》载：“气分，心下坚，大如盘，边如旋杯，水饮所作，桂枝去芍药加麻黄附子细辛汤主之。”何谓“气分”？尤在泾云：“曰气分者，谓寒气乘阳之虚，而病于气也。”水饮之得以停聚，乃气运失职使然。如朱良春曾治一妪，61岁，夙患肺源性心脏病。3个月前，因咳喘、心悸、腹水而住院治疗月余，诸恙均已平复。近因受寒、劳累，诸恙复作，咳喘较剧，夜难平卧，心下坚满，按之如盘如杯，腹大如鼓，下肢浮肿，小便不多，面色灰滞。舌质青紫、苔薄，脉沉细。心阳不振，大气不运，水邪停聚不化。予桂枝去芍药加麻黄附子细辛汤原方，连进五帖，咳喘遂平，心下坚满已软，腹水稍退，但下肢依然浮肿，提示阳气振奋、大气已运、寒饮渐祛。继予原方加黄芪、防己、椒目以益气利水。连进八剂，腹水退净，下肢浮肿亦消十之七八，再以温阳益气、调补心肾之剂以善其后。

【条文】

培养一法，补益元气是也；则有招纳一法，升举阳气是也；则有解散一法，开鬼门洁净府是也。三法俱不言泻，而泻在其中矣。

清代喻昌《寓意草·面议何茂倩令嫒病单腹胀脾虚将绝之候》

【条解】

培养法，是指补益元气。招纳法，是指升举阳气。解散法，是指发汗、利小便。三种方法都没有提到“泻”字，但泻法蕴含在这三种方法之中。

【临证】

观喻嘉言所提“三法论”，治疗鼓胀以补中健运为法，并反对峻剂攻劫，以伤脾胃冲和之气。“培养”“招纳”是补衰微之脾气、收散乱之中气之法，中元之气得生，并行之有序，升降调和，则“脾旺不受邪”。此二法与《医门法律·肿胀论》所载诸方一脉相承，如人参芎归汤、化滞调中汤、人参丸、小温中丸等，都体现其健运补中之精神，或补中升阳，或健脾化气，或温运脾阳，或厚土抑木。而众方中人参、羌活、白术、茯苓、甘草、当归、川芎、白芍等健脾补中之品亦是“培养”“招纳”二法之体现。在《寓意草》医案中吴圣符案及袁聚东案，所用之方剂为连理汤和附子理中丸，均具有温中健脾功效，也体现“培养”“招纳”之法。由此可知，喻嘉言在肝硬化腹水治疗用药方面以辛香健脾之药为主，柔润之药为辅，扶土抑木。

鼓胀因脾虚不运而起，继而产生一系列的病理产物。因此，喻嘉言治鼓胀提出以“消散”法辅治之，即治疗标实之法，或解郁化滞，或化湿祛痰，或活血化瘀，或清热解毒，如化滞调中汤之山楂，见晛丸之水蛭、三棱、莪术、槟榔、大黄等。《胀病论》第七律：“凡治胀病，而用耗气散气，泻肺泻膀胱诸药者，杀人之事也”，应使“缓缓图成可也”，勿“求快意一朝，如草头诸方，明明立见杀人”。因此他主张治疗鼓胀，应以补中为治疗重点，勿伤脾害胃，如见晛丸中入炮附子、肉桂等于寒凉攻伐药之中，能抑制峻药之攻伐，勿使其伤中耗气。可见喻氏三法中“消散”法其实是对“培养”“招纳”二法的升华。

【条文】

肿胀服药，最忌盐、酱、糟物。

清代张璐《张氏医通·鼓胀》

【条解】

肿胀患者服药时，最忌食用盐渍发酵的腌物。

【临证】

自东晋葛洪以来，历代医家在治疗水肿病时均十分强调忌盐。如《肘后备急方》在“治卒身面肿方第二十四”中记载，用酒煮鲤鱼治疗突起的全身肿满时，注有“勿用醋及盐、豉、他物杂也”；又如吴谦在《医宗金鉴》中对水肿类疾病忌盐的态度甚为明确，在注解治疗喘满不得卧、面身水肿、小便不利（相当于急性左心衰）的“苏葶定喘丸”中指出“戒盐酱，服之即奏奇功，如不严戒一切咸物，万无一生”。值得注意的是，在西医学中，合并有低钠血症的水肿性疾病是不建议严格限盐的，甚至还需要适当补充钠盐，而以前的中医自然无法得知患者的血钠水平，但在古代没有容易导致低钠血症的强效利尿剂，水肿患者出现低钠血症尤其是严重低钠血症的情况是比较少的，这使得水肿病忌盐在古代更加具有普适性。

【条文】

诸经皆有肿胀，无不由肺脾肾三者。

清代唐笠山《吴医汇讲·读书必须汇参》

【条解】

各条经脉都会有肿胀，没有不关乎肺脾肾三者的。

【临证】

水肿的发病机理是由于水精输布失调引起的，水不自行，赖气以动，故水肿一证是全身气化功能障碍的一种表现，也是三焦水道失畅的表现，涉及脏腑也多，但主要与肺脾肾三脏有关。水肿病在治疗上因感邪的轻重，证候不同，累及脏腑异同，选方用药亦不同。但总的原则是采用发汗、利尿、攻逐之法，使水液得以排出体外，而达到消除水肿之目的。肺气不宜者开肺气通水道，一般用越婢加术汤加减，亦可用茯苓、泽泻、葶苈子等泻肺逐水之药。脾失健运、水湿内停者采用健脾利湿之法。如有热者，用胃苓汤合五皮饮加减；脾虚者用参苓白术散加上利水之药；脾阳虚者，温运脾阳利水湿，用实脾饮加减。肾阳虚者可从温补肾阳入手，济生肾气丸和真武汤加减，肾阴虚者可用左归丸加减。

【条文】

虚寒胀病而用温补，阅古人调剂必是通法。盖通阳则浊阴不聚，守补恐中焦易钝。

清代叶天士《临证指南医案·肿胀》

【条解】

虚寒鼓胀用温补之法，查古人遣药处方一定是用通法。大抵通阳则水寒之气不聚，用补法恐中焦困惫虚不受补。

【临证】

虚寒鼓胀多为脾胃肾的阳气式微，水寒之气不化而致，证见腹大胀满，早宽暮急，神倦肢冷，下肢浮肿，小便不利，舌质淡暗，脉沉细而弦等。叶氏提出以通阳为原则，用药宜取“纯刚”，如用人参、半夏、姜汁、茯苓、干姜、枳实，以及用硫黄为主药的玉壶丸。综观叶氏治虚寒肿胀的医案中亦大多用附子、干姜、人参、半夏、姜汁等，极少用黄芪、白术、山药等补中，可见叶氏对虚寒膨胀的治疗是急治其寒，缓治其虚。（临证经验选自《临证指南医案》）

08

【条文】

经云面肿曰风，足胫肿曰水。

清代张聿青《张聿青医案·虚损》

【条解】

《内经》云：头面肿称之为“风”，足胫肿称之为“水”。

【临证】

《内经知要》曰：“风为阳邪，故曰高巅之上，惟风可到，此面肿所以属风也，水为阴邪，润下之品，故足肿，肿者为水也。”面肿多为风邪袭表，多见于肾病初期，多从疏风而治；足部水肿病机在水气，为阴邪，起病多缓，与现代临床中颜面、眼睑浮肿，一般为肾炎性水肿，起病多急；而下肢肿一般见于肾病性水肿，起病多缓的情况，是一致的。

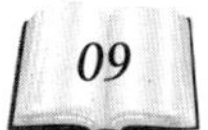

09

【条文】

水肿多实证，其来也暴；气肿多虚证，其来也缓；湿热肿在虚实之间，其来也不暴不缓，必先见别证而后胀满。

清代王旭高《王旭高临证医案·臌胀水肿门》

【条解】

水肿多为实证，病势急迫；气肿多虚证，病势缓慢；湿热肿多虚实夹杂，病势不急不缓，一定先出现其他证候而后渐见胀满。

【临证】

王旭高认为水肿，即风水。风为阳邪，其性急速，风水相搏，故来势急暴，可见目睑、四肢乃至全身皆肿，并有恶风、发热、肢节酸痛，或咳嗽气喘，或咽痛舌红等症。气肿，亦称气水，属虚病由肺脾气陷，气不化水所致，病起比较缓慢，多有神倦气短、面黄、纳呆、便溏、头晕等症。湿热肿，为虚中夹实，起病不急不缓，大多先见纳呆胸闷、便溏、溲黄、口苦苔腻等症，而渐见肿胀。（临证经验选自《王旭高临证医案》）

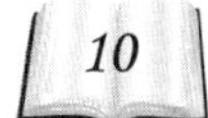

10

【条文】

腰以上肿当发汗；腰以下肿当分利

清代王旭高《王旭高临证医书合编·退思集类方歌注》

【条解】

腰以上的水肿，应当发汗；腰以下的水肿，应当利小便。

【临证】

仲景根据水气侵犯部位不同，强调因势利导，采用发汗及利小便法。对水饮侵犯肺卫肌表者，如风水、皮水及表寒里饮等，治之以汗法为主，方药以麻黄为主之越婢汤、越婢加术汤、甘草麻黄汤、小青龙汤、麻黄附子汤发汗利水。此即《素问·阴阳应象大论》曰："其在皮者，汗而发之。"以及张仲景提出的"腰以上肿，当发汗乃愈"之具体体现。对心、脾、肾之阳虚及膀胱气化不利之水肿，仲景治之以利小便法，常用方药有以桂枝、附子、茯苓、白术等为主的如真武汤、肾气丸、苓桂术甘汤、茯苓桂枝甘草大枣汤、瓜蒌瞿麦丸等代表方。体现了张仲景之"诸有水者，腰以下肿，当利小便"之治疗大法。但临证汗法应与利小便法配合应用，如曹颖甫言"并有发汗之证，必兼利小便始愈者。盖发汗则表疏，在里之水不能尽去，势必由下焦决渎运输而始畅。非因势利导，则余邪不清也"。

第二十五章 癃闭

【概述】

癃闭是以小便量少，排尿困难，甚则小便闭塞不通为主要特征的疾病。其中小便不畅，点滴而短少，病势较缓者称为癃；小便闭塞，点滴不通，病势较急者称为闭。《黄帝内经》已有其病名，并对其病因病机作了较详细论述。

【条文】

凡癃闭之证，其因有四，最当辨其虚实。

明代张介宾《景岳全书·癃闭》

【条解】

癃闭病形成的原因有四，治疗时应当辨虚实。

【临证】

张景岳认为，癃闭的形成有因火邪结聚小肠膀胱者，此以水泉干涸，而气门热闭不通也。有因热居肝肾者，则或以败精，或以槁血，阻塞水道而不通也；若此者，本非无水之证，不过壅闭而然，病因有余，可清可利，或用法以通之，是皆癃闭之轻证也。惟是气闭之证，则尤为危候。然气闭之义有二焉：有气实而闭者，有气虚而闭者。夫膀胱为藏水之腑，而水之入也。由气以化水，故有气斯有水；水之出也，由水以达气，故有水始有溺。《经》曰："气化则能出矣。"盖有化而入，而后有化而出；无化而出，必其无化而入，是以其入其出，皆由气化，此即本经气化之义，非单以出者言气化也。然则水中有气，气即水也；气中有水，水即气也。今凡病气虚而闭者，必以真阳下竭，元海无根，水火不交，阴阳痞隔，所以气自气，而气不化水，水自水，而水蓄不行。气不化水，则水腑枯竭者有之；水蓄不行，则浸渍腐败者有之。气既不能化，而欲强为通利，果能行乎？阴中已无阳，而再用苦寒之剂，能无甚乎？理本甚明，何知之者之不多见也？至若气实而闭者，不过肝强气逆，移碍膀胱，或破其气，或通其滞，或提其陷，而壅者自无不去。此治实者无难，而治虚者必得其化，为不易也。故凡临此证，不可不详辨其虚实。（临证经验选自《景岳全书》）

第二十六章 淋证

【概述】

淋证是以小便频数，淋沥涩痛，欲出未尽，小腹拘急，或痛引腰腹为主症的病证。《素问·六元正纪大论》称本病为“淋”，并第一次描述了本病的大致症状。隋代巢元方在《诸病源候论·诸淋病候》中以“诸淋”统之，指出“诸淋者，由肾虚而膀胱热故也。”西医学中的急慢性尿路感染、泌尿道结核、尿路结石、急慢性前列腺炎、化学性膀胱炎、乳糜尿及尿道综合征等病具有淋证表现。本章节围绕淋证的病性、病位、治法、用药等展开论述。

【条文】

治当审其小便痛与不痛，若小便将行而痛者，气之滞也；行后而痛者，气之陷也。

明代孙一奎《赤水玄珠·白浊门》

【条解】

治疗淋证时，应当辨别小便痛与不痛，如果小便时伴有疼痛的，是气滞所致；小便行后痛者，为气陷所致。

【临证】

孙一奎认为淋证有气滞、气虚之分，辨证关键在于辨小便前后之疼痛，若小便欲解而脐下胀痛者为气滞，并可见脉弦舌瘦苔薄等，治宜选四逆散、丹栀逍遥散之类。若小便后脐下隐痛或尿道涩痛者，则多为气虚，可伴有头晕气短、畏风自汗或有脱肛，舌嫩胖，可选补中益气汤。（临证经验选自《赤水玄珠》）

【条文】

盖水道之血宜利，精道之血不宜利；涩痛不通者宜利，血滑不痛者不宜利也。

明代张介宾《景岳全书·血证》

【条解】

尿道出血宜分利法治疗，精道出血则不宜；出血涩滞疼痛的宜分利法治疗，出血滑利不痛的则不宜。

【临证】

徐某，男，初诊溲后痛，继之溲血甚多，血止又沥白浊，溺管痛，少腹胀，午后寒热，不汗而解，食少形瘦，脉弦细小数，舌红唇燥，或呛咳多痰。肾阴已伤，气火下迫，积热未清之候。处方：大麦冬二钱，怀膝炭二钱，甘草梢八分，京赤芍二钱，川楝子一钱五分，黄柏炭一钱，川萆薢三钱，炒薏苡仁五钱，泽泻二钱，琥珀四分（研，冲）。二诊症状好转，午后寒热已减，溲后沥浊亦少，曾经溲血，溺管仍痛，少腹胀，矢气则松，脘闷气逆，口渴舌红，或呛咳多痰，脉沉细小数。迁延已久，肾阴暗伤，气火下迫，余浊又未清之候。速效难求。处方：大麦冬二钱，黑山栀二钱，小茴香八分（盐水炒），怀膝梢二钱，赤苓四钱，旋覆花一钱五分（包），粉丹皮一钱五分，地骨皮四钱，甘草梢八分，川萆薢四钱，灯芯二十茎。另：知柏地黄丸二两，滋肾丸一两。和匀，每服三钱，开水下。（临证经验选自《贺季衡医案》）

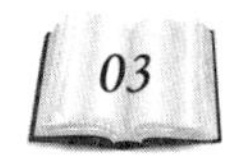

【条文】

诸淋皆属于热，古方有冷淋，盖十百之一也。

明代楼英《医学纲目·淋》

【条解】

大多数淋证属于热淋，虽有冷淋，但并不多见。

【临证】

楼英认为淋者，便溺时滴沥涩痛之谓，历来有热淋、气淋、膏淋、石淋、冷淋、虚淋之分。分类虽多，但其原因不外阴阳乖舛，清浊相干，或膀胱蓄热，水道瘀塞，故曰“皆属于热”。治疗总以清热通利为大法，不可乱投补涩，宜八正散等。冷淋必先寒战，小便涩数，窍中肿痛，多由肾虚所致，宜金匮肾气丸、肉苁蓉丸等。（临证经验选自《医学纲目》）

【条文】

治淋，不可纯用寒凉伤血，不可纯用热药助火。盖寒则坚凝，热则流通，均非当理，但宜清上固下。

清代李用粹《证治汇补·便浊章》引《入门》语

【条解】

治疗淋证时，不能纯用寒凉药以防伤血；不能纯用热药以防助热。因为气血遇寒则艰涩、凝滞，得热则流动过于畅通，都不是最好的方法，应当以清上固下为原则。

【临证】

程钟龄认为淋浊的病因主要可以分为两种，一种是肾虚败精流注，另一种是湿热渗入膀胱，并指出治疗淋浊湿热证型时，导湿之中必兼理脾，萆薢分清饮为其代表方剂，即程氏萆薢分清饮。方中主药萆薢利湿化浊；车前子、白茯苓淡渗利湿，菖蒲芳香化浊，白术健脾燥湿，黄柏苦寒坚阴，清泻相火；莲子心清心火，与萆薢相伍，使君相之火不旺；丹参行血祛瘀。其方药特点为利湿导浊与清热活血药同用，遵从清上固下之法。（临证经验选自《医学心悟》）

05

【条文】

治淋之法，有通有塞，要当分别。有瘀血积塞住溺管者，宜先通。无瘀积而虚滑者，宜峻补。

清代叶天士《临证指南医案·淋浊》徐评

【条解】

治疗淋证的方法，有通塞之别。有瘀血积聚堵塞尿路的，应先疏通，没有瘀血积聚为虚滑者，应用峻补之法。

【临证】

叶天士认为治疗淋证的方法不外乎通、塞两种。病证属实的宜用通利之法，例如瘀血积聚堵塞溺管，湿热阻于下焦等情况，用韭白汁、酒制大黄、生白牵牛子、当归须、桂枝、桃仁、小茴香、怀牛膝、麝香等治疗可以起到很好的疗效，徐灵胎亦评之“此治瘀血为淋之方”。病证属虚的，即没有瘀血积聚，此时多责之肾亏，治宜峻补，叶氏每用鹿茸、菟丝子、补骨脂、韭子、覆盆子、胡桃肉、枸杞子、青囊斑龙丸等来治疗。（临证经验选自《临证指南医案》）

06

【条文】

淋属膀胱溺窍，浊属肾脏精窍。

清代王旭高《王旭高临证医案·遗精淋浊门》

【条解】

淋证属于膀胱尿道疾病为患，浊证属于肾脏精窍疾病所致。

【临证】

王旭高认为淋证的病位在膀胱，病理因素多为湿热，可分为五淋，或从色欲起病，败精阻于溺管，溺管伤损，或淋久膀胱气虚，致肾亦虚，由标及本，由腑及脏，并非病起于肾。而浊证则肾与膀胱脏腑兼病，然脏病多而腑病少。浊证病因大多是忍精不泄，精管受伤，致精关不固，肾液与阴精同下，病久则阴伤及阳，阳不摄阴耳。治疗时若湿热清而小便畅，当专益气固精；若阳气虚者，则佐扶阳升阳。（临证经验选自《王旭高临证医案》）

【条文】

凡治淋浊二症……时医好用渗利之药，殊不知久浊不愈者多属阴虚，而渗利在所当忌。

明代孙一奎《赤水玄珠·白浊门》

【条解】

淋浊之证，现在的医生好用淡渗利湿之药治之，殊不知淋浊久病不愈的患者大多属于阴虚，淡渗利湿之药伤阴应当忌用。

【临证】

田乃庚曾治一老妪，年七十有余，小便涩滞不畅，他医均以重剂利尿不效，田老仅用黄芪60g，一味而获愈。所以临床不能一见淋证，就大剂利尿，而犯“虚虚之戒”。田老认为久淋肾虚，除肾功能不全时必用附子、肉桂外，一般不用。附、桂虽温肾力强但助火伤津，于病无益。田老多选用温养益肾之品，如杜仲、桑寄生、菟丝子、川续断等。这些药药性平和，温肾而不助火伤津，且其性温润，寓有“阴中求阳”之意。

【条文】

由精而为浊者，其动在心肾；由溺而为浊者，其病在膀胱、肝、脾。

明代张介宾《景岳全书·淋浊》

【条解】

由遗精变为浊证者，多由心肾不交，相火内扰，败精外溢所致；由遗溺变为浊证者，多为脾失健运，水谷不化精微而为湿热，或肝经湿热下注，久留膀胱所致。

【临证】

《素问·痿论》云：“思想无穷，所愿不得，意淫于外，入房太甚，宗筋弛纵，发为筋痿，及为白淫。”此说明了思虑太过，淫欲太甚，房事过劳，可引起白淫。又《丹溪心法·赤白浊》云：“然肾为藏精之府，而听命于心，贵乎水火升降，精气内持。若调摄失宜，思虑不节，嗜欲过度，水火不交，精元失守，由是而为赤白浊之患。赤浊是心虚有热，因思虑得之。白浊肾虚有寒，过于淫欲而得之。”故朱丹溪在《格致余论·阳有余阴不足论》中云：“心，君火也，为物所感则易动，心动则相火亦动。动则精自走，相火翕然而起，虽不交会，亦暗流而疏泄矣。所以圣贤只是教人收心养心，其旨深矣。”朱氏谆谆告诫后人要收心养心，免动君相之火，勿使精液走泄。君相火旺一旦产生，在治疗上则以清泄君相之火为要。以黄连清心饮、知柏地黄汤等治之。

第二十七章 消渴

【概述】

消渴是由先天禀赋不足、饮食不节、情志失调、劳倦内伤等导致阴虚内热，以多饮、多尿、乏力消瘦或尿有甜味为主要症状的病证。其病名最早见于《素问・奇病论》，并指出内热为其主要病机，张仲景认为本病与胃热、肾虚密不可分，最早提出了白虎加人参汤、肾气丸、文蛤散等治疗方药。本章节介绍了消渴的病位、分类及分类论治。

【条文】

消渴之患，常始于微，而成于著；始于胃，而极于肺肾。

清代喻昌《医门法律・消渴门》

【条解】

消渴这种病，是一点一点慢慢形成的；首先从胃起病，逐步累及肺肾。

【临证】

叶桂亦认为热邪不燥胃津，必耗肾液，治疗当滋补肾阴，以复胃阴。“某，脉左数，能食。六味加二冬、龟甲、女贞、旱莲、川斛。”该案为肾阴虚胃火旺之证。患者消渴日久，胃阴亏虚，以致下元亏损，损伤肾阴。治从滋阴益肾，以复胃阴。叶桂认为肾阴为一身阴液之本，肾阴足，胃阴复，故宗“壮水之主，以制阳光”之旨，取六味地黄丸之熟地黄、山茱萸、山药“三阴并补”，加天冬、龟甲、女贞子、墨旱莲以期甘润填补肾之真阴，以麦冬、石斛益胃滋阴。诸药合用，甘润补肾，滋补肾阴，肾阴充足，胃阴亦复，消渴得治。（临证经验选自《临证指南医案》）

【条文】

上消者，舌上赤裂，大渴引饮……中消者，善食而瘦，自汗，大便硬，小便数……下消者，烦躁，引饮，耳轮焦干。

明代赵献可《医贯・消渴论》

【条解】

上消者，舌色红而有裂痕，口大渴多饮；中消者，多食而体瘦，自汗出，大便硬，小便频；下消者，多表现为烦躁，多饮而耳轮焦黑干燥。

【临证】

中医治疗消渴首先辨明属上、属中、属下，赵氏所论实为区分三消的主要依据。出现这些主证的病机，即叶天士所言："三消一症，虽有上、中、下之分，实不越阴亏阳亢，津涸热淫而已。"故治疗此证，常以养阴生津，清热降火为基本大法。（临证经验选自《临证指南医案》）

【条文】

三消一症，虽有上、中、下之分，其实不越阴亏阳亢，津涸热淫而已。

清代叶天士《临证指南医案·三消》

【条解】

消渴这种病证，虽然按上、中、下分为三消，但其病机不外乎阴虚阳亢、热盛津枯而已。

【临证】

消渴总的病机为阴虚燥热，故叶桂临证时亦多选药汁以顾护胃阴、养阴润燥，盖脾胃为气血生化之源、后天之本。如《叶天士晚年方案真本》"秋暑暴热，烁津损液，消渴再灼，阴不承载于上，金水同乃子母生方"。处方中用青甘蔗汁配伍其他药，取其性甘平、甘凉濡润之功。又该书袁案，为消渴肝阳犯胃证，叶桂用青果汁丸、梨汁以滋胃阴、养肝阴，取胃阴制伏肝阳内风妄动之意。

【条文】

治消之法，无分上、中、下，先治肾为急。

明代赵献可《医贯·消渴论》

【条解】

治疗消渴证，不用分上消、中消、下消，先治肾最关键。

【临证】

消渴病虽然临床表现多为气阴不足，津涸热淫等症，但关键还在于肾。正如赵献可在《医贯·消渴论》中分析了消渴的发病机制。认为消渴的发生"盖因命门火衰，不能蒸腐水谷，水谷之气，不能熏蒸，上润于肺，如釜底无薪，锅盖干燥，故渴；至于肺亦无所禀，不能四布水津，并行五经，其所饮之水，未经火化，直入膀胱，正所谓饮一升溲一升，饮一斗溲一斗"。故明代张景岳指出"火衰不能化气，气虚不能化液者，犹当以右归丸、右归饮、八味地黄丸主之"。

【条文】

消渴，初起宜养肺清心，久则宜滋肾养脾。

清代李用粹《证治汇补·消渴》

【条解】

消渴初起之时，应养肺阴清心火，病久则宜滋肾养脾。

【临证】

李用粹认为消渴病初期应养肺清心，病程日久宜滋肾养脾。其治法依据是认为五脏的津液全都有赖于肾的功能正常，在肾阳温煦、膀胱气化作用下，津液随气向上输布，肺脏滋润则如华盖而使津液敷布全身；肾阳亏虚则津液无法得到肾阳的温煦，不能随膀胱气化输布而使肺脏干枯，因此临床上常以肾气丸为治疗消渴的良方。又因为五脏能够得到精华滋养还有赖于脾脏的运化功能，脾脏功能正常则心肾相交，脾健而津液自化，所以临床上还用参苓白术散作为收功神药。（临证经验选自《证治汇补》）

【条文】

治消渴者，补肾水阴寒之虚，泻心火阳热之实，除胃肠燥热之甚，济身中津液之衰，使道路散而不结，津液生而不枯，血气利而不涩则病日已矣。

金代刘完素《三消论·正文》

【条解】

治疗消渴的方法，主要是滋补肾阴，泻心中实火，消除胃肠燥热，补充人体衰少的津液，使得水道血脉通畅而不郁结，津液生长而不枯竭，气血流利而不涩滞，那么病很快就痊愈了。

【临证】

刘完素以泻实补虚为纲，通过补肾阴、泻心火、除胃肠之燥热而滋养阴津的治法治疗消渴。其书中也特别记载："神白散治真阴素被损虚""猪肚丸治消渴、消中""葛根丸治消渴、消肾""胡粉散治大渴""三黄丸主治男子妇人五劳七伤""人参白术散治胃膈瘅热，烦满，不欲食""人参散治一切邪热变化，真阴损虚"。上述方剂虽所治之证迥异，但其根本治法均为除热滋阴。在用药方面，刘氏多使用滑石、黄连、大黄、黄芩等辛凉之品，再配以麦冬、葛根、瓜蒌等生津润燥之药，以寒凉性中药居多，再辨证加减药物，以达到泻火保阴的治疗目的，体现出刘氏之"寒凉派"用药特点。（临证经验选自《儒门事亲》）

第二十八章 遗泄

【概述】

遗泄是指以不因性活动而精液自行频繁泄出为主要特点的病证，又称遗精，常伴有头昏、精神萎靡、腰腿酸软、失眠症状等。《黄帝内经》首次记载本病，称为“精时自下”。宋代以后，各家对其认识日臻完善，并进一步完善了遗泄的病机证治理论。本章节将遗泄分为有梦、无梦、湿热三类，进而介绍其病位及相应治法。

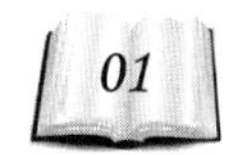

【条文】

遗滑变证虽多，不越乎有梦、无梦、湿热三者之范围。

清代王旭高《王旭高临证医书合编·医方证治汇编歌诀》

【条解】

遗精滑精的变证虽然多，但不外乎有梦、无梦、湿热三个范围。

【临证】

遗滑即遗精，有梦而遗者，见夜寐多梦，梦与女子交合，或兼心悸神倦、溲黄舌红，责之心肾阴虚、君相火旺，可用知柏地黄丸、三才封髓丹之类治之。有无梦而遗者，见面白少华、肢冷畏寒、舌淡、脉沉或虚浮，责之下元虚惫、精关不固，宜用金锁固精丸或右归丸之类。由湿热而遗者，多因脾胃湿热下注，扰动精关，多见体丰肥、善啖、便溏、苔腻、口苦等症，宜猪肚丸或萆薢分清饮。（临证经验选自《名医珍言录》）

【条文】

有梦为心病，无梦为肾病，湿热为小肠膀胱病。

清代叶天士《临证指南医案·遗精》

【条解】

有梦而遗为心病，无梦而遗为肾病，湿热而遗为小肠膀胱病。

【临证】

《临证指南医案》中提出：“精之藏制虽在肾，而精之主宰则在心。其精血下注，湿热混摇而遗滑者，责在小肠、膀胱。”遗精有虚、实之分，实证多因火旺、湿热，虚证则为肾脏亏损。实者宜清心安神、清利湿热；虚者宜固摄填精、补气益肾。如叶天士治疗某人，四十岁，梦遗浊精，烦劳则发，三载不愈。肾脏精气亏损，相火易动而不受控制，所以精不能固摄，由烦躁而泄。治当填补下焦，使精充阳潜，可以痊愈。方用金樱膏丸：远志一两，麦冬、茯神、五味子、沙苑子各二两，芡实、湖莲各三两，线胶、川斛膏各四两，熟地黄八两。其人主要是因情绪因素导致，烦劳即发，且病程较长，导致肾精已虚，相火妄动，阴虚阳亢。治法是厚味填精，精充则潜阳，从而病愈。

03

【条文】

梦遗本心火为病，然肝肾二经之火，相挟以成之。

清代冯楚瞻《冯氏锦囊·杂症大小合参卷十四》

【条解】

梦遗多以心火炽盛为发病基础，但与肝肾两经之火相夹而发病。

【临证】

肝主疏泄，肝气具有疏通、畅达全身气机，促进精血津液输布。长期欲念不遂致情志失调，肝气不舒，导致郁久化火，火邪循肝经下扰精室，精关失固而致精液自泄。精藏之于肾，主宰于心，疏泄于肝。心有所慕，所欲不遂，首先可致君火妄动，然肝肾二脏皆有相火，其系上属于心。今君火妄动，相火亦翕然而起，进而影响肾之封藏功能，导致开阖失司，精液失固；其次，长期所欲不遂可致情志失调，肝气不舒，导致郁久化火，火邪循肝经下扰精室，精关失固而致精液自泄。古人云，“乙癸同源”，肾藏阴精，肝藏阴血。“二者内有相火互相撷颃”。一旦肝肾的阴精不足，不但其二者间可相互影响，而且可造成相火偏亢，火盛则动，动则内扰阴精，于是屡发遗精走泄。

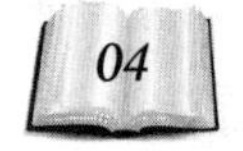
04

【条文】

初起之遗，在相火不静，日久之遗，在气虚不固。

清代余听鸿《诊余集·遗精》

【条解】

梦遗起病的时候多为相火过旺躁扰不宁所致；梦遗日久，是肾气虚精关不固所致。

【临证】

王某，男，20岁，未婚。患遗精，先以知柏地黄汤加固精药治之不效，后以清肝肾之火及固涩收敛等法亦不效。数月间，面黄肌瘦，不梦亦遗，白日精自滑下，脉弱无力，一派肾气不固，精气外泄之象。根据《医学纲目·梦遗白浊》所载：王元硅虚而泄精，脉弦大，累与加减八物汤，吞河间秘真丸及珍珠粉，其泄不止。后用五倍子一两，茯苓一两，为丸服之良愈。此例五倍子涩脱之功，敏于龙骨、蛤粉也。自拟遗精方与服。药物组成：五倍子30g，茯苓60g。二药共为细末，为丸或为散。服1剂后，大有好转。再服两剂，精气已固，肌肤充润，后以丸剂稍加调理而愈。

05

【条文】

梦而后泄者，相火之强为害；不梦自遗者，心肾之伤为多。

清代林珮琴《类证治裁·遗泄论治》

【条解】

有梦而遗精者，多为相火过旺所致；无梦而遗精者，多为心肾失调相关。

【临证】

徐男，去年囊痈手术后，肾阴从此暗伤，相火因而下扰，致知命之年梦遗，月有五六次，耳鸣头响，脉细数。水亏则火炎，下虚则上病。拟壮水潜阳，封髓固精。方用三才封髓丹合耳聋左慈丸加减成方。《内经》曰：“年四十，而阴气自半也。”况届知命，常患梦遗，欲其肾水不伤得乎。故用三才以培其肾水，封藏以固其精气，翼水壮髓封，相火不致下扰，此为求本之治。合左慈丸之牡蛎、磁石潜阳纳气，乃图标之治。

【条文】

遗滑，治作肾虚，补涩罔效，不知此因脾胃湿热所乘，饮酒厚味，痰火之人，多有此疾。

清代程杏轩《医述·遗精》引《证治准绳》语

【条解】

遗精滑精，作肾虚论治，投以补肾药、收涩药均没有疗效，不知这是因为脾胃湿热所致，平素好饮酒、喜食肥甘厚味，痰火偏旺者易患此病。

【临证】

湿热遗精，人多忽略。尤在泾认为遗精无梦，稍微劳作即发，感到饥饿却不欲进食，饮食稍多即感腹胀，面白舌热，小便黄赤，这是因为脾家湿热、肠腑不净，湿热流注于下焦而致病。在治疗时，切记不可尽用补涩之药，否则可能会导致体内热郁更盛，有酿生他变之患，多选用萆薢、砂仁、茯苓、牡蛎、白术、黄柏、炙甘草、山药、生地黄、猪苓等，以清泄湿热、滋阴健脾。（临证经验选自《清代名医医案精华》）

第二十九章 阳痿

【概述】

《灵枢·邪气脏腑病形》称阳痿为“阴痿”。《素问·痿论》认为虚劳和邪热是导致阳痿的主要原因，且与肝关系密切。阳痿是指成年男子性交时阴茎痿软不举，或举而不坚，或坚而不久，无法进行正常的性生活的病证。隋唐宋时期，医家多从劳伤、肾虚立论，治疗多以温肾壮阳为主，而明清医家对阳痿的病因病机和辨治方法不断丰富，提出郁火致痿，肠道从肝经湿热和燥热辨治。本章节介绍了引起阳痿的原因及治法，除补阳外更有治胆舒郁之法。

01

【条文】

凡男子阳痿不起，多由命门火衰，精气虚冷，或以七情劳倦，损伤生阳之气，多致此证；亦有湿热炽盛，以致宗筋弛缓，而为痿弱者，譬以暑热之极，则诸物绵萎。

明代张介宾《景岳全书·阳痿》

【条解】

男子阳痿阴茎不能正常勃起，多是由于命门之火衰败，精气虚冷所致；或者是因七情内伤、劳倦，损伤阳气所致；又或者是因为湿热炽盛，导致筋脉弛缓而肌肉痿软无力，就像暑热的时候万物都萎靡惫怠。

【临证】

一壮年患阳痿不已，前医以补肾壮阳之品，连服两月无效。余诊之，其脉弦细数，舌质红，苔薄黄，舌根黄腻苔。此非命火衰微，乃属阴虚火旺，兼下焦湿热。选用知柏地黄丸合三才封髓丹加萆薢，投汤20剂见效，此见辨证之要，不可拘泥一法。正如《景岳全书·阳痿》篇所说：“火衰者，十居七八，火盛者仅有之耳。”临证时不可不慎。

02

【条文】

凡惊恐不释者，亦致阳痿……又或于阳旺之时，忽有惊恐，则阳道立痿，亦其验也。

明代张介宾《景岳全书·阳痿》

【条解】

受到惊吓而难以释怀也会导致阳痿。或是阴茎勃起时，突然受到惊吓，那么阴茎立刻痿软，也是惊恐致阳痿的临床表现。

【临证】

张景岳认为因思虑惊恐等情志因素导致脾肾亏损而阳痿者，治疗的方法是补益心脾，用七福饮、归脾汤一类方药治疗。若肾阳因之受损，则须加用桂附枸杞之类以温补肾阳。这一条中最重要的是，在方药治疗的同时，其首次提出，“必大释怀抱，以舒神气，庶能奏效，否则徒资药力无益也”的心理治疗主张，真可谓真知灼见。（临证经验选自《景岳全书》）

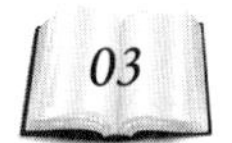

【条文】

有郁损生阳者，必从胆治。

清代叶天士《临证指南医案·阳痿》

【条解】

有因情志抑郁导致阳痿的患者，必从胆论治。

【临证】

因郁致阳痿属临床常见类型。如《临证指南医案·阳痿》载：“徐（三十）脉小数涩，上热火升，喜食辛酸爽口。上年因精滑阳痿，用二至百补通填未效。此乃焦劳思虑郁伤，当从少阳以条畅气血。”华岫云对此解释：“有郁损生阳者，必从胆治。盖经云‘凡十一脏皆取决于胆’，又云‘少阳为枢’。若得胆气展舒，何郁之有。”虽云从胆而论，实从肝而治，其用药多是理气解郁之品，与丹栀逍遥散用药多有相同之处。以柴胡、薄荷与陈皮理气郁，牡丹皮与郁金理血郁，栀子解热郁，神曲与生姜消食郁，茯苓消湿郁。诸郁皆解，则气血调畅。

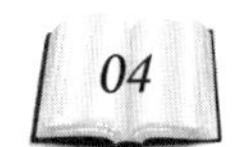

【条文】

少年阳痿，有因于失志者，但宜舒郁，不宜补阳。

清代程杏轩《医述·阳痿》引王节斋语

【条解】

年少者患阳痿，如果是因为情志不遂所致，治宜舒解郁结，不宜补阳。

【临证】

中老年肾亏或情有可原，青壮年阳痿岂可一概补肾论治。如《杂病源流犀烛·前阴后阴源流》中提出了疏肝理气解郁兼顾养心安神的治疗方法：“失志之人，抑郁伤肝，肝木不能疏达，亦致阴痿不起，宜达郁汤（升麻、柴胡、川芎、香附、白蒺藜、桑白皮、橘叶）加菖蒲、远志、枸杞、菟丝子。”又如《周慎斋遗书·阳痿》有以逍遥散疏肝理气解郁治疗阳痿的记载："阳痿，少年贫贱之人犯之，多属于郁，宜逍遥散以通之，再用白蒺藜炒去刺成末，水法丸服，以其通阳也。"

第三十章　虚损

【概述】

虚损又称虚劳，是以脏腑亏损，气血阴阳虚衰，久虚不复成劳为主要病机，以五脏虚证为主要临床表现的多种慢性虚弱证候的总称。有关虚、劳、损的论述最早出现在《黄帝内经》，张仲景《金匮要略·血痹虚劳病脉证并治》首次提到“虚劳”病名。本章节指出虚损之证多与肺、脾、肾有关，故多从保肺、健脾、补肾论治。

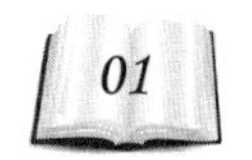

【条文】

治虚有三本，肺、脾、肾是也。肺为五脏之天，脾为百骸之母，肾为性命之根，治肺、治脾、治肾，治虚之道毕矣。

明代汪绮石《理虚元鉴·治虚有三本》

【条解】

治疗虚证有三个根本，分别是肺、脾、肾。肺是体内五脏之天，脾为百骸之母，肾是性命之根，治肺、治脾、治肾，如此治疗虚证方法完备了。

【临证】

汪绮石认为治虚尤需重视肺脾肾，治疗中强调治肺要清金保肺，无犯中州之土；治脾要培土调中，不损至高之气；治肾要金行清化，不觉水自长流，金水才能归于一致。总之以不损肺脾为前提。治肺有清金百部汤、清金甘桔汤，治脾有归养心脾汤，治肾有归养心肾丸。(临证经验选自《理虚元鉴》)

【条文】

五脏皆虚，独治后天脾胃。

清代王旭高《王旭高临证医案·虚劳门》

【条解】

在五脏都虚的情况下，以调理后天脾胃为先。

【临证】

尤在泾认为，虚损到一定程度出现饮食减少、形体消瘦，应当以补养后天脾胃为第一要务。尤氏曾用异功散治一例患者，五六服后饮食情况出现改善。且当时正值春半，地气上升，肝木当令，阳热上升易发心悸，此为心气虚，汗出之后出现反复咳嗽，此为肺气虚，甚至出现咯血，这是肝阳上炽，络血躁扰外溢。后来尤氏又予和阳养阴之剂，木火稍平之后，仍以前方加白芍制肝安土，方用生地黄、白芍、麦冬、阿胶、女贞子、甘草、牡蛎、牡丹皮。（临证经验选自《尤在泾医学全书》）

【条文】

虚劳之证，扶脾保肺，多不可缺。

清代张璐《张氏医通·虚损》

【条解】

治疗虚劳证，健脾及补肺多不可缺少。

【临证】

肺位胸中，为五脏华盖，肺为娇脏，不耐邪侵，邪侵毫毛必咳嗽。马培之曾治一例，患者咳呛两年，平卧时呛咳加重，脉弦细涩数，神疲，面无华色，肺损中虚，气不归窟。不单内伤可成虚劳之证，六淫之气侵袭人体，亦可导致。拟培土生金，兼纳肾气，方用熟地黄、白术、茯苓、杏仁、炙甘草、法半夏、沙苑子、怀牛膝、紫菀、莲子、毛燕。（临证经验选自《马培之医案》）

【条文】

余治虚症，人视为万无生理者，胃阴虚即养胃阴，胃阴虚，胃气亦虚，即养胃阴，兼益胃气，无不应手取效，转危为安。

清代费绳甫《孟河费氏医案·虚劳》

【条解】

我治疗虚证的时候，对于那些别人认为没有生还可能的患者，胃阴虚时应滋养胃阴；胃阴虚时，胃气也虚，应滋养胃阴的同时补益胃气，用这样的方法，没有不取得疗效的，患者都转危为安。

【临证】

王九峰曾治一例，患者脉来虚数，先天之本较弱，水不养肝导致肝虚生风，阴虚生热，风热相搏，常生寒热，消耗胃阴，饮食日减，形体日渐消瘦，精神状态也每况愈下，结核成瘰，这都是因为三阴亏损。针对这样的虚损体质，拟用养阴调气之法，使气血冲和，肝胃调和为吉。方用生地黄、归身、牡蛎、党参、贝母、陈皮、白术、甘草。（临证经验选自《王九峰医案》）

【条文】

补羸女，先养血壮脾；补弱男，则壮脾节色。

南齐褚澄《褚澄遗书·受形》

【条解】

补养体弱的女子，首先要养血健脾；补养体虚的男子，应当健脾并且节制房事。（褚澄遗书中此处的羸女弱男指父母体弱或年高而产下的体弱子女。）

【临证】

万全认为“脾胃虚弱，百病蜂起，故调理脾胃者，医中之王道也”“人以脾胃为本，所当调理，小儿脾常不足，尤不可不调也”。脾胃虚弱，乃生百病，治当益气健脾。临床上多用钱乙的异功散。此方方小药少，有益气健脾、行气化滞之功。方中人参甘温，入脾经，益气健脾之要药；白术味甘性温而兼苦燥之性，甘温补气，苦燥健脾，深合脾喜燥恶湿、以健运为本之性。（临证经验选自《幼科发挥》）

【条文】

盖凡大寒、大热病后，脉络之中必有推荡不尽之瘀血，若不驱除，新生之血不能流通，元气终不能复，甚有传为劳损者。

清代周学海《读医随笔·证治类》

【条解】

凡是患过寒重热重的病后，脉络中定有难以除净的瘀血，如果不祛除，新生的血液不能流通，元气最终也不能恢复，甚至传为劳损。

【临证】

劳损之因有由于瘀阻脉络者，所谓因实而致虚，如仲景立大黄䗪虫丸治干血劳，亦从瘀血着眼。仲景《金匮要略》有云：“五劳虚极羸瘦，腹满不能饮食，食伤，忧伤，饮伤，房室伤，饥伤，劳伤，经络营卫气伤，内有干血，肌肤甲错，两目暗黑。缓中补虚，大黄䗪虫丸主之。”本条论述五劳虚极，干血内停的证治。虚极羸瘦，此乃五劳七伤，气血亏虚，机体严重失养的表现。其证属本虚标实，治宜以祛瘀生新，缓中补虚的大黄䗪虫丸。

【条文】

瘦劳善食而瘦，亦因胃中湿热。

清代王旭高《王旭高临证医书合编·医方证治汇编歌诀》

【条解】

瘦劳者食多但形体消瘦，是因为胃中有湿热。

【临证】

王旭高治疗一形瘦梦遗之人，此人爱好吃鲜美食物，喝醇厚的酒，日久脾胃酿成湿热，留伏阴中，夜为梦泄。用松石刘子猪肚丸。王旭高在《医方歌括》中写道："猪肚丸著刘松石，牡蛎白术苦参益。猪为水畜肚属土，厚胃泄水功偏捷，咸寒清热苦坚阴，甘温健脾而胜湿。湿热遗精用因灵，瘦劳服此亦肥白。"泄其邪，固其正，则虽有梦而不遗矣。（临证经验选自《王旭高医书六种》）

第三十一章　心悸

【概述】

心悸是一种患者自觉心中悸动、惊惕不安的病证，甚则不能自主多呈发作性，每因情志波动或劳累过度而发作，且常伴有胸闷、气短、失眠、健忘、眩晕、耳鸣等症。《黄帝内经》认为其病因有宗气外泄，心脉不通，突受惊恐，复感外邪等。病名首见于张仲景的《金匮要略·惊悸吐衄下血胸满瘀血病脉证治》和《伤寒论·辨太阳病脉证并治》，并以炙甘草汤等为其常用方剂。本章节围绕心悸的病性、病理因素、治法展开，认为血虚、痰、瘀血可导致心悸发生，因此当辨证论治。

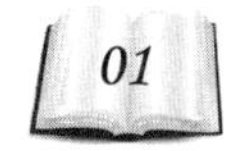

【条文】

治惊莫若安心，治悸莫若顺气，心气既宁，惊悸必除。

明代方隅《医林绳墨大全·惊悸恍惚附》

【条解】

治疗惊悸不安应采用安神镇静养血、解郁理气化痰的治法，心神安宁，心气舒畅，则惊悸必然痊愈。

【临证】

某男，37岁。一年前因工作原因思虑过度引起心悸、失眠，未经系统诊治。半年前因工作压力过大心悸症状加重。症见：心悸，倦怠乏力，少言，胸闷气短，活动后加重，休息可缓解，失眠多梦，健忘，面色少华，纳呆食少，小便正常，大便溏薄，舌质淡苔白，脉细弱。中医诊断：心悸。证属心脾两虚，气血不足，心失所养。治宜益气养血，健脾宁心。归脾汤加减，7剂后心悸气短改善，食欲增加，精神转好。原方再服10剂，症状明显改善，基本痊愈。

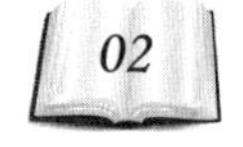

【条文】

饮之为悸，甚于他邪，虽有余邪，必先治悸。

金代成无已《伤寒明理论·悸第二十八》

【条解】

饮邪致悸，甚于其他邪气导致的惊悸，虽有其他邪气，必先温阳化饮以治惊悸。

【临证】

患者王某34岁，脉沉，背寒冷，心悸如坠。形体壮盛而气虚，渐有痰饮内聚，阴寒内盛，水气上凌。当温通补阳方复辟，斯饮浊自解。证属脾肾阳虚。方用人参、淡附子、干姜、茯苓、生白术、生白芍。（临证经验选自《临证指南医案》）

【条文】

心虚则心神不安而怔忡，有瘀血亦怔忡。

清代唐容川《血证论·脏腑病机论》

【条解】

心失所养就会心神不安从而出现怔忡，瘀血阻滞心脉，也可出现怔忡。

【临证】

瘀血阻络可致怔忡，可见舌暗唇紫、脉涩、面色青诸症，而心虚者必见舌嫩、脉弱数、面颊浮红、夜寐多梦易惊、多汗诸症。如费伯雄治疗某患者，心气亏虚，突受惊恐，表现得十分胆怯，刻下：四肢厥冷，冷汗怕动。拟以镇惊定志，养心安神为法，药用安神定志丸加人参、茯神、枣仁、生龙骨、石菖蒲、炙甘草、山药、南枣。后患者得愈。（临证经验选自《医醇賸义》）

【条文】

怔者血之虚，忡者火之盛，养血降火，怔忡自定。

明代方隅《医林绳墨大全·怔忡》

【条解】

怔病是由于血虚，忡病是由于火盛，补血降火，那么怔病就会康复。

【临证】

怔忡临床治疗难以截然划分，故治不可拘泥。高果哉治钱塞庵相国，怔忡不寐，诊得心脉独虚，肝脉独旺。因述上年驿路还乡，寇盗充斥，风声鹤唳，日夜惊惧而致。高用生地黄、麦冬、枣仁、玄参各五钱，人参三钱，龙眼肉十五枚，服数剂。又用夏枯草、羚羊角、远志、茯神、甘草、人参，大效。仍以天王补心丹，常服痊愈。（临证经验选自《古今医案按》）

【条文】

怔忡大概属血虚与痰

清代程杏轩《医述·惊恐怔忡》引朱丹溪语

【条解】

怔忡大多是由血虚和痰饮所致。

【临证】

一僧，心悸善恐，遍服补养心神之药，不应。天王补心丹服过数斤，悸恐转增，面目四肢，微有浮肿之状。乃求治于石顽。察其形，肥白不坚，诊其脉，濡弱而滑，此气虚痰饮，浸渍于膈上也。遂予导痰汤稍加参、桂通其阳气，数服而悸恐悉除；更以六君子加桂，水泛为丸，调补中气而安。（临证经验选自《续名医类案》）

06

【条文】

惊悸之疴，恐惧、痰迷所致……健忘之病，血衰、忧郁而成。

清代程曦《医家四要》

【条解】

惊悸是由恐惧和痰蒙神窍导致的，健忘是由血虚、忧郁导致的。

【临证】

淮安巨商程某，母患怔忡，每天服用人参、白术大补，病越来越重，听到声音就会晕倒，王士雄看见两个女佣从背后抱持其母，还有两个女佣遍体敲打按摩，告诉她不要害怕，其母仍然惊惕不已。王以消痰之药去其涎，以安神之药养其血，以重坠补精之药纳其气，稍得寝。半月过后，惊恐全失，开船放炮，亦不为动，船挤喧嚷，欢然不厌。因为心为火脏，肾为水脏，肾气夹痰以冲心，水能克火，则心振荡不能自主，使各安其位，则不但不相克，而且相济，这是自然的道理。（临证经验选自《洄溪医案医案》）

第三十二章 眩晕

【概述】

眩晕是以目眩与头晕为主要临床表现的病证。轻者闭目即止，重者如坐车船，旋转不定，不能站立，或伴有恶心、呕吐、汗出，甚则仆倒等症状。有关眩晕的论述首见于《黄帝内经》。东汉时期，张仲景认为，痰饮是眩晕的重要致病因素之一；金元时期，朱丹溪力倡“无痰不作眩”；明代张介宾强调“无虚不作眩”“当以治虚为先”。

【条文】

无痰不能作眩，虽有风者，亦必有痰，夹气虚者，亦宜治痰为主。

明代张介宾《景岳全书·眩运》引朱丹溪语

【条解】

眩晕的发作必然有痰作祟，虽然眩晕的致病因素有风邪，但风邪里也必然夹杂着痰饮，虚证的眩晕也应以治痰为主。

【临证】

眩晕之因有痰饮阻遏清阳。如江姓患者，五十岁，脉弦动，眩晕痰多，胸痹窒塞。此清阳少旋，内风日渐亢胜，当春地气上升，最虑风痱（内风夹痰）。明天麻、白蒺藜、桂枝木、半夏、橘红、茯苓、薏苡仁、炙甘草。又：头额闷胀，痰多作眩。方用《外台》茯苓饮加羚羊角、桂枝、竹沥，姜汁法丸。（临证经验选自《临证指南医案》）

【条文】

眩晕之病，悉属肝胆两经风火。

清代高鼓峰《医宗已任编·眩晕》

【条解】

眩晕这种病都是由肝胆风火上扰所导致。

【临证】

眩晕之因亦有动怒郁勃，肝胆风火交织。如刘某丁卯来津后，他常常感到头中发热，有时出现眩晕，心中烦躁不宁，脉象弦长有力，左右皆然，知系脑充血证。盖其愤激填胸，焦思积虑者已久，是以有斯证也。为其脑中觉热，俾用绿豆实于囊中作枕，为外治之法。又治以镇肝熄风汤，于方中加地黄一两，连服数剂，脑中已不觉热。遂去川楝子，又将生地黄改用六钱，服过旬日，脉象和平，心中亦不烦躁，遂将药停服。（临证经验选自《医学衷中参西录》）

03

【条文】

眩运一证，虚者居其八九。

明代张介宾《景岳全书·眩运》

【条解】

眩晕这一病证，临床上以虚证为多。

【临证】

眩晕亦有肝肾阴亏、木失水涵，厥阴上冒。《临证指南医案·眩晕》曰：“水亏不能涵木，厥阴风火鼓动，烦劳阳升，病斯作矣。”肾阴亏虚，水不涵木，肝失所养，以致肝阴不足，肝阳上亢，扰乱清空发为眩晕。临床多见眩晕伴耳鸣，头目胀痛，口苦，失眠多梦，遇烦劳郁怒而加重，甚则仆倒，颜面潮红，急躁易怒，肢麻震颤，舌红苔黄，脉弦或数。叶天士言：“阳化内风、非发散可解，非沉寒可清，滋阴息风，诸症力解。”治宜滋阴平肝潜阳，可选杞菊地黄丸，壮水之主以治阳光；偏于肝阴虚阳亢者，方用天麻钩藤饮加减；若阴虚内热较明显，可用镇肝熄风汤加减。以上三则条文皆言眩晕之因，临证者不可拘执一家一言，当细辨之。

第三十三章 中风

【概述】

中风是以猝然昏仆，不省人事，伴半身不遂，口舌㖞斜，言语謇涩为主症的病证。病轻者可无昏仆而仅见口舌㖞斜及半身不遂等症状。由于本病发生突然，起病急骤，古人形容“如矢石之中的，若暴风之疾速”。临床见症不一，变化多端而速疾，有晕仆、抽搐，与自然界“风性善行而数变”的特征相似，故古代医家取类比象而名之为“中风”；又因其发病突然，亦称为“卒中”。

【条文】

治风先治血，血行风自灭。

明代李中梓《医宗必读·真中风》

【条解】

治疗风病先要治疗血证，血液运行通畅，内外之风自然会息灭。

【临证】

某陈姓老妪，患阴痒症，经中西医治疗数载未愈，发则彻夜不寐。前医所用之方或以清热利湿之剂，或以炙肝片夹之，其言不但无效而痒更甚。朱振声先生忆某方书曾载黑归脾汤能治阴痒，因仿其意用党参 120g，桂肉 120g，煎浓汁，嘱其分申、戌、子三时服尽。第二天问之，其言服药后即能酣睡，至今日晡始醒。此症因高年血燥生风，前医不养其血而反利其湿，此病之所以不愈。要知利去一分湿，即伤一分阴，湿愈利则血愈虚，血愈虚则风愈甚，欲痒之止歇，其可得乎？古人云：“治风先治血，血行风自灭。”所以用此者亦唯养血而已，血足则风自灭，风灭则痒自止；而清热利湿之剂能治湿热下注之阴痒，却不能治血虚生风之阴痒。（临证经验选自《孟景春医集》）

【条文】

治风之法，初得之，即当顺气，及其久也，即当活血，此万古不易之理。

明代戴复庵《秘传证治要诀及类方·中风》

【条解】

治疗风病，在病程初期，就应当理气；等到病程变长，就应当活血化瘀，这是亘古不变的道理。

【临证】

清代普陀山僧医治疗一位来自徽州的旅客，年龄五十多岁，忽然有一天右半身如瘫痪，卧床不能转动，筋脉不拘急，亦无痛苦。召僧医诊治，见右脉沉细如丝，虚软无力；左脉和缓无病，细审毫无风象。体肥肌丰，又非痰火，为血中气衰、气虚血瘀所致中风，故仿王清任补阳还五汤法（益气治风的代表方），服三剂后右脉渐大，手足略能展动，八剂而起居如常矣。此症猝然得病，虽言“初得之，即当顺气”，但气虚必致血运不畅，故法当益气治风为主，活血化瘀为辅，宜补阳还五汤加减。（临证经验选自《一得集》）

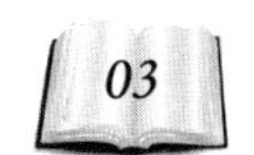

【条文】

中脏者多滞九窍，中腑者多着四肢。

清代俞震《古今医案按·中风》

【条解】

中脏者邪气多壅滞九窍（指人体的两眼、两耳、两鼻孔、口、前阴尿道和后阴肛门）；中腑者邪气多着痹四肢。

【临证】

某沈姓患者，其风中廉泉，舌肿喉痹，麻木厥昏，内风阻窍，上则语言难出，下则二便皆不通调。叶先生研究古人吕元膺每用芳香宣窍解毒，勿令壅塞致危。辨为胞络热邪阻窍，用至宝丹四丸，匀四服。此症属风邪中脏，痰热阻窍，法当清热化痰开窍，宜用凉开的代表方剂至宝丹。（临证经验选自《临证指南医案》）

【条文】

中风，大便必然结燥，盖由痰热郁结于中，宜服润肠丸，使大便常润，则风亦易愈。此釜底抽薪之法，屡试验者。

清代程杏轩《医述·中风》引汪双泉语

【条解】

中风的患者，大便多燥结不通，这是由于痰热郁结于内，应当服用润肠丸，使大便常常通畅，那么中风也就容易治愈。这是釜底抽薪的方法，屡次尝试均有效果。

【临证】

中风者常见便秘的症状，多为痰热腑实证，此乃热愈盛，则阴愈虚，阴愈虚则风愈盛；故冉雪峰喜用火麻仁、郁李仁治疗中风伴便秘结滞。火麻仁“含脂肪丰富，故能润肠通便，其臭芳香，兼能醒脾，缓其燥急，沃其燥结，增其分泌，助其蠕动，为血虚液减、大肠不腴、和缓通便之要药”。郁李仁之滑润化合于味苦之中，“郁李为肝果，肝主疏泄，故能平肝家之横逆，而开其结闭，血结气结均可疏利”。

【条文】

凡偏枯半身不遂之证，虽属痰滞经络，然其原大抵本于气虚。

清代程杏轩《医述·中风》引汪双泉语

【条解】

凡是中风的患者出现半身不遂这一症状，虽然证属痰阻经络，但是疾病的本原大概根于元气亏虚。

【临证】

王肯堂曾治疗一位年老的医生，其卧床已有两年，右侧手足偏瘫，人们都说这个病治不好了。一日王肯堂恰好在路上遇到他，询问其病情，他道：“我的病已经很危重了。刚开始服用理气化痰的药，没有起到什么疗效。到了傍晚，便出现神志昏迷的症状，一度不能服药。”王肯堂开了十全大补汤让其服用。服药几天后，老医生便能够扶着拐杖起身了。没过多久，就能够不用依靠拐杖走路了。由此可见：虚为中风之根，中风后遗症出现半身不遂，属气血亏虚证者服用顺气化痰之药无效，应选用补养气血类药物。（临证经验选自《灵兰要览》）

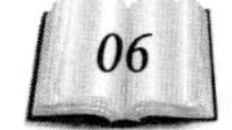

【条文】

大概以气药治风犹可，以风药治气则不可，以血药祛风，以气药治痰均可，以风药治血，以痰药治气，均断不可也。

清代冯楚瞻《冯氏锦囊秘录·方脉中风合参》

【条解】

大致用理气药治疗风病尚可，反过来用祛风药治疗气机失调的病证就不可；用养血、活血药治疗风病，用理气药治疗痰凝的病证均可，反过来用祛风药治疗血证或是用祛痰药治疗气机失调的病证都不可。

【临证】

黄淑芬提倡“治血先治风，风行血自通”，与冯氏看法不同。冠心病心绞痛多由心络阻滞或痉挛所致，黄氏认为本病用辛温通阳宣痹的风药十分必要，如桂枝、细辛、羌活、葛根、柴胡、防风、威灵仙，并对服活血化瘀方药无效的顽固性心绞痛，改用风药为主的复方灵仙止痛胶囊治疗多例，效果显著，且疗效稳定。

第三十四章　失眠

【概述】

失眠是以经常不能获得正常睡眠为特征的病证，主要表现为睡眠时间、深度的不足。轻者入睡困难，或寐而不酣，时寐时醒，或醒后不能再寐；重则彻夜不寐。

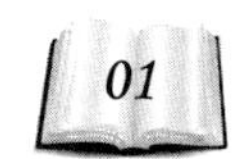

【条文】

不寐一证，责在营卫之偏胜，阴阳之离合。

清代程杏轩《医述·不寐》引汪蕴谷语

【条解】

失眠这一病证，多是由营卫不和、阴阳交接不顺所致。

【临证】

刘小虹曾治疗一位“反复睡眠障碍4年余”老年男性患者，其诉4年前无明显诱因出现失眠，难以入睡，多梦易醒，醒后难以再眠，多次于多家医院就诊，未效。症见失眠，睡眠时间短，伴心烦，面部潮红发热，背部汗出，无手足心发热，偶感胸闷心慌，纳差，面色白，舌淡红，苔薄白，脉弦细。辨为不寐（营卫不和、肝血亏虚证），治法以调和营卫、补养心肝。此患者年高体弱，气血渐虚，不能濡养脏腑，营卫运行失和，故见“夜不瞑”。法当以调和营卫为先，方用桂枝汤为宜。

【条文】

阳气自动而之静，则寐。阴气自静而之动，则寤。不寐者，病在阳不交阴也。

清代林珮琴《类证治裁·不寐论治》

【条解】

阳气从运动到静止，人就安睡，阴气从安静到运动，人就清醒。失眠的人，病在阳气不能和阴气相交。

【临证】

某赵姓患者，其呕吐眩晕，肝胃两经受病，阳气不交于阴，阳跷穴空，寤不肯寐，叶先生用《灵枢》方半夏秫米汤，又接用人参温胆汤治之。（临证经验选自《临证指南医案》）

【条文】

妇人肥盛多郁不得眠者吐之，从郁结痰火治。

清代张璐《张氏医通·不得卧》

【条解】

妇女形体肥胖，郁结较重而失眠者，当从郁结痰凝化热方面辨证，治以吐法。

【临证】

张璐认为不寐有二：有病后虚弱，有年高人血衰不寐；有痰在胆经，神不归舍，亦令人不寐。虚者，六君子加枣仁。痰者，《灵枢》半夏汤……妇人肥盛多郁不得眠者吐之，从郁结痰火治。大抵胆气宜静，浊气痰火扰之则不眠，方宜温胆汤，用猪胆汁炒半夏曲加柴胡三钱，炒枣仁一钱五分，立效。（临证经验选自《张氏医通》）

【条文】

凡病后、产后不得眠者，此皆血气亏虚，心脾二脏不足。

清代程杏轩《医述·不寐》引徐东皋语

【条解】

凡是生病后、产后失眠的人，皆属气血两虚、心脾不足之证。

【临证】

某朱姓患者，女，65岁。自诉素有慢性胃病史，失眠3年，夜寐不安，多梦，心悸，手足不温，右关脉虚大，左关脉弦，舌苔薄腻。辨证为心脾亏虚，治拟补益心脾，用归脾汤化裁。二诊：药后睡眠改善，每夜已能睡4～5小时，手足冷减轻，但仍多梦，右关脉虚大，左关脉虚弦，舌苔薄白。拟守方主之，上方太子参改25g，加淮小麦30g。以后以二诊方为基础加减，继续治疗3个月，4个月后随访，患者诉睡眠已正常，四肢温，无心悸。年老久病之人，多心脾两虚，治疗当以补益心脾、养血安神为大法。本案患者年逾六旬，长期多病，脾胃虚弱，气血生化乏源。治以归脾汤补益心脾，以生气血。

第三十五章 郁证

【概述】

郁证是由情志不舒、气机郁滞所致，以心情抑郁、情绪不宁、胸部满闷、胁肋胀痛，或易怒易哭，或咽中如有异物梗塞等为主要临床表现的病证。“郁”有广义、狭义之分。广义之郁，包括外邪、情志等各种因素所致的气机郁滞。狭义之郁，仅指情志不舒所致之郁。

【条文】

气血冲和，万病不生，一有怫郁，诸病生焉，故人身诸病，多生于郁。

元代朱震亨《丹溪心法·六郁》

【条解】

如果人体气血通畅调和，就不容易生多种疾病，人一旦忧愁愤怒，就容易生各种疾病，所以人身体的各种疾病，大多是由情志异常所致。

【临证】

石志超治疗一患有荨麻疹的女性患者，西药（马来酸氯苯那敏片、泼尼松等）治疗四个月，效不显，病情易反复。问病史得其曾在夜间外出遇歹徒，虽被人所救，但其后惊恐郁怒不释。石先生治以疏肝解郁汤，辅以心理疏导，随访半年未再复发。即所谓“人身诸病，多生于郁”。由此可知荨麻疹也可因情志异常所致，治疗若只见风疹团块、瘙痒无度的皮肤表象，只知祛风解表，实为舍本逐末，应以疏肝解郁为主。

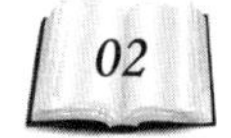

【条文】

气莫贵于善养，郁莫贵于善开。

明代方隅《医林绳墨·气》

【条解】

治疗气病没有比善于调养气机更重要的了，治疗郁证没有比善于开达调和郁结更重要的了。

【临证】

某沈姓患者，年43岁，其脉虚涩，情怀失畅，肝脾气血多郁。半年不愈，难任峻

剂，叶天士以《局方》逍遥散，服补中益气汤治之，叶先生提醒此案不应拘泥于中宫虚寒。（临证经验选自《临证指南医案》）

【条文】

盖郁证全在病者能移情易性，医者构思灵巧，不重在攻补，而在乎用苦泄热而不损胃，用辛理气而不破气，用滑润濡燥涩而不滋腻气机，用宣通而不揠苗助长，庶几或有幸成。

清代叶天士《临证指南医案·郁》华岫云按语

【条解】

治疗郁证重在患者能够移情易性，医生设计治疗方案灵活巧妙，不重是在用攻伐还是补益之法，而在于用苦味药泄热而不损伤脾胃，用辛味药理气而不破气、耗气，用滑润药濡养燥涩而不滋腻碍胃、阻滞气机运行，用开宣通下药而不拔苗助长，这样或许能有幸取得疗效。

【临证】

某戴姓患者，因房事不力而心情郁闷，这是心病，乃七情之郁损，叶天士以丹溪越鞠丸为主方。药用香附、川芎、小川黄连、茯苓、半夏、橘红、炒楂肉、神曲浆丸。（临证经验选自《临证指南医案》）

【条文】

气滞久则必化热。热郁则津液耗而不流，升降之机失度。初伤气分，久延血分。

清代叶天士《临证指南医案·郁证》华岫云按语

【条解】

气滞日久一定会化热，热邪内郁就会使津液耗伤而不流动，气机升降失度。刚开始主要伤及气分，日久就会伤及血分。

【临证】

某吴姓女患者，气血郁痹，久乃化热，女科八脉失调，渐有经脉闭阻、癥瘕积聚、白带异常等诸多疾病。正所谓："初伤气分，久延血分。"但先治其上，勿滋腻气机（郁热先清上焦）。故叶天士药用黑山栀皮、炒黄川贝、枇杷叶、瓜蒌皮、杏仁、郁金、橘红。（临证经验选自《临证指南医案》）

05

【条文】

郁在气非热不成，结在血非寒不凝。

清代王燕昌《王氏医存·郁结证治》

【条解】

没有热是不会郁滞在气分的，没有寒是不会凝结在血分的。

【临证】

某裴姓女性患者，其4月前因恋爱不遂，情怀不畅。近2月有乳汁自行溢出，精神抑郁，胸闷乳胀，两胁胀痛，时常叹息。月经愆期，色鲜红，量少，经来腹痛。舌质红、苔薄，脉弦数。证属肝郁气滞，气郁化火，固摄失职。治以疏肝理气，清热固摄。用柴胡疏肝散加减，并嘱其母多予开导，冀其情怀欢畅。卢国珍认为此案患者由于恋爱不遂，精神受到刺激，情志不畅，此乃肝郁气滞，气郁化火，固摄失调，郁火逼血上行，化为乳汁，而为溢乳。故用柴胡疏肝散加减，疏肝解郁，理气清热，固摄乳液，并辅以精神开导，二者相辅相成，奏效益彰。

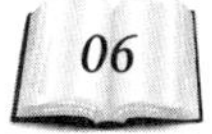

【条文】

治郁之法，多以调中为要旨。

清代李用粹《证治汇补·郁证》

【条解】

治疗郁证的方法，多以调和脾胃为要法。

【临证】

某单姓孩童，年七岁，因其母亲逝世而悲伤哭泣，以泪洗面，不思饮食，面黄唇淡，情志不畅，阳气郁滞。《内经》谓："思为心疾，郁必伤脾。"以调理后天脾胃为要，佐以开益心气。故叶天士药用人参、茯苓、炙甘草、淮小麦、益智仁、石菖蒲。（临证经验选自《临证指南医案》）

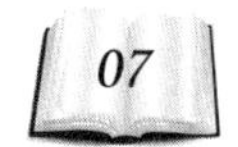

【条文】

伤于情志，和肝、开心、醒脾、解郁为主，然必缓治，用轻药，渐可向愈，重药则反伤胃阳，元气不复，血气耗散矣。

清代唐竺山，见于《吴医汇讲·石芝医话》

【条解】

为情志所伤，以调和肝脏、开宣心中之郁、健运脾气、疏解郁结为主，但一定要用和缓的手段治疗，用性味轻柔的药，病情方可逐渐好转，用性味峻烈的药反而会伤及胃阳，导致元气不能恢复，气血耗损浮散。

【临证】

张志坚认为治疗郁证应以解郁开怀，心理疏导为上；用药以轻扬和解为宜，偏寒偏热均不适当。清代名医费伯雄提出无论郁证或其他内伤杂病，只要具备时时叹息，胸闷不舒，口苦或兼咽干胸胁胀痛等症状均可使用后辛汤。

第三十六章 癫狂

【概述】

癫狂是精神失常的疾病，病名最早出自《灵枢·癫狂》。癫病以精神抑郁，表情淡漠，沉默痴呆，语无伦次，静而少动为特征；狂病以精神亢奋，狂躁刚暴，喧扰不宁，毁物打骂，动而多怒为特征。癫与狂病在临床上相互联系，故常并称。

【条文】

痰入心则癫，火乱心则狂。

清代唐容川《血证论·脏腑病机论》

【条解】

痰涎蒙蔽心窍则生癫病，火热扰乱心神则生狂病。

【临证】

张继有认为狂病始发，归之于痰火，而多见躁扰不宁、多言善辩、骂詈不休、动而多怒等症。因肝属风木，内寄相火，伤于情志，则肝木之风气逆，而诸气皆逆，气有余便是火，气逆而火发，木火风气相搏，伤及脾土，脾失健运，痰浊内生，痰火胶结，并归于心，心神逆乱，病发为狂。临证之中，用黄连温胆汤合龙胆泻肝汤（《兰室秘藏》）加减，以达涤痰泻火之效。（临证经验选自《重订古今名医临证金鉴》）

【条文】

癫证等方，总不若用六君加减，以治痰之本；用六味丸不加减，以治肾水不足之源，为治癫之秘法。

清代程杏轩《医述·癫狂痫》引方星岩语

【条解】

治疗癫证的众多方子，总不如用六君子汤进行加减，以祛除痰邪这一根本；用六味地黄丸不加减，来治疗肾水不足的本源，这是治疗癫证的秘法。

【临证】

李用粹认为治疗狂证主要用二陈汤，加黄连、枳实、瓜蒌、胆南星、黄芩等。如便实火盛加大黄下之，痰迷心窍控涎丹吐之。癫证亦主要用二陈汤，加当归、生地黄、茯神、远志、酸枣仁、黄连、胆南星、天麻等。二陈汤与六君子汤的使用都体现了“治痰之本”这一思路。(临证经验选自《证治汇补》)

第三十七章 厥证

【概述】

厥证是以突然昏倒、不省人事、四肢逆冷为主要临床表现的病证。病情轻者，在短时间内苏醒，醒后无后遗症；病情重者，昏厥时间较长，甚至昏厥不复而导致死亡。厥证病名首见于《内经》，其含义概括起来可分为两类：一是指突然昏倒，不省人事，如《素问·大奇论》所言："暴厥者，不知与人言。"另一是指肢体及手足逆冷，如《素问·厥论》云："寒厥之为寒也，必从五指而上于膝。"

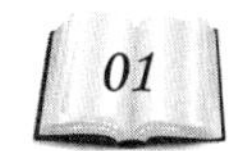

【条文】

厥冒血厥由风，气厥由痰，煎厥是风，薄厥是热，痛厥是寒，蛔厥是湿。

清代宝辉《医医小草·指南》

【条解】

厥冒病血厥大多是由风邪侵袭人体所致，气厥大多是由痰邪侵袭人体所致，煎厥大多是由风邪侵袭人体所致，薄厥大多是由热邪侵袭人体所致，痛厥大多数由寒邪侵袭人体所致，蛔厥大多是由湿邪侵袭人体所致。

【临证】

丹波元坚认为"痰厥气虚，身微冷，面淡白昏闷，不知人事，宜顺元散（即三生饮，乌、附、南星并炮）。气盛身热面赤，宜星香汤，又用生清油一盏，灌入喉中，须臾逐出风痰立愈（得效方）。"顺元散化痰通络，散寒顺气，星香汤（天南星、木香）治中风痰盛，服热药而不得者，使病者涌吐痰涎而愈。（临证经验选自《救急选方》）

【条文】

夫温病之厥，关乎手厥阴者，多宜寒凉。寒病之厥，关乎足厥阴者，多宜温凉并进。

清代余听鸿《余听鸿医案·腹痛肝厥》

【条解】

由温病所生厥证，若与手厥阴心包经有关，大多适宜用寒凉之药。由寒病所生厥证，若与足厥阴肝经有关，大多适宜温药凉药并用。

【临证】

张炳立认为在温病中，热入营血能见厥逆，吴氏之意归上焦；邪热燔灼营血，心神被扰，血络受损，心主血属营，故热在营血尤易扰及心包，而致邪热或痰热或瘀热郁闭心包，从而引发上焦厥证；治疗根据心包证之轻重，重者清心开窍为主，轻者清营凉血为主，用清营汤、犀角地黄汤或清瘟败毒饮合用开窍药物。

【条文】

厥多热少则病进，热多厥少则病退。

清代喻昌《寓意草·辨黄长人伤寒疑难危证治验并详诲门人》

【条解】

四肢厥冷严重发热轻，则病进，发热重四肢厥冷轻，则病退。

【临证】

王永炎认为，持续发热一般有两个发展方向：一是由气分到营血，伤阴动血；另一是致厥脱，由热转寒（阳虚内寒）。如果患者有厥脱之势，则为病进，治疗应积极回阳救逆、益气温阳，可以参附汤温阳固脱，防止出现厥脱变证的危险。

第三十八章 痿证

【概述】

痿证是指以肢体筋脉弛缓，软弱无力，不能随意运动或伴有肌肉萎缩为主症的病证。临床以下肢痿弱较为常见，亦称“痿躄”。痿证的病变部位在筋脉肌肉，但其根本在于五脏虚损。

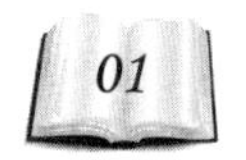

【条文】

风痿者，半身不遂，痰唾稠黏；湿痿者，痛重难移，面目黄色；热痿者，四肢不收，出言懒怯。

明代方隅《医林绳墨·痿》

【条解】

因风致痿的患者，表现为偏瘫，痰液稠黏；因湿致痿的患者，表现为疼痛严重难以移动肢体，面目发黄；因热致痿的患者，表现为手足瘫软无力，活动艰难，说话疲倦虚弱。

【临证】

李今庸认为风湿渍于肌肤，着而不去，阻遏气血，肢体失养，故见痿弱不用；湿性重浊，故见肌体沉重；脾主肌肉而恶湿，风湿侵袭于肌肉，肌肉失其气血之濡养，故见肌肉不仁；苔白、脉濡亦湿之象。法当祛风除湿，温阳通痹。药取独活、防风祛风，白术、木瓜、薏苡仁、干姜、防己除湿，附片、巴戴天、桂枝温阳通痹，甘草调和诸药。

【条文】

夫痿证之旨，不外乎肝、肾、肺、胃四经之病。盖肝主筋，肝伤则四肢不为人用，而筋骨拘挛；肾藏精，精血相生，精虚则不能灌溉诸末，血虚则不能营养筋骨；肺主气，为高清之脏，肺虚则高源化绝，化绝则水涸，水涸则不能濡润筋骨，阳明为宗筋之长，阳明虚则宗筋纵，宗筋纵则不能束骨以流利机关。此不能步履。痿弱筋缩之症作矣。故先生治痿，无一定之法，用方无独执之见。

清代叶天士《临证指南医案·痿门》

【条解】

痿证的关键，不外乎肝、肾、肺、胃四经有病。肝主筋，肝伤则四肢不能为人所用，并且筋骨拘急挛缩；肾藏精，精血相生，精血亏虚则不能灌溉四肢末端，血液亏虚则不能营养筋骨关节；肺主气，是高清之脏，肺气亏虚则高处生化无源，水液生化无源则干涸，气血津液干涸就不能濡润筋骨关节，阳明经多气多血，是宗筋之长，阳明经气血亏虚则宗筋弛缓不用，宗筋弛缓不用就不能约束骨骼，使关节运动灵活。若不能走路，这是筋骨肌肉痿软挛缩的症状发作了。所以先生治疗痿证，没有固定的方法，组方也没有固守一方的想法。

【临证】

某患者年约十七八，平素有遗精滑泄，两足痿软，背驼腰屈，两手扶杖而行，余景和观其两腿，大肉日削，诊脉两尺细软。《难经》曰："下损于上者，一损损于肾，损其肾者益其精。"治以六味地黄汤，加虎骨、龟甲、鹿筋、苁蓉，大剂填下滋阴。进以六味地黄丸，加虎骨、龟甲、鹿筋、苁蓉，大剂，填下滋阴。服十余剂，两足稍健，再将前方加鱼线胶、鹿角霜等，服十余剂，另服虎潜丸，每日五钱，两足肌肉渐充，步履安稳。（临证经验选自《诊余集》）

【条文】

痿病虽分五脏，然其本在肾，其标在肺。

清代程杏轩《医述·痿》引叶仲坚语

【条解】

痿病虽然分五脏的不同，但痿病的本源与肾有关，表面病证与肺有关。

【临证】

李济仁治疗一位进行性肌营养不良症的男性患者，经激素、胰岛素和多种维生素（包括维生素 E）治疗半个月，肌肉萎缩无好转。李先生察其面色苍晦，形体消瘦，两腿肌肉萎缩，步履蹒跚，姿似鸭步。问之，两腿时感麻木疼痛，足跟疼痛，纳呆食少，耳鸣作响，夜尿增多，大便如常。按脉沉濡，舌淡苔薄。证属肝肾不足。治宜补益肝肾，壮健筋骨，舒活关节。药用千年健、桑寄生、补骨脂、熟地黄、当归、木瓜、枸杞、怀牛膝、鸡血藤、伸筋草。

【条文】

湿热成痿，乃不足中之有余也，宜渗泄。若精血枯涸成痿，乃不足中之不足也，全要峻补。

清代程杏轩《医述·痿》引李濒湖语

【条解】

如果是由湿热病邪所致痿证，是气血不足之中有剩余，应当主要用淡渗利湿泄下之法。如果是由精血亏耗所致痿证，是气血不足之中的不足，全要用大补之法。

【临证】

张景岳认为湿热所致的痿病，见脉洪滑而多烦热者，必当先去其火，宜二妙散随症加减用之。若阴虚兼热者宜《正传》加味四物汤、虎胫骨丸，或丹溪补阴丸、滋阴八味丸之类主之。若肝肾亏虚，全无热证者，则不宜兼用凉药以伐生气，惟鹿角胶丸为最善，或加味四斤丸、八味地黄丸、金刚丸之类，俱可择用。若阴虚无湿，或多汗者，俱不宜轻用苍术，盖痿证最忌散表，亦恐伤阴也。（临证经验选自《景岳全书》）

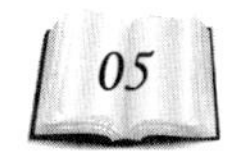

【条文】

痿病既属湿热，何古方多用附子辛热而愈者，殊不知湿热沉滞既久，非借辛热之力，不能开通经隧，原非为肾虚寒而设。

清代张璐《张氏医通·痿》

【条解】

既然痿证属于湿热之邪为患，为何古方大多用附子等辛热之药来治疗痿证，殊不知湿热之邪沉浸阻滞于筋脉日久，如果不借助附子辛热发散的药力，就不能开通经脉气血流行的道路，附子原本就不是为了治疗肾脏虚寒而设的。

【临证】

《金匮要略》中用风引汤治疗热性“瘫痫”，石膏、寒水石与干姜并用。二石性虽寒而味则淡，其寒能胜干姜之热，其淡不能胜干姜之辣。所以，在治疗热性痿废时，仍可借用干姜、附子异常的辛辣味，以开气血之痹也。故张锡纯常用振颓汤（方中既有石膏又有干姜）治疗热性痿废。（临证经验选自《医学衷中参西录》）

【条文】

盖痿证皆属于热，《经》有明文，后人以温补治痿，则相反矣。然痿证又有属痰湿风寒外邪者，此方（虎潜丸）又非所宜。

清代王旭高《王旭高临证医书合编·医方证治汇编歌诀》

【条解】

痿证大多属于热邪为患，《内经》中有明确的文字记载，后人用温补的方法来治疗痿证，就和典籍中的说法相违背了。但是痿证又有属于痰、湿、风、寒之邪为患，用这个方子（虎潜丸）就不合适了。

【临证】

肖铖治疗一位陈姓患者，曾于三天前劳动时淋雨，当晚即感全身不适，未作治疗。

今日中午站立时突仆于地，神识清晰，但感双下肢无力，即延往诊。诊见双下肢呈被动体位，腱反射消失。自觉四肢稍麻木，但无疼痛。下肢稍肿，微觉恶寒，舌质淡，苔白腻，脉濡缓。证属寒湿阻络之痿；治宜温化寒湿，佐以解表通络；投肾着汤加味。一剂药后，双下肢稍可站立，服完第二剂即可扶杖而行。

痿证的发生，外因多责肺热伤津、湿热浸淫，内因多责脾胃虚寒、气血虚弱、肝肾亏虚等。然外感寒湿而致痿者临床并不鲜见。秦景明的《病因脉治》指明："风湿痿软之因，或居处卑湿，或冒风雨，留着经络，则纵缓不收，痿软之症作矣。"发病多与居处潮湿和骤淋风雨有关，其表现多以下肢痿软欠温而兼腰、肢重着为主症。《张氏医通》论治痿厥中指出："一属脾湿伤肾。"主用肾著汤加萆薢。

【条文】

人之痿而不振，亦惟干、燥二字尽矣。看痿之干湿，在肉之削与不削，肌肤之枯润，一目了然。如肉肿而润，筋脉弛纵，痿而无力，其病在湿，当以利湿祛风燥湿。其肉削肌枯，筋脉拘缩，痿而无力，其病在干，当养血润燥舒筋。

清代余听鸿《余听鸿医案·痿》

【条解】

人患痿病，不见好转，描述病因只要干燥两字就完备了。分辨痿证的干湿，关键在于肌肉是否削瘦，皮肤是干枯还是滋润的，一看就知道了。如果肌肉肿胀且滋润，筋脉弛缓不用，痿弱而无力，它的病因在于湿邪为患，应当用利湿祛风燥湿之法。如果肌肉削瘦且干枯，筋脉拘急挛缩，痿弱而无力，它的病因在于燥邪为患，应当用养血润燥舒筋之法。

【临证】

任继学归纳痿病阴虚髓损证（即燥邪为患）的主要症状为病程月余，四肢瘫软，肌肉消瘦，手足心热，头晕神疲，口咽干燥，二便失畅或失禁，肢顽麻，颜面萎黄，颧红，毛发焦，口唇红干，舌红尖赤少津，苔薄黄干，脉多虚数或沉涩之象。法宜滋阴补髓，活络清热。用养阴益髓饮治之。（临证经验选自《任继学经验集》）

【条文】

五脏之热，皆能成痿。书有五痿之称，不独肺热叶焦也。然而虽有五，实则有二，热痿也，湿痿也。如草木久无雨露则萎，草木久被湿遏亦萎。两足痿躄，亦犹是也。

近代丁甘仁《丁甘仁医案·痿痹案》

【条解】

五脏有热都能导致痿证。书有五痿的统称，不单单只有肺有郁热，津液受熏灼而发生痿证这一种情况。但是虽然有五种痿证的说法，实际上却只有两类痿证：一类是由热邪导致的痿证，一类是由湿邪导致的痿证。好比草木长时间没有雨露的滋养就会枯萎，长时间被雨水浸润也会枯萎。两足萎废不用，也（和大自然的草木）是一样的。

【临证】

张泽生治疗一位多发性结节性动脉炎患者，两腿肚肌肉萎缩，下床行走则胀痛，麻木不仁三月，左足清冷沉重，步履艰难，面浮腰痛。脉濡数，舌苔黄腻。证属肺胃津伤，湿热浸淫，所谓“湿热不攘，大筋緛短，小筋弛长，緛短为拘，弛长为痿”。治拟养肺益胃，清利湿热，疏通经络（南沙参12g，肥玉竹9g，炒白芍9g，炒白术9g，炙甘草3g，生薏苡仁15g，川黄柏9g，粉萆薢9g，络石藤12g，桑寄生12g）。经两月余的调治，全身症状明显好转，痿证得到控制，逐步向愈。（临证经验选自《全国名医验案类编》）

第三十九章 痹证

【概述】

痹证是由于风、寒、湿、热等邪气闭阻经络，导致以肢体筋骨、关节、肌肉等处发生疼痛、重着、酸楚、麻木，或关节屈伸不利、僵硬、肿大、变形等为主症的疾病。类似于西医学的风湿热（风湿性关节炎）、类风湿关节炎、骨性关节炎、痛风等疾病，严重时可累及脏腑，临床上有渐进性或反复发作性的特点，故“宿邪宜缓攻”。

【条文】

新邪宜急散，宿邪宜缓攻。

清代叶天士《临证指南医案·痹》

【条解】

新邪致病应用快速宣散的方法，旧邪致病应用长期缓攻的方法。

【临证】

某妇人，全身痹痛，前医从风论治，卧床月余，肢体挛缩，头晕头痛。程文囿认为这是痹证，病久寝食难安，身形困顿，需要急救其根本。用十全大补汤加枸杞、杜仲、鹿角胶。服用两剂之后，没有效果，众人纷纷表示质疑。程言：“缓则疗病，急则顾命。今病势败坏如斯，舍是不救。且补虚与攻实不同，非数十剂莫效。”（临证经验选自《程杏轩医案》）

【条文】

风、寒、湿三气成痹，非麻、桂温通关节，宣发寒邪不效。虚者，同补气血药服。

清代王旭高《王旭高临证医书合编·退思集类方歌注》

【条解】

风、寒、湿三邪合而为痹，如果不用麻黄、桂枝温通关节，宣发寒邪就不能起效。体虚者，与补血补气药一起服用。

【临证】

何家福之妻，患有历节风。手指关节拘挛疼痛，痛不可忍，屈伸不得，难以转移，发作不热，昼静夜剧。脉左浮弦急，右沉弱，舌苔白腻。何拯华先生用乌头桂枝汤加减。方以乌头善能麻痹神经以止痛，故用之为君；臣以黄芪托里达表通行三焦，麻黄开皮达腠上行外通，使肢节留伏之寒湿一起外出；佐以桂枝横行手臂，牛膝下行足膝，皆有活血除疼之作用。使以芍、甘、白蜜酸收甘润以监制之。连服两剂，痛虽渐减，而屈伸不利如前，形气羸弱，颇难支持，脉仍沉弱，惟左手浮弦已减。法当通补兼施，八珍活络汤主之。（临证经验选自《全国名医验案类编》）

第四十章 汗证

【概述】

汗证是因阴阳失调，营卫不和，腠理开阖不利而引起汗液外泄的病证。根据其不同特点分别以自汗、盗汗、脱汗、战汗、黄汗、手足心汗等论治，现今多从自汗和盗汗辨治。

【条文】

有火气上蒸胃中之湿，亦能生汗，凉膈散主之。

明代龚廷贤《寿世保元·汗症》

【条解】

内有火气上蒸胃中湿邪，也能生出汗液，治疗用凉膈散。

【临证】

某刘姓患者，手心出汗近5年。患者初中开始出现手心汗出，夏天更明显，汗出手温。平素易紧张，汗多，动则汗出，饮热或进食更甚，心烦，口干苦但不多饮，喉中自觉有痰，睡眠一般，精神欠佳，大便黏腻，小便黄，舌质红、苔白中根部黄腻，脉弦滑。辨证：痰热郁遏之汗证。治以清热化痰、平肝敛汗。方用：凉膈散合温胆汤加减患者心烦、口干苦、舌红苔黄腻、脉弦滑等均为内热炽盛之象，湿（痰）热熏蒸是导致汗出的根本原因，故可用凉膈散清透郁热，合用温胆汤清化痰热，加用龙胆草、生栀子、石决明、生牡蛎等以清肝泻火，增强清泄里热之作用，浮小麦合牡蛎收涩止汗，合方使用，标本兼顾，热清痰消，汗出自止。

【条文】

有湿胜自汗者，须用渗湿之剂；有自汗不任风寒者，须用逐风之剂，有因房劳所致者，须用补肾之剂。

清代程杏轩《医述·汗》引罗赤诚语

【条解】

有因湿盛导致自汗的患者，需用渗湿的药方；有自汗不能耐受风寒的患者，需用祛风的药方，有因房劳导致自汗的患者，需用补肾的药方。

【临证】

某风湿病患者，遍身骨节疼痛，手不可触，触即呼痛，微汗自出，小便不利。时当初夏，见其身面手足俱微肿，且天气颇热，仍然不脱厚衣，脉象颇大，而气不相续。谢映庐认为这是风湿为病。旁人问："凡是驱风利湿的药，服用多了，不但没有好处，反而会使疾病加重。"谢先生回答说："风本来是外邪，应当从表而治，但其体表虚，怎么敢发汗！又因为湿本来属于内邪，须从里治，而其体里虚，怎么敢利水！当遵仲景法，处甘草附子汤。"一剂如神，服至三剂，所有症状都好了。（临证经验选自《谢映庐医案》）

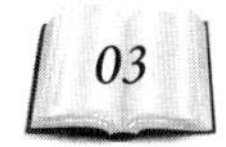

【条文】

桂枝汤，治外感风邪自汗之剂；黄芪建中汤，治外感气虚自汗之剂；补中益气汤，治伤寒气虚自汗之剂。

清代程杏轩《医述·汗》引《医宗粹言》语

【条解】

桂枝汤，治疗外感风邪所致自汗的方剂；黄芪建中汤，治疗外感气虚所致自汗的方剂；补中益气汤，治疗伤寒气虚所致自汗的方剂。

【临证】

马元仪治一位妇人，病一月，两脉浮虚，自汗，恶风，这是卫虚而阳弱，用黄芪建中汤一剂汗遂止。一身之表，卫气主之，所以温分肉，实腠里，司开合者，都是卫气的作用。故《内经》曰："阳者，卫外而为固也。"今卫气虚，则分肉不温，腠理不密，周身毛窍，有开无阖。故用黄芪建中以建立中气，而温卫实表也。（临证经验选自《历代名医经方一剂起疴录》）

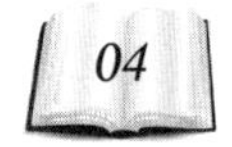

【条文】

黄芪、白术，乃止汗之圣药。

清代程杏轩《医述·汗》引《医宗粹言》语

【条解】

黄芪、白术，这是止汗的圣药。

【临证】

白术具有止汗之功，于阳虚卫外不固导致的自汗尤为适宜。叶天士用白术止汗的案例有四案，均系阳虚自汗证，其中有三案以白术配伍黄芪取玉屏风散之主药，以白术健脾益气，黄芪补气固护卫阳，有两案白术、黄芪、附子三药同用以峻补阳气。叶天士治病必求其本，而较少应用麻黄根、浮小麦、煅龙牡等敛汗治标之药。（临证经验选自《临证指南医案》）

【条文】

人但知热能致汗，而不知寒亦致汗。

明代张介宾《景岳全书·汗证》

【条解】

人们只知道热能导致汗出，却不知阳虚内寒也能导致汗出。

【临证】

某患者，素禀阳虚，时届秋令，偶伤于风，寒热间作，脉来浮缓，先后误用汗法和养阴之法，遂导致患者体内阴寒隔拒，虚阳上浮，自汗不断。张景岳曰："阴中无阳则阴无所主而汗随气泄。"《内经》曰："阴胜则身寒汗出。"于是改用白通加猪胆汁汤，并吞服黑锡丸后，才得虚阳归宅，自汗消失，此后一直用回阳之法，阳虚得到纠正后，患者痊愈。（临证经验选自《谢映庐医案》）

【条文】

卫气虚则多汗，营血虚则无汗。

清代程杏轩《医述·汗》引娄全善语

【条解】

卫气不足就会出汗增多，营血亏虚就不会出汗。

【临证】

工部尚书吴循之，平素夏日穿厚衣，仍觉怕冷且自汗不止的，其因暑热贪凉，感冒风邪，按脉沉迟细。吴篪认为这是气虚表弱，易感风寒，阳虚不能卫外，故津液不固易泄。《内经》曰："邪之所凑，其气必虚。"用玉屏风散加桂枝、芍药以益卫固表，其汗自止，服之甚效。更改为原方去桂枝加人参、熟附，连续服用数帖，脉旺气充，皮衣尽脱，继以补中益气汤得愈。（临证经验选自《临证医案笔记》）

【条文】

汗出于心，热之所致；汗出于脾，湿气上腾；汗泄于肤，卫气不固。所以清心则液荣于内而为血；和胃则液周流而不腾；实腠理则卫气充而液不泄。知斯三者，治汗之能事毕矣。

清代程杏轩《医述·汗》引李东垣语

【条解】

从心而出的汗，是热郁于心所致；从脾而出的汗，是由于湿气上蒸所致；从肌肤而出的汗，是由于卫气不能固摄津液所致。因此清心火，体内津液就会充盛从而化生为血；调和脾胃，津液就会运行周身而不会向上蒸腾；充实肌表腠理，卫气就会固密而津液不会外泄为汗。知道这三个方面，治疗汗证应具备的本领就完备了。

【临证】

某患者，心高志大，但却得不到满足，怔忡善忘，口淡舌燥，多汗，四肢疲软，发热，小便白浊。李梴视其脉，虚大而数，认为这是思虑过度，少阴君火为患。夫君火以名，相火以位，相火代君火行事也。相火扰动，能导致百病，何况是少阴心火为患。与条文“从心而出的汗，是热郁于心所致”相应。用补中益气汤、朱砂安神丸，空腹则进坎离丸，服用一月多便痊愈了。（临证经验选自《医学入门》）

【条文】

湿无热不作汗，湿得热蒸则令人汗出。

清代汪昂《医方集解·收涩之剂第十七》

【条解】

只有湿邪没有热邪，不会导致汗出，湿邪受到热邪的蒸腾才会使人汗出。

【临证】

李左，湿温四天，身热有汗不解，胸痞泛恶，口干不多饮，舌苔薄腻而黄，脉濡滑而数。此因伏邪湿热，漫布三焦，气机不宣，痰浊交阻，胃失和降所致。丁甘仁认为治宜宣气淡渗。《素问·阴阳别论》曰：“阳加于阴，谓之汗。”以三仁汤加杏仁三钱、清水豆卷、鲜竹茹、江枳实、茯苓皮、通草、白蔻仁、滑石块、佛手露、生熟薏仁、仙半夏、酒炒黄芩、鲜藿香、鲜佩兰，患者得愈。（临证经验选自《丁甘仁医案》）

【条文】

阳虚自汗必恶寒，火热自汗必躁热。

清代李用粹《证治汇补·汗病》

【条解】

阳虚导致的自汗必定伴有恶寒，火热之邪导致的自汗必定伴有躁热。

【临证】

余无言治疗一位顾姓患者，卫气素虚，皮毛不固，动则汗出，忽感风邪，始则啬啬恶寒，淅淅恶风，继而翕翕发热，头项强痛，腰臀酸楚，间以恶心，自汗淋沥。迁延两日，病势有增，四肢拘急，屈伸不利，手足发凉，十指尤冷。请余先生就治，见其面带垢晦，怯手，缩足，自汗颇多，气息微喘。此太阳表证，未虚未厥，必须一鼓作气地攻克疾病，否则顾此失彼，难保无肢厥脉沉之虞。乃处以桂枝加附子汤，一剂而愈。

【条文】

伤寒门以自汗为伤风，盗汗为少阳；杂病自汗属阳虚，盗汗属阴虚。

清代王旭高《医学刍言·自汗盗汗》

【条解】

伤寒派认为自汗多因伤风所致，盗汗属于少阳病；杂病派认为自汗多因阳虚所致，盗汗属于阴虚证。

【临证】

刘渡舟治疗一盗汗的老年男性，外感时邪，乍寒乍热，两胁苦满、伴咳嗽有痰，口苦，心烦，至夜间合目则盗汗出，湿透衣被，甚以为苦。脉弦有力，舌苔白滑。此冬令时邪，先犯肺卫，治疗不当，乃传少阳。少阳气郁不疏，相火内蕴，逼迫津液外出，故见盗汗。《伤寒论》说："三阳合病，脉浮大，上关上，但欲眠睡，目合则汗。"邪入少阳，则气郁火蕴；至夜间目合之时，阳入于阴，阳热内迫，则里热更甚，里热甚则逼津外出，亦往往导致盗汗。此亦属于少阳枢机不能主阴阳表里气机出入之变，所以用小柴胡汤解郁利枢而能止其盗汗。（临证经验选自《刘渡舟临证验案精选》）

【条文】

凡骨蒸以多汗为易治，气虚血尚未竭也。若干热无汗，为难治，气血内涸不能外通也。

清代张璐《张氏医通·虚损》

【条解】

出现骨骸蒸蒸发热的症状，如果患者出汗多则容易治疗，这是因为气虽虚但血尚未枯竭。如果患者只发热不出汗则难以治疗，这是因为体内气血干涸不能向外宣发布散。

【临证】

秦伯未治一位青年女子，年28岁，经水少滞，腹疼心跳，头痛眉胀，耳鸣目眩，自汗盗汗，骨蒸潮热，脉缓弱无力，左寸关沉涩。服去瘀和血剂无效，继服人参养营汤，稍减而又无效。参合脉证，病属肝虚，肝为藏血之脏，中寄一阳之火，血液不足，肝阳上扰，则头痛眉胀，耳鸣目眩。相火内动，营阴不宁，则多汗心悸，骨蒸潮热，由此而推及经水少滞，腹中疼痛，亦非血瘀之所致，乃属血枯之先期，虽正值壮年，但精血已损，姑拟滋营养液膏（女贞子、陈皮、桑叶、熟地黄、墨旱莲、白芍、黑芝麻、枸杞子、甘菊花、当归、穞豆、玉竹、南烛叶、茯苓、沙苑、炙甘草、阿胶）治之。此案患者经水少滞，多汗心悸，骨蒸潮热属血枯之先期，表现为有汗有热，若病情进展至干热无汗则为血枯。（临证经验选自《谦斋中医处方学》）

【条文】

汗出于脾，湿气盛也，当燥之，然有补脾胜湿而不愈者，乃火气蒸腾也，当先清其热；汗出于肾，阳加于阴也，当清之，然有凉血养血而不愈者，乃相火作汗也，当滋其阴。肝主疏泄而自汗，当调血清火；胃经气热而自汗者，宜导痰通滞。

清代李用粹《证治汇补·汗病》

【条解】

从脾而出的汗，是湿气盛所致，应当燥湿，但有补脾胜湿却不能治好的，是火热之气蒸腾水湿所致，应当清热；从肾而出的汗，是阳气作用于阴液所致，应当清热，但有凉血养血却不能治好的，是相火过旺所致汗出，应当滋养肾阴。肝疏泄太过导致的自汗，应当调养肝血、清泻肝火；胃经气热导致的自汗，应当导痰通滞。

【临证】

某患者，喜饮酒，六脉濡细，并且模糊不清，舌苔薄白，中心带黄，而颇觉黏腻。体中之湿有余，酒热之气上升，导致胃中之湿热熏蒸，迫液外泄，汗出过多。治汗之法，只有清除热邪使之不熏蒸，并且引导湿热下行，用地骨皮三钱，桂枝三分煎汁收入，滑石四钱，茯苓四钱，泽泻一钱五分，猪苓二钱，枇杷叶四片，去毛浮小麦一两，煎汤代水，使熏蒸于胃者，从膀胱而渗泄，则不止其汗而汗自止矣。此案乃汗出于脾兼有火气蒸腾，法当清热渗湿。（临证经验选自《张聿青医案》）

【条文】

若夫伤风、伤湿而汗者，当发汗以解外；温病、热病而自汗者，当寒凉以清中。

清代李用粹《证治汇补·汗病》

【条解】

如果是受风湿之邪侵袭导致的自汗，应当由发汗解表；如果是温热病导致的自汗，应当以寒凉药清除里热。

【临证】

胡希恕治疗一位中年男性患者，年63岁，因慢性肾炎住某医院，治疗3个月效果不佳，要求服中药治疗。四肢及颜面皆肿，皮肤灰黑，腹大脐平，纳差，小便量少，汗出不恶寒，舌苔白腻，脉沉细。此属水饮内停，外邪郁表，郁久化热，与越婢汤方；服药一剂，小便即增多，喜进饮食，继服20余剂，浮肿、腹水消，尿蛋白（-），病愈出院。（临证经验选自《胡希恕医论医案集粹》）

【条文】

阳虚自汗，宜补肺，然有扶阳而不愈者，乃表虚无以外卫也，当敛表以实之。心虚自汗，宜安神，然有补心而不愈者，乃血虚而汗无以退藏也，当养血以调之。

清代李用粹《证治汇补·汗病》

【条解】

阳虚导致的自汗应当补肺，但有补阳却不能治愈的，是表虚不能顾护卫表，应当收敛肌表使之充实；心虚导致的自汗应当安神，但有补心却不能治愈的，是营血亏虚，不能内藏，应当养血来调血。

【临证】

某女性患者，产后未满百日。虚寒虚热，早轻暮重，纳少便溏，形瘦色痿，且有咳嗽，自汗盗汗，脉濡滑无力，舌苔淡白。丁甘仁认为这是因为卫虚失于外护，荣虚失于内守。脾弱土不生金，虚阳逼津液而外泄。用清炙黄芪三钱，炒白芍二钱，清炙草六分，川桂枝五分，牡蛎四钱，花龙骨三钱，米炒於术三钱，云茯苓三钱，炒淮药三钱，炒川贝二钱，浮小麦四钱，熟附片八分，患者得愈。（临证经验选自《丁甘仁医案》）

【条文】

有汗之烦躁，里证也，宜清热；无汗之烦躁，表证也，宜散表。

清代秦皇士《伤寒大白·烦躁》

【条解】

有汗的烦躁，是里证，治疗应当清热；无汗的烦躁，是表证，治疗应当散表。

【临证】

某患者，发热胸闷，脉来弦细，为秋温夹滞，宜解表畅中。此病案系感受秋温、复受夹滞之困所致，患者表现为发热胸闷，溲赤无汗，脉来弦细等症。费伯雄认为治宜清温解表、佐以消食导滞，方用葛根、薄荷、山栀、荷叶清温解表，莱菔子、神曲、籼稻青消食导滞，法半夏、厚朴、枳壳、陈皮行气除积，泽泻、茯苓通利小便。（临证经验选自《医醇賸义》）

【条文】

别处无汗，独心胸一片有汗，此思伤心也。其病在心，名曰心汗。归脾汤倍黄芪，或生脉散加当归、枣仁，猪心汤煎服。

清代张璐《张氏医通·汗》

【条解】

身体别的地方没有汗出，唯独心胸部位汗出成片，这是思虑过度伤心的缘故。它的病位在心，故命名为心汗。治疗用归脾汤加黄芪，或者用生脉散加当归、枣仁，用猪心汤煎服。

【临证】

某李姓患者，因感冒发热，经诊治，药后汗出遍体，热退病愈。自后即见胸部出汗不止，初不介意。因日感神疲乏力，继则心悸不宁，急于求医。无发热怕冷，唯见胸汗淋沥遍及两胁，并伴心悸不宁，入夜心悸尤甚。口干思饮，舌红少苔，脉沉细。证属心阳不足，心阴内亏。袁昌华治以和中通阳，益气生津敛汗，方用桂枝甘草汤合生脉散。本案患者由于过汗损伤心阳，而导致心阴内耗。用桂枝甘草汤温通心阳，合生脉散益气生津敛汗，加黄芪扶正固卫，玉竹养胃滋阴，全方辛甘并用，温润兼施，心阳恢复，心阴得养，阴阳调和，病即告愈。

【条文】

自汗乃营卫相离，发汗使营卫相合。自汗伤正，发汗驱邪。

清代徐灵胎《伤寒论类方·桂枝汤》

【条解】

自汗是因为营卫相互分散，发汗使营卫相合。自汗损伤正气，发汗驱除邪气。

【临证】

乡人吴得甫，得伤寒，身热，自汗，恶风，鼻出涕。脉关以上浮，关以下弱，许叔微认为此桂枝证也，使之服桂枝汤，一啜而微汗解，翌日诸症顿除。桂枝汤解肌发汗，微汗出后，营卫相和即能止汗，此桂枝汤之妙用也。

【条文】

发汗原无定法，当视其阴阳所虚之处而调补之，或因其病机而利导之，皆能出汗，非必发汗之药始能汗也。

近代张锡纯《医学衷中参西录·治温病方》

【条解】

发汗原没有固定的方法，应当视其阴阳虚损之处的不同有针对性地进行调补，或是根据病机而因势利导，都能让机体出汗，不是一定要用发汗药才能使机体出汗。

【临证】

关于补虚发汗，某患者心悸、心动过缓，同时少汗皮肤干燥，辨证为气血阴阳俱虚之证，给予炙甘草汤加减治疗一月余，心悸明显缓解，心率有所提高，同时汗出亦有所增加。关于利导发汗，《伤寒论》230 条提出，服用小柴胡汤后，“上焦得通，津液得下，胃气因和，身濈然汗出而解”。这是因为小柴胡汤为和解剂，服汤后枢机运转，三焦宣畅，里气通畅，津液布达，大便自下，同时表气亦顺，营卫津液运行无阻，故患者身濈然汗出而解，这也是小柴胡汤和解枢机同时内和阳明、外调营卫的机理。

第四十一章 瘀血

【概述】

瘀血是以肿块固定不移，疼痛拒按刺痛，面色紫暗，肌肤甲错，口唇、爪甲青紫，舌质紫暗或有瘀斑瘀点，脉涩或脉结代为主症的疾病。病名首见于《金匮要略·惊悸吐衄下血胸满瘀血病脉证治》：“病人胸满，唇痿舌青，口燥，但欲漱水不欲咽，无寒热，脉微大来迟，腹不满，其人言我满，为有瘀血”。

【条文】

血瘀在内，则时时体热面黄。

隋代巢元方《诸病源候论·瘀血候》

【条解】

血瘀在体内，就会出现身体常常发热、面部发黄的症状。

【临证】

钱英教授治疗一位胡姓患者，主诉乏力、腹胀，伴皮肤巩膜重度黄染 7 日入院。一诊后患者黄疸较前消退，但出现黑便，凝血酶原时间（PT）延长。腹胀少尿，舌质紫暗，苔白腻略黄，苔根黄腻，舌下脉络增粗有结节，脉沉小滑数。证属血瘀日久，血瘀气滞水停，瘀而化热；治宜清热凉血，活血化瘀退黄。方拟下瘀血汤加减。

【条文】

久痛必入络，气血不行，发黄，非疸也。（血络瘀痹）

清代叶天士《临证指南医案·诸痛》

【条解】

疼痛日久，邪气入络，气血不能正常运行，患者出现身体发黄的症状，但这并不是黄疸。

【临证】

此句出自《临症指南医案·诸痛》陈姓病案，瘀血阻络日久，身体发黄。方用旋覆花汤加味，药物组成是旋覆花、新绛、青葱、炒桃仁、当归尾。旋覆花汤出自《金匮要略》，原文“肝着，其人常欲蹈其胸上，先未苦时，但欲饮热，旋覆花汤主之”。刘渡舟认为旋覆花汤，下气散结，活血通络。方中旋覆花咸温，下气散结，疏肝利肺；葱白通胸中之阳气；新绛现无，可用茜草根、红花代替，有活血化瘀之功。本方能使血络畅行，阳气通利，则瘀血去而肝着可愈。于方中加入炒桃仁、当归尾对药，增强其活血化瘀之效，其中归尾行血，桃仁炒制去其滑润之性。

【条文】

无论何病，交节病作，乃是瘀血。

清代王清任《医林改错交节病作·通窍活血汤所治症目》

【条解】

无论何病，每逢时令、节气交替，其病发作或加重者，是瘀血所致。

【临证】

王道坤教授治疗一癫痫患者，此前并无癫痫发作病史，之后每遇节气更替之时，便有不同程度反复及不适。就诊时，恰逢惊蛰，该患者头晕耳鸣、胸胁部胀满、烦躁易怒，皮肤瘙痒，腹胀，口干，夜间偶有盗汗，多梦，便调，纳眠尚可。舌紫暗，苔黄腻水滑，舌下脉络青紫，迂曲怒张较甚，脉沉细。此案为交节病，证属肝郁气结，瘀血阻滞。立法：活血逐瘀，破气散结。处方：膈下逐瘀汤加减。

【条文】

瘀血发热者，其脉涩，其人但漱水而不欲咽，两脚必厥冷，少腹必急结……但通其血，则发热自止。

清代尤在泾《金匮翼·瘀血作热》

【条解】

因为血瘀引起发热的人，他的脉涩，患者口咽干燥只用水漱口但不想咽下，双脚必定厥冷，下腹部急迫痉挛或痛或胀……只要通散瘀血，那么发热自然停止。

【临证】

本条文出自《金匮翼·瘀血作热》，文中方用当归承气汤，当归、大黄各四钱，芒硝、甘草各二钱，方中当归活血补血，大黄、芒硝泄热逐瘀。《灵枢》中提出瘀血致热的机制为“血泣而不行，不行则卫气从之而不通，壅遏不得行，故发热”。说明气血失于调和，壅滞不通则致发热。如某患者，其人脉涩，必有漱水之证，必有呕恶痰涎之证，必有两脚厥冷之证，亦必有小腹结急之证，时有唾红或鼻衄，脉涩，杨士瀛判断是滞血作热的典型表现。用药不止于柴胡、黄芩，当以川芎、白芷、桃仁、五灵脂、甘草佐之。有大便秘结者，再加大黄、浓蜜，使滞血一通，黑物流利，则热不复作。

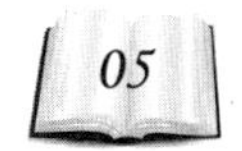

【条文】

血瘀亦令人自汗、盗汗。

清代王清任《医林改错·血府逐瘀汤所治症目》

【条解】

血瘀也会使人自汗盗汗。

【临证】

某患者，近半月来，汗湿衣衫，自觉烘热，手足心热，口干喜冷饮，目眶暗黑，经行量少，色紫有块，舌紫有瘀斑，脉细而涩。自诉5个月前曾做人工流手术。周仲瑛教授辨为盗汗，证属阴虚血瘀，日久酿热。治拟活血化瘀，滋阴清热。服药10剂，盗汗得止，恰好经行，排下多量血块，此后经期转为正常。本案患者因人工流产伤及奇经，阴血耗伤，瘀郁化热，郁热内阻，逼液外泄，故用赤芍、牡丹皮、丹参、桃仁、川芎、怀牛膝、茺蔚子活血化瘀；鳖甲、功劳叶、地骨皮、白薇、生地黄滋阴清热。虽未用固表止汗之品，而盗汗得止，同时月经获得调整复常。

【条文】

泻肚日久，百方不效，是总提瘀血过多。

清代王清任《医林改错·久泻》

【条解】

腹泻日久，诸方不见效，是总提瘀血过多所致。（总提：俗称胰子，其体长于贲门之右、幽门之左，正盖津门。）

【临证】

某张姓患者，慢性泄泻4年余，偶见黏液样便，腹痛拒按，与进食过量及进食油腻有关。口干喜饮，畏寒，舌边尖红，苔腻根黄，脉弦细。饮食所伤，脾失健运，瘀滞交阻，不通则痛，面色苍黑，巩膜混浊，瘀丝累累，均为久病入络，气滞血瘀之证。颜德馨方用膈下逐瘀汤加减。二诊：近日大便一次，成形，腹痛消失，大便镜检阴性，前方中病，转以参苓白术散健运脾土，制丸常服。

颜先生常选用膈下逐瘀汤治疗慢性结肠炎。近年来施之于临床，多应手而效。总结经验，用此方需具备以下3个条件：①病程较久。②痛有定处而拒按。③大便黏液。膈下逐瘀汤以当归、川芎、赤芍、灵脂破血逐瘀，配以香附、台乌、枳壳、玄胡行气止痛，改善微循环，促进病变愈合。辨证精当，往往三五帖可愈。（临证经验选自《颜德馨医案医话集》）

【条文】

胃痛久而屡发，必有凝痰聚瘀。

清代叶天士《临证指南医案·胃脘痛》

【条解】

胃痛日久且频繁发作，一定有痰瘀凝聚。

【临证】

此句出自《临证指南医案·胃脘痛》叶天士治疗肝气犯胃兼痰饮痹阻证。某姚姓患者，年老气衰，胃痛屡发，日重，纳物后呕吐甚多，味带酸苦。脉诊得左大右小，判断必有肝木侮胃土，胃阳虚，完谷不化，呃逆喝热水不能缓解，不喜饮水。叶天士认为急则治其标，宜先开上关，再商治法，用紫金丹含化，续予辛润苦滑、通胸中之阳。开涤浊涎结聚。用瓜蒌薤白汤加味。薤白其气辛能通、其体滑能降，仲景用其主治胸痹不舒之痛；瓜蒌苦润豁痰；半夏自阳以和阴；茯苓淡渗；桂枝辛甘轻扬，攻其病所；生姜汁能通胸中痰沫，兼以通神明，去秽恶。此案采用通痰凝的方法治胃脘痛。叶天士《临证指南医案·胃脘痛》云："夫痛则不通，通字须究气血阴阳，便是看诊要旨矣。"将通法论为治疗胃脘痛的重要方法。

【条文】

瘀血不去，新血终不得生，若徒养血，适以添瘀。

清代王旭高《王旭高医书六种·退思集类方歌注》

【条解】

瘀血不除，新血始终不能生长，如果一味地养血，正好又因养血加重了瘀血。

【临证】

此句出自《退思集类方歌诀·抵当汤及丸》，作者是在批判当时的医生不敢导下，反而用养血和营法治疗妇人石瘕之证时提出的此观点，"世医治此证，终不敢议导下，但用养血和营，以为稳当；不知瘀血不去，新血终不得生，若徒养血，适以添瘀，是犹养虎为害也"。方用抵当汤及丸治疗伤寒蓄血，并治癥瘕，追虫攻毒甚佳。抵当（汤）直抵当攻处，破血攻坚；水蛭虻虫灵动嗜血，飞者（虻虫）走阳络，潜者（水蛭）走阴络，引领桃仁攻血，大黄下热，破无情之血结。

【条文】

干血与寻常瘀血不同，瘀血尚可以气行之。干血与气相隔，故用啮血

诸虫以蚀之。

清代唐容川《血证论·卷八》

【条解】

干血和寻常瘀血不同，瘀血尚且可以用行气药使之通散。干血与气相隔离，所以要用啮血的虫类药来蚀损干血。

【临证】

某男性患者，77岁，触诊左侧象限可触及包块，触之有压痛，表面光滑包膜完整，活动性差。B超提示：双侧乳腺增生，双腋下及左锁骨上、下窝见异常淋巴结。舌红略暗，舌尖部散在瘀点，苔黄略燥，舌根部微腻，脉弦滑。蒋燕教授认为病在痰瘀两邪上，拟方以二陈汤配合大黄䗪虫丸清化痰热，破血逐瘀。干血乃瘀血之重症，具有干结难破之性，一般草木类活血药药效难及，用之非但无功反恐耗气，本案患者乳房可触及包块，且舌尖有瘀点，为癥瘕积聚之征，药用水蛭、虻虫、蛴螬、䗪虫等虫类药，破血通络。

【条文】

凡血妄行瘀蓄，必用桃仁、大黄行血破瘀之剂，盖瘀败之血，势无复返于经之理，不去则留蓄为患，故不问人之虚实强弱，必去无疑。

清代何梦瑶《医碥·杂症》

【条解】

凡是血液妄行瘀滞蓄积的，一定要用桃仁、大黄这类行血破瘀的药。瘀败的血，势必没有重新回到经络中的道理，不去除这些瘀败的血就会留止蓄积成为祸患，所以不论患者身体强弱、疾病虚实，一定要毫不迟疑地去除这些瘀败的血。

【临证】

魏之琇治疗一男子跌仆损伤，其皮肤不破，两胁作胀，发热口干，自汗，类风症，魏氏先让患者喝下童子尿一壶，烦渴顿止。随后进复元活血汤，倍用柴胡、青皮，一剂胀痛悉愈，再剂而安。《发明经》云："夫从高坠下，恶血流于内，不分十二经络，圣人俱作风中肝经，留于胁下，以中风疗之。"本证因跌打损伤，瘀血滞留于胁下，气机阻滞所致。胁下为肝经循行之处，跌打损伤，瘀着胁下，气机受阻，故胁下疼痛，甚至痛不可忍。治当活血祛瘀，兼疏肝行气通络。方用复元活血汤。方中重用酒制大黄，荡涤凝瘀败血，导瘀下行，推陈致新；桃仁、红花活血祛瘀，消肿止痛；穿山甲破瘀通络，消肿散结。（临证经验选自《续名医类案》）

第四十二章 血证

【概述】

血证是指由多种原因引起火热熏灼或气虚不摄，致使血液不循常道，或上溢于口鼻诸窍，或下泄于前后二阴，或渗出于肌肤所形成的一类出血性疾病。病因多与外邪侵袭、损伤脉络，情志过极，饮食不节，劳倦体虚，久病或热病等有关。

【条文】

六气能使人失血，不独一火。

明代张介宾《质疑录·论见血无寒》

【条解】

风寒暑湿燥火六气都能使人失血，不仅仅是火邪引起失血。

【临证】

某患者，外感咳嗽，咳吐鲜血。陆渊雷辨其气血两亏，外有表证，于是以小柴胡汤和解表里，祛外邪；炮姜、陈棕炭、仙鹤草，止血补虚；紫菀、款冬花、杏仁温肺化痰止咳。二诊药仅两剂而咳减血止，可谓神效，但还有外感寒热，陆氏以小柴胡汤为主方，和解少阳，表里共治；加马兜铃、浙贝、白芥子增强化痰止咳的力度；保留仙鹤草，加炙鳖甲增加退虚热的能力。诸药合奏和解表里、化痰止咳之功。(临证经验选自《陆渊雷医案》)

【条文】

凡动血之初，多由于火，及火邪既衰，而仍有不能止者，非虚即滑也。

明代张介宾《景岳全书·血证》

【条解】

凡是出血初期，出血大多是因为火邪，等到火邪衰微，而出血仍不停止，不是身体过于虚弱就是出现血滑脱证了。

【临证】

张景岳认为，若长期出血不愈，正气亏虚，血出不止，难以遏制，当急则治其标，以收敛固涩之法治之，方用胜金丸、香梅丸。《景岳全书》又云："血有滑者，宜涩之止之。以棕灰、发灰、白及、人中白、蒲黄、松花、百草霜、百药煎、诃子、五味子、乌梅、地榆、文蛤、川续断、椿白皮之属。”

【条文】

失血贵宁静，不宜疏动，疏动则有泛溢之虞。

清代叶天士《临证指南医案·吐血》

【条解】

失血贵在宁静，不宜扰动，扰动就会有血溢脉外，泛溢肌肤的忧虑。

【临证】

所谓动，非言常行，乃妄动也。温邪入营不解，深入血分，必动其血。动血之结果，必然耗血伤津，故此证每每虚实兼杂。不过，叶氏之言，多指邪气盛而正不虚者。心主血，肝藏血，血循周身不息，以维持人体之正常生命活动。温邪动之耗之，其病变多涉及心肝两脏而病情危笃。温邪动血有两种表现：一为温邪迫血溢于脉外而致斑疹，或吐血，或咯血，或衄血，或溲血，或便血等；一为温邪消烁津液而致血液浓稠黏滞、运行迟缓，渐而成瘀，故临床多表现为斑疹、色紫、出血、舌质紫绛等。

【条文】

活血必先顺气，气降而血自下行；温血必先温气，气暖而血自运动；养血必先养气，气旺而血自滋生。

清代李用粹《证治汇补·血症》

【条解】

活血一定要先顺气，气下则血自流通；温血必先温气，气得温则血自流动；养血一定要先养气，气足则血自滋生。

【临证】

气为血之帅，尤应重视调气在气血病机治疗中的意义。清代王清任创制活血祛瘀的名方，如补阳还五汤、血府逐瘀汤、膈下逐瘀汤等，都是应用治血配合治气法的具体体现。（临证经验选自《医林改错》）

【条文】

治实火之血，顺气为先，气行则血自归经；治虚火之血，养正为先，气壮则自能摄血。

清代汪昂《医方集解·理血之剂第八》

【条解】

治疗火邪炽盛导致的出血，应先顺气，气行则血自归经；治疗阴虚火旺所致出血，应先养正气，脾气旺盛方能统血有权。

【临证】

某鼻衄患者，颜德馨分析其为肝火上逆，火气上升，灼伤血络，血溢而衄。故投以龙胆泻肝汤化裁，以龙胆草等苦寒直折，泻肝降火，石决明平肝潜阳，又参降香以折其逆气，沙参、生地黄、石斛、二至等养肝止血，以防火盛劫阴之虞。再以白茅花蒸豆腐，清润止血。俾上溢之血随火降、气调、络宁而止。颜先生尝用茅花蒸豆腐，非独能治鼻衄，而治诸种出血，临证屡试不爽。又有一便血例，患者高年脾虚失其统摄，故血不循经。方用黄土温脾止血，合白术、附子以复健运之气，阿胶、熟地黄能养血止血，复可制辛温之气，刚柔相济，温阳滋阴，多能应手而效。（临证经验选自《颜德馨医案医话集》）

【条文】

凡治血者，必先以祛瘀为要。

清代唐容川《血证论·吐血》

【条解】

凡是治疗血证，一定要以去除瘀血为首要治则。

【临证】

名医王少华治疗一妇女咯血，患者其体早虚，又见气滞血瘀病机，处此体虚有实邪阶段。方药首选黑逍遥散加减，重在治肝，体用兼顾。同时大黄也应在选用之列，藉以通降化瘀，推陈致新，损阳和阴。

【条文】

凡治血证，须知其要。而血动之由，惟火惟气耳。故察火者，但察其有火无火，察气者，但察其气虚气实。

明代张介宾《景岳全书·血证》

【条解】

治疗血证须知其要。动血的原因，无非因气因火。从火论治，要观察其有火无火，从气论治，要观察其气虚气实。

【临证】

从火论治当分虚实，如用玉女煎治疗胃热炽盛之鼻衄，用六味地黄丸合茜根散治疗阴虚火旺之齿衄。从气论治，对实证当清气降气，虚证当补气益气。如用归脾汤补气摄血，治疗气血亏虚之鼻衄，用桑菊饮治疗热邪犯肺之鼻衄。

08

【条文】

治血……惟以止血为第一要法……以消瘀为第二法……以宁血为第三法……以补虚为收功之法。四者乃通治血证之大纲。

清代唐容川《血证论·吐血》

【条解】

唐容川治疗血证四法，以止血为第一要法，消瘀为第二法，宁血为第三法，补虚为收功之法。这四种方法是治疗血证的大纲领。

【临证】

吴润秋教授曾运用唐容川治血四法治疗一崩漏患者。该患者气血两虚兼有瘀血，方用圣愈汤气血双补。其中阿胶珠、侧柏炭、鹿角胶以温涩止血；陈皮、大枣、升麻、茯苓升补脾气以摄血；麦冬、玄参、牡丹皮以养阴清热凉血；益母草、牡丹皮以化瘀血；黄芪、阿胶珠、鹿角胶相配以补肾益气生精化血。

【条文】

血分三部，药有重轻，犀角地黄汤治上血，如吐衄之类；桃仁承气汤治中血，如血蓄中焦，下痢脓血之类；抵当汤丸治下血，如蓄血如狂之类。

清代汪昂《医方集解·理血之剂第八》引王好古语

【条解】

出血分上中下三部分，药有轻有重，犀角地黄汤治疗上焦出血，如吐血、衄血之类；桃仁承气汤治疗中焦出血，如血蓄中焦而下痢脓血之类；抵挡汤丸治疗下焦出血，如蓄血狂躁证之类。

【临证】

某患者，血证复发，吐出的血颜色红紫，咳嗽不止，脉不平静饮食减少。赵海仙认为："肝藏诸经之血，肺司百脉之气，胃为气血之纲。"故选药不离柔肝平肝和补养肺胃之品，同时取生地黄、牡丹皮、犀角（合芍药为犀角地黄汤）凉血止血，以速折吐血之势。（临证经验选自《寿石轩医案》）

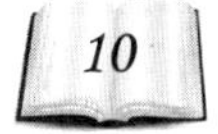

【条文】

失血之余，虽有烦热渴干等证，总由阴虚火亢，治之必须滋其阴气。

清代王旭高《王旭高临证医书合编·退思集类方歌注》

【条解】

失血之后，有烦热、口干渴等症状，多是因为阴虚火亢，治疗当以滋养阴液，益气生津。

【临证】

《退思集类方歌注》言："烦热渴干征效必。头痛牙疼失血余，少阴不足阳明实。"失血之后的烦热口干，多为胃津肾液告伤之象，玉女煎、生脉散、竹叶石膏汤等均可选用。

【条文】

夫血虽生于心，藏于肝，实则统于脾，古人治血证，每以胃药收功。

清代程杏轩《程杏轩医案·洪星门翁吐血》

【条解】

血虽生于心，藏于肝，实际还受脾胃的统摄，古人治疗血证，治疗最后都会运用调养脾胃的药巩固疗效。

【临证】

颜德馨用《金匮要略》黄土汤以温脾止血。曾用常用量的十倍生白术加米汤煎服，治愈大咯血，取培土健脾，振奋统摄之权。

【条文】

咳血呕血，肺肝气热……咯血吐血，心肾火腾。

清代程曦《医家四要·咳血呕血肺肝气热》

【条解】

咳血、呕血是由肺、肝两脏气盛热壅所致；咯血、吐血是由心肾之火升腾所致。

【临证】

程曦认为咳血是火乘金位，热壅于肺、久咳伤肺都会导致出血。热壅于肺易治，清气即可，方用泻白散加川贝、杷叶、藕节。久咳伤肺变成肺痨就难治，药用补肺阿胶散加旱莲草、怀牛膝。呕血是因为气怒伤肝，肝热内炽，逼血上逆所致。宜用四物汤，去川芎，以生地黄换熟地黄，再加牡丹皮、郁金、韭汁、童便治疗。咯血是喉中咯出小块或者血粒，因心经火炽，逼血外出，宜用《简易》地黄饮子去人参、黄芪、枳壳治之。平时津唾中有血丝的，多是因为肾水不足，虚火扰络而成，方用知柏八味加旱莲草、龟甲治之。思虑伤脾，脾不统血而致吐血的，宜用归脾汤。(临证经验选自《医家四要》)

【条文】

吐血三要法：宜行血，不宜止血……宜补肝，不宜伐肝……宜降气，

不宜降火。

明代缪希雍《先醒斋医学广笔记·吐血三要法》

【条解】

治疗吐血有三大方法：宜通行气血不宜以苦寒凉血止遏，宜补肝不宜以香燥辛苦之品劫夺肝胃之阴，宜降气不宜苦寒清热。

【临证】

叶天士有三则治吐血病案。一患者损伤肝血，虚风上扰，络脉受损，血溢脉外，留为瘀血，涌为吐血。治以凉血、养血、活血，标本同治，行血而不令瘀着。又一患者肝肾阴亏，虚阳上扰，损伤络脉，血随虚风外越于外，而发咳血。治疗宜滋养肝肾精血，而不能苦寒伐肝，损伤下焦精血，且不能损伤脾胃。又一患者因暴怒而肝阳上亢，胃络血涌甚多，他医用了滋阴药和寒凉药，腻胃伤胃，导致患者不饥不纳。叶天士选择降气和胃药，血随气行，气降则血无溢出上窍之患；脾胃和合，脾行统血之职，不止血而血自止。（临证经验选自《叶天士医学全书》）

【条文】

吐衄之证，世医率用寒凉止血，不知血得寒则凝，血止之后，必有瘀凝胃络，或为胸胁疼痛，或至夜微热不除，而贻余患者多矣。

清代王旭高《王旭高临证医书合编·退思集类方歌注》

【条解】

吐血和衄血之类的病证，现在的医生大多使用寒凉药止血，没有考虑到血遇到寒凉会凝滞。出血止住之后，必定会有瘀滞凝结于胃络，可能表现为胸部胁肋的疼痛，也可能到夜晚都有微微发热的感觉而不能消除，因此留有后遗症的患者很多。

【临证】

中医学有“血为火化”之说，因此一般人“一见血出，红光遍地，人人皆谓之火，医生亦谓之火”，火旺迫血妄行之理，易于理解，凉血止血之法在初期也每多奏效。因此，出血为火旺之说深入人心，凉血止血之治遍及医林。但郑寿全认为“失血之人，正气实者少也”。河北麻城名儒敬先甲先生亦言：“正气一衰，阴邪上逆，十居八九；邪火气致，十仅一二。”而阴证失血长期应用凉药，无火可泻，反伤其正气，加上苦寒败胃，竭其气血生化之源，导致患者阳气虚损，血液统摄无权，出血更加严重。（临证经验选自《医法圆通》）

【条文】

清肺通络，顺气豁痰，不专止血而血自止，为治咳血之巧法，学者宜

注意之。

近代何廉臣《全国名医验案类编·四时六淫病案》何廉臣按语

【条解】

清肺通络，顺气豁痰，不专用止血药而出血自止，这是治疗咳血的巧妙方法，学者们应当注意这一点。

【临证】

某男性患者，年43岁，胸闷咳嗽，痰中带血，有时满口鲜血，形寒发热，舌红苔薄腻，脉细数，属痰热阻肺络。处方仿苇茎汤加减，清肺泄热祛痰，活血化瘀。咳而伤及肺络，络损则血溢，其本在咳，故治之者宜使肺气清肃，气顺痰出，其血自止。不可一见咳血，便滥投寒凉止血之药。

【条文】

肺为水之上源，水不清而凝为痰，痰不降而牵动血，治肺之痰，又是治咯血捷法。

清代唐容川《血证论·咯血》

【条解】

肺是水液输布的上源，水不清澄而凝滞为痰，痰不能顺降而牵动血络，因而治疗肺部痰邪，就是治疗咯血的有效之法。

【临证】

某女性患者，夙有咯血史，因受凉，恶寒发热，咳嗽咽痒一周，咯血三天。其宿疾在肺，瘀滞阻络，外感风热，肺失清肃，痰瘀互结，迫血妄行。治拟：清肺化痰，祛瘀止血。方选桑杏汤合泻心汤，又加太子参15g，以益气化瘀和络脉，诸药合用，使痰去瘀散，肺火平，出血止。

【条文】

杂病衄者，责热在里；伤寒衄者，责热在表。

清代程杏轩《医述·伤寒提钩》引黄仲理语

【条解】

杂病见鼻部出血（多为肺经蕴热或肝火上扰所致），邪热在里；而伤寒见鼻部出血（多为阳气郁怫过甚，损伤阳络而成），邪热在表。

【临证】

某患儿，男，年8岁，发热3日，曾服抗生素及退热之剂，热虽暂退而后又起。现因鼻大量出血，难以自止就诊。刻下恶寒无汗，口不渴，头痛，衄血随喷嚏而出，须塞棉球方止，苔薄白，脉浮紧。中医诊断：外感风寒致衄血。《伤寒论》曰："伤寒，脉浮紧，不发汗，因致衄者，麻黄汤主之。”予麻黄汤1剂衄血减少，2剂汗出衄止，不恶寒，亦不发热，但增咽痛，嘱口服双黄连口服液而愈。

【条文】

若衄多，服凉剂不止，系内虚寒而外假热。

清代林珮琴《类证治裁·衄血论治》

【条解】

如果鼻衄多服寒凉药后出血不止，是阴寒内盛，阳气虚衰，虚阳外越形成的真寒假热。

【临证】

某患者，诊脉弱濡涩，肢节微冷，气伤上逆，故衄血。正值天气寒冷，身体中气反而升越，是里气不能收，是典型的里虚寒而外假热。治法为上焦宜降宜通，下焦宜封宜固，总为治宜温摄。选药人参、炒黑杞子、炒黑牛膝、茯神、生薏苡仁、炒山药。而林氏主张选用《备急千金要方》当归汤：当归一钱，炮姜五分，白芍、阿胶、黄芩各一钱半。（临证经验选自《临证指南医案》）

【条文】

溺血日久，屡用清利药不效，补中益气汤加车前良验。

清代程杏轩《医述·溺血》引《见闻录》语

【条解】

血尿日久，多次使用清热利湿药没有疗效，补中益气汤加车前子是很好的验方。

【临证】

李某，男，65岁，自述尿血2年余，无尿频尿急尿痛，伴少腹胀，食欲不振，劳累后尿血加重。舌质淡，苔白，脉虚软，面色白。曾经中西医就诊，未查明尿血原因，服用八正散等清热利湿通淋药，症状无明显好转。吴永江方予补中益气汤加减。本案患者劳役过度，下元虚衰，心火独盛，脾气虚弱，中气下陷，热移膀胱，故现尿血。故尿血为标，脾气下陷为本，补脾升阳举陷可获全功。方用补中益气汤，益气健脾升阳举陷，加栀子、黄柏泻火坚阴，五谷精微得以输布全身，尿血自止。

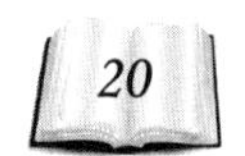

【条文】

脏毒下血多浊，肠风下血多清。

清代唐容川《血证论·便血》

【条解】

脏毒下利之血浊而色暗，肠风下利之血清而色鲜。

【临证】

本条通过便血的色、质鉴别脏毒与肠风。临证亦可通过以下几点鉴别：①在病程上有新久之分，肠风者“邪气外入，随感随见”，病程较短；脏毒者，“蕴积毒久而始见”，病程较久，且多由肠风日久而来。②在程度上，“轻曰肠风，甚则脏毒”，脏毒重于肠风。症状上，肠风具有“直射四出”的特点。③与大便的先后关系上，“肠风皆由便前而来”，脏毒则“多在粪后”（《医学入门》）。王旭高治肠风脏毒，常以棉子肉炙炭、柿饼炙炭共研末服，以治疗大便出血，并注明“此方治诸便血皆效”，其中“棉子肉，内具生气，温少阳之阳也”。“柿饼灰性凉而涩大肠之血也”。

【条文】

治漏必绝其欲，治痔必远其怒。

明代方隅《医林绳墨大全·痔漏附肠风》

【条解】

治漏下一定要断绝过度的欲望，治疗痔疮一定要远离愤怒的情绪。

【临证】

刘某，男，46岁，便血半月余，加重两天。患者自述有痔疮病史2年，两年来病情反复。中医诊断为血热肠燥之内痔，治宜凉血止血、润肠通便。嘱患者忌口，饮食清淡，多食富含纤维食物，也应调节情绪，不可大怒，怒则气机升降失调，肝失疏泄，加之患者素阴虚，加重阳气亢急，血随气逆，会助热邪，导致疾病加重。

第四十三章 痰证

【概述】

痰证泛指痰浊之邪滞留于体内的病证。痰与饮常兼并发病，或因风、寒、暑、湿、热之外感，或因七情、饮食之内伤。临床上根据痰饮病因、病证和病部的不同，分为风痰、寒痰、湿痰、燥痰、热痰、虚痰、实痰、气痰等病证。

【条文】

脾肾为生痰之原，肺胃为贮痰之器。

清代柳宝诒《柳选四家医案·评选环溪草堂医案》引柯琴言

【条解】

脾肾是痰产生的源头，肺胃相当于存贮痰邪的容器。

【临证】

后世以脾为生痰之源，肺乃贮痰之器，然五液皆属于肾，化生于胃，当以脾肾为生痰之源，肺胃乃贮痰之器。痰饮蕴积中州，逢湿土司令举发。当肾水上泛，脾液倒行，见涎沫上溢，食少运迟，呕吐，咽干，脉弦无力。予以扶脾固肾以杜生痰之源，用六君子汤、六味地黄丸合方加减。《罗氏会约医镜·论痰饮》曰："是脾为生痰之源，故治痰先治脾。脾复健运之常，而痰自化矣。虽然人但知痰之标在脾，而不知痰之本在肾。肾有阴阳，阳虚则水泛为痰，痰清而稀。阴虚则火动，火结为痰，痰稠而浊。稠者为痰，稀者为饮。"均认为痰饮之证，源乎脾肾。

02

【条文】

痰饮之患，未有不从胃起者矣。

清代喻昌《医门法律·痰饮门》

【条解】

痰饮为患，没有不是从胃而起的。

【临证】

喻氏极为重视胃在痰饮发生中的作用，认为四饮"一由胃而下流于肠，一由胃而旁流于胁，一由胃而外出于四肢，一由胃而上入于胸膈，始先不觉，日积月累，水之精华，转为混浊，于是遂成痰饮”。以胃为枢机立论，认为痰饮的入路在胃，出路亦在胃。胃为水之源，脾为水之运，脾胃健运，水液四布，脾胃失健，则聚湿酿痰，正如宋代临川陈自明《妇人大全良方》所说：“清则运为精华，浊则凝为痰饮。”并指出在治疗上应该驱其所留之饮还于胃，然后或下从肠出，或上从呕出。

【条文】

火动则生，气滞则甚，风鼓则涌，变怪百端。故痰为诸病之原，怪病皆由痰而成也。

清代程杏轩《医述·痰》引汪讱庵语

【条解】

痰饮因火邪引动就产生，气滞就加重，风邪鼓动就涌动，变化很多。所以痰饮是诸多疾病的源头，怪病多因痰而生。

【临证】

本条意在说明，痰作为致病因素，具有极广泛的致病基础；窜行周身，无处不到，随时随处，皆可为病为患。因而，病证不限于某几种病，凡心神惑乱，气闭昏仆，癫痫眩晕，头痛厥逆，呃逆呕吐瘿瘤块肿，麻木疼痛，肢体不遂，口眼㖞斜，遍体痒痛，无不可因痰而成，发病不限于某几个部位，凡五脏六腑，经络血脉，肌腠筋骨，气之所到之处，咸可因痰而为病。如《局方》之青州白丸子，杨倓之牵正散，陈言之控涎丹，王贶之茯苓丸，王隐君之滚痰丸，所治皆难愈之痰证，为后世怪病治痰之先声。

【条文】

痰因于火，饮因于湿。

清代林珮琴《类证治裁·痰饮论治》

【条解】

火是痰邪形成的原因，湿是饮邪形成的原因。

【临证】

浊者为痰，清者为饮。阳盛阴虚则水气凝而为痰；阴盛阳虚则水气溢而为饮。故治痰须清火，以火为无形之痰，痰即有形之火，痰火密切相关，此治痰之必兼清火之所在；治饮必须温阳，《金匮要略》中已提出了“以温药和之”，因饮为阴邪，性属寒凉，应用温药振奋阳气、开发腠理、通行水道，如苓桂术甘汤、真武汤便是。

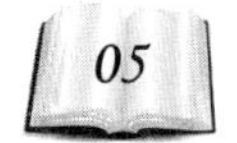

【条文】

痰之本水也，原于肾；痰之动湿也，主于脾。

明代王纶《明医杂著·化痰丸论》

【条解】

痰的本质是肾虚水液代谢失常；痰的运动变化多由于脾虚运化障碍，聚湿成痰。

【临证】

在李东垣、朱丹溪论“脾虚生痰”的基础上，王纶在《明医杂著》中首次提出，痰证的生成与肾相关。明代赵献可对此十分赞赏，云：“节斋论痰而首揭痰之本于肾，可谓发前人所未发。”明代薛己在治疗上提出：“若肾虚阴火上炎，宜用六味丸；若肾气虚，寒痰上涌，用八味丸。”

【条文】

饮惟停蓄肠胃，而痰则随之升降遍身皆到。

清代林珮琴《类证治裁·痰饮论治》

【条解】

饮邪只停留积蓄于肠胃，而痰邪却可以随气机升降，到达全身。

【临证】

根据水饮停积的不同部位，张仲景把饮证分为四类，即痰饮、悬饮、溢饮、支饮，将饮邪停于肠胃称为痰饮。《杂病源流犀烛》中反复强调“痰之为物，随气升降，无处不到”“上至巅顶，下至涌泉……周身内外皆到，五脏六腑俱有”。痰能影响人体各个系统的功能，形成的病证繁多，症状复杂。正所谓“痰生百病，怪病成于一痰”。

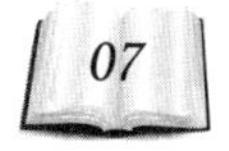

【条文】

怪病多属痰，暴病多属火。

明代缪希雍《神农本草经疏·论痰饮药宜分治》

【条解】

怪病病因多属于痰邪，暴病病因多属于火邪。

【临证】

“怪病”属痰之说由来久矣。如王隐君制礞石滚痰丸，即谓治“千般怪症”。龚廷贤谓：“一切怪症皆由痰火实盛也。”张秉成曰：“痰为百病之母，奇病怪证，皆属于痰。”医案如孙一奎治一妇，每行经时子户旁即生一毒肿，汛尽后刺破出白脓盏余，不药而愈，汛至必发，内外科历治八年不效。孙思之二日，方悟其为湿痰下流所致，以祛痰获

愈。他如癫痫、眩晕等证，亦每多相同证似反复发作，古医家亦多以怪病视之，而从痰论治。（临证经验选自《奇症汇》）

【条文】

寒痰清，湿痰白……火痰黑，老痰胶。

明代李梴《医学入门·治湿门》

【条解】

寒痰色质清，湿痰色白，火痰色黑，老痰多质地胶稠。

【临证】

治痰首先要辨明痰之因。除从全身症状辨别外，痰的颜色和质的稀稠亦为辨别的要点。寒痰宜温，湿痰宜燥，火痰宜清，热痰宜凉，老痰宜泻。是亦治痰求本之法。《明医杂著·化痰丸论》言："若夫痰因火上，肺气不清，咳嗽时作，及老痰、郁痰结成黏块，凝滞喉间，吐咯难出，此等之痰，皆因火邪炎上、熏于上焦，肺气被郁，故其津液之随气而升者，为火熏蒸凝浊郁结而成，岁月积久，根深蒂固，故名老、名郁。"宜用节斋化痰丸，此方天冬、黄芩泻肺火，海粉、芒硝咸以软坚，瓜蒌润肺消痰，香附、连翘开郁降火，青黛去郁火。

【条文】

痰饮者，胃阳不足以腐消，脾气不足以旋运，而痰饮成矣。痰即食物也，入胃而胃冷不足消之，斯化为痰；饮即水也，入胃而脾湿不足以输之，斯留为饮。

清代程杏轩《医述·饮》引魏荔彤语

【条解】

痰饮形成后阻碍胃阳、脾气腐熟、运化水谷，而这又会有利于痰饮的形成。痰可以认为是食物入胃但胃冷不能腐熟食物，它就变成痰。饮可以认为是水入胃但脾为湿困，无力输布津液，它就停留变成饮。

【临证】

痰饮往往既是病理产物又是致病因素，本条论述痰饮形成的主要原因是饮食入胃，脾胃腐熟、运化功能障碍。可用张锡纯自创健脾化痰丸来治疗因中焦脾胃之气虚弱，运化无力，酿生痰湿者。此外，痰饮虽然是有形之邪，和无形之气却有着非常密切的联系。气虚推动无力，气机瘀滞均可导致痰饮的积聚，痰饮停聚于内也易使气机运化不利。故使用健脾升清生山药，使脾胃之气健运，并可使脾脏升清功能恢复。（临证经验选自《医学衷中参西录》）

【条文】

饮为痰之渐，痰为饮之化。

清代李用粹《证治汇补·内因门》

【条解】

饮邪是痰邪的开端，痰邪是饮邪变化而来的。

【临证】

本条强调“痰”和“饮”的病理过程存在紧密联系。临床上，“痰”“饮”常相提并论，“痰”与“饮”的联系十分密切，二者皆为水液代谢障碍的产物，都来源于中焦脾胃，形成之后都易阻塞经脉气血运行，常可见到“痰饮同治”的情况。化痰剂（如二陈汤类方）与化饮剂（如苓桂术甘汤）也存在着互用和共用的情况。

【条文】

火即无形之痰，痰即有形之火。

清代张聿青《张聿青医案·论著》

【条解】

火邪盛则炼液为痰，痰即火盛之病理产物。

【临证】

某患者，中年男性，平素情志不遂，长期忧郁恼怒，气郁化火，伤津耗液，酿液成痰，以阻滞经络，血行不畅而成为瘀，痰瘀互结，上蒙清窍发为眩晕；患者平素善太息，情志不舒，肝气郁滞，木旺克土，以致肝郁脾虚，出现纳差、腹胀不适症状；清窍为痰瘀上扰，致使神不得安，发为入睡困难；观其舌脉皆属痰瘀之象。证属痰瘀互结，治以和解祛痰、安神镇眩之法，兼以疏肝理气、逐瘀，方选柴胡加龙骨牡蛎汤加减。

【条文】

热痰多烦热，风痰多成瘫痪奇症，冷痰多成骨痹，湿痰多成倦怠软弱，惊痰多成心痛癫疾，饮痰多胁痛臂痛，食积痰多成癖块痞满。

明代孙一奎《赤水玄珠·痰饮门》

【条解】

热痰多表现为烦热的证候，风痰常有瘫痪之症状，冷痰多成骨痹，湿痰多表现为倦怠虚弱、四肢痿痹、屈伸不利，惊痰多成心痛癫疾，痰饮多致胸胁、肩臂疼痛，食积痰郁常有胃脘痞满痞块。

【临证】

痰邪虽为水液所生，但种类较多，有风痰、湿痰、热痰、寒痰、郁痰、气痰、食痰、酒痰、惊痰、虚痰等数种。因种类不同，而症状有别，故临床可通过抓典型症状辨别不同种类的痰邪。然而，痰之种类虽多，痰之症状虽然复杂，均与气窜夹痰联系密切。痰随气窜，全身无处不到，则症状百端复杂。《证治汇补》言："痰之为物，随气升降，无处不至，为喘为嗽，为呕为泻，为眩晕心嘈，为怔忡惊悸，为寒热肿痛……或背心常作一点冷……或身中结核，不红不肿……甚或无端见鬼，似祟非祟，悉属痰候。"

【条文】

但痰证初起，头痛发热，类外感表证，久则潮咳夜重，类内伤阴火。又痰饮流注，肢节疼痛，类风证，但痰证胸满食减，肌色如故，脉滑不匀不定为异耳

清代程杏轩《医述·痰》引《医学入门》语

【条解】

痰证初期，表现为头痛恶寒发热，类似外感病证；时间久了停留于脾肺，白天咳嗽夜晚加重，类似于内伤病证，痰邪流注四肢引起关节疼痛，类于痹证。然而痰邪致病胸部痞满食欲减低，皮肤颜色虽和以前一样，但寸、关、尺脉滑不一则为异常。

【临证】

患者，女，60岁，头痛20年，加重5年。症见：右侧颞顶痛甚，胀痛为主，持续20小时不能缓解，服用止痛药后2小时缓解，当地医院CT检查未见明显异常，难入睡，易感冒，大便干，小便正常，胃纳可，时有胃脘满闷感。舌淡红，苔白，脉弦细滑。患者头痛时间较久，脾失健运，痰浊中阻，上蒙清窍，以致清阳不展，所以头痛；痰浊停滞胃脘，所以胃脘满闷。故健脾化湿、化痰息风，方以半夏白术天麻汤为主方加减。

【条文】

治痰饮有四法：曰实脾、燥湿、降火、行气。

清代喻昌《医门法律·痰饮门》

【条解】

治疗痰饮证有四种方法：健脾、燥湿、降火、行气。

【临证】

实脾即健脾气，因脾为生痰之源；燥湿，湿化则痰无以生；痰为有形之火，火为无形之痰，故宜降火；行气，即顺气，《丹溪心法》谓："人身无倒上之痰，天下无逆流之水。故善治痰者，不治痰而治气，气顺则一身之津液亦随气而顺矣。"喻嘉言认为治疗痰证，必须首先从脾入手，《医门法律》说：“治痰饮有四法：曰实脾、燥湿、降火、行气。实脾燥湿，二陈二术，最为相宜。”龚廷贤亦喜用二陈汤实脾燥湿，他在《万病回春》言：“二陈汤，治一切痰饮化为百病，此药主之。”

【条文】

人身无倒上之痰，天下无逆流之水，故善治痰者，不治痰而治气，气顺，则一身之津液亦随气而顺矣。

清代程杏轩《医述·痰》引庞安常语

【条解】

人身上没有倒行向上的痰，就好像天下也没有逆向流淌的水，所以善于治痰的医生，不治痰而治气，气机顺畅了，那么全身的津液也会随着气机顺畅而运行通畅。

【临证】

本条强调调畅气机对化痰的重要意义。《丹溪心法》中常用的理气药有香附、青皮、陈皮、枳实等。《存存斋医话稿》中云：“痰属湿，为津液所化。盖行则为液，聚则为痰；流则为津，止则为涎。其所以流行聚止者，皆气为之也。”庞安常亦有言：“‘不治痰而治气’一语，为治痰妙谛。”可见通过调理气机而治痰的学术观点，具有重要的理论意义和实践意义。

【条文】

痰因气窒，降气为先；痰为热生，清火为要。

清代叶天士《叶天士医学全书·叶天士晚年方案真本》

【条解】

若痰因气滞妨碍呼吸，则以降气为先。若火盛炼液为痰，则以清热为要。

【临证】

降气是引痰下行的一种治疗方法。因“痰之为物，随气升降，无处不到”。若气机上逆，往往痰随气上而为病。故凡痰在上部的病变可用降气祛痰法治之。降气包括降肝气、降肺气、降胃气等法。若肝郁侮肺，气机不利，津聚成痰，痰搏气结，逆于咽喉，见咽中如有炙脔，吞之不下、咯之不出之症，可投香苏散合半夏厚朴汤加旋覆花、代赭石等理气宣肺、降逆祛痰，旨在痰随气降。肺主宣肃而通调水道，若素有留饮，聚胃关肺，阻碍肺气下降，见上气喘逆，胸痞痰多等症，宜以苏子降气汤、三子养亲汤治之，取苏子、莱菔子降肺气以强攻涎。胃气主降，若中焦痰盛，痰随胃气上逆而致眩晕呕吐，痰涎清稀，宜选小半夏加茯苓汤合泽泻汤，以降逆和胃祛痰。临证中，气病生痰有虚实寒热之分，虚则湿运无动，津聚成痰，实则气机壅滞，津停为痰。“苟气失其清肃而过于热，则津液受邪火煎熬，转为稠浊，或气失其温和而过于寒，则津液因寒积滞，

渐至凝结，斯成痰矣。”因此在治疗的同时，还须按辨证论治的原则，求气之虚实寒热而治之。（临证经验选自《类证治裁》）

【条文】

痰在胁下，非白芥子不能达；痰在皮里膜外，非姜汁竹沥不可导达降；痰在四肢，非竹沥不开。

元代朱丹溪《丹溪心法·痰》

【条解】

痰在胁下时，只有白芥子才能治疗。痰在皮里膜外时，只有姜汁竹沥才能解决这种情况。痰在四肢时，只有竹沥才有用。

【临证】

朱丹溪有言：“痰在胁下及皮里膜外，非白芥子莫能达，古方控涎丹用白芥子，正此义也。”张介宾亦言：“白芥子消痰癖疟痞，除胀满极速。”竹沥化痰之效颇佳，《本草衍义》：“竹沥行痰，通达上下百骸毛窍诸处，如痰在颠顶可降，痰在胸膈可开，痰在四肢可散，痰在脏腑经络可利，痰在皮里膜外可行。又如癫痫狂乱，风热发痉者可定；痰厥失音、人事昏迷者可省，为痰家之圣剂也。”但竹沥之性大寒，所宜诸证当属热痰，若寒痰、湿痰均非所宜。

【条文】

化胃中之痰宜苓、半，化肺中之痰宜橘、贝。

清代王旭高《王旭高临证医案·痰饮门》

【条解】

化胃中湿痰宜用茯苓、半夏，祛肺窍之痰宜用橘皮、贝母。

【临证】

《类证治裁》中治疗痰饮核心药物主要为茯苓、半夏、生姜、甘草、白术、陈皮、人参等，其中以茯苓使用频次最高。茯苓味甘、淡，性平，具有淡渗利湿、健脾宁心等功效，可针对脾虚不能运化水湿、停聚化生痰饮之症进行治疗。半夏性温、味辛，小毒，归脾、肺、胃经，有燥湿化痰、散结蠲饮之功，常与茯苓配伍使用。张仲景擅用半夏配伍以茯苓或生姜治疗痰饮，如小半夏加茯苓汤，此取半夏性温，而饮为阴邪，得温则行，得寒则凝，故治痰饮当以温药和之，伍以茯苓，能增强其燥湿化痰、和胃化饮之功效。

【条文】

治痰多之人，治痰不效，专补中气，久之，其痰自消。

清代程杏轩《医述·痰》引吴篁池语

【条解】

治痰多之人，若化痰后疗效不显，宜专补脾气，长此以往，痰自消去。

【临证】

《金匮钩玄·中风》中谓："中风……有中气者，当从痰治，顺气化痰。"气虚有痰者，常用浓参汤合竹沥、姜汁，益气化痰通络，其中竹沥为化经络之痰的要药，具有开经络、行血气的功效，正所谓"痰在四肢，非竹沥不能开"。对于脾虚有痰者，常以二陈汤为基础方，酌加人参、白术、莲子等补脾气药，配伍柴胡、升麻、葛根、防风、荷叶等升提胃气药，谓之"补中气，提胃气"；对于内伤夹痰者，常以补中益气汤为基础方，并酌加半夏、竹沥、姜汁等疏通经络之药，其中白术又为治疗虚痰的妙药。

【条文】

外饮治肺脾，内饮治肝肾。

清代王旭高《王旭高临证医案·痰饮门》

【条解】

患者证型为外饮的话，应注重治疗肺脾。内饮则治疗肝肾。

【临证】

"外饮"即为外邪碍脾或脾虚而致水津气化失常所生之饮，"内饮"即内生之饮。水液气化有赖肾阳温煦，内生痰饮责之肾阳虚衰。东汉张仲景在《金匮要略·痰饮咳嗽病脉证并治》中提出治疗痰饮病的总则："病痰饮者，当以温药和之。"又曰："夫短气有微饮，当从小便去之，苓桂术甘汤主之、肾气丸亦主之。"叶天士解读道："仲景有要言不烦曰，饮邪必用温药和之。更分外饮治脾，内饮治肾。不读圣经，焉知此理。"明确提出"外饮治脾，内饮治肾"理论，并以此指导痰饮病的治疗。清代医家吴鞠通亦从叶天士之说，在《医医病书·用古方必求立方之故论》中言："苓桂术甘汤所治之饮，外饮，治脾也；肾气丸所治之饮，内饮，治肾也。按肾虚水泛为痰，但嗽不咳，肾气丸主之。"

【条文】

治饮虽以升阳燥土为第一义，然从小便去之，尤为先务。

清代程杏轩《程杏轩医案·续录》

【条解】

治疗痰饮虽然以升阳燥湿健脾为第一要义，但是通过利小便消除饮邪，尤为首要。

【临证】

本条遵循仲景治疗痰饮的方法。《金匮要略》有云："短气有微饮，当从小便去之，苓桂术甘汤主之，肾气丸亦主之。"苓桂术甘汤是导水利小便之剂，若患者肾阳不充，则难胜任，故又主之以肾气丸，以桂附加入六味补肾药中，益火之源，蒸暖中焦之阳，使胃健脾运，则饮邪自无伏留之患。正如尤在泾注释："气为饮抑则短，欲引其气必蠲其饮。饮，水类也，治水必自小便去之。苓桂术甘益土气以行水，肾气丸养阳气以化阴，虽所主不同而利小便则一也。"

第四十四章　疟疾

【概述】

疟疾由感受疟邪，邪正交争所致，是以寒战壮热，头痛，汗出，休作有时为特征的传染性疾病，多发于夏秋季。在诊治中必先辨清虚实，扶正祛邪。

【条文】

大抵疟初起，宜散邪消导，日久宜养正调中。

清代张璐《张氏医通·寒热门》

【条解】

疟疾初期，应消食导滞祛邪，病久应顾养正气、调理脾胃。

【临证】

张介宾认为疟疾初作大多属少阳经病，治法当专以散邪为主。若形气无伤，无变证，宜正柴胡饮，或三柴胡饮主之。若机体本弱而感邪为疟，宜用四柴胡饮。疟疾久不能愈者，其脾肾俱虚，元气不复。察脉尚有微邪不解者，当专以补中益气汤为主。若邪气已尽而疟有不止者，则应当专补元气，选用八珍汤、十全大补汤，或大补元煎之类。若肾阴不足，而精不化气，宜理阴煎。若阴邪凝滞而久不愈者，宜予前药加姜、桂、附子。（临证经验选自《景岳全书》）

【条文】

凡用治久疟营卫虚微，而邪仍留恋者，随证加入补气血药一二味，少佐柴胡以提之，无不应手辄效。

清代王旭高《王旭高临证医书合编·退思集类方歌注》

【条解】

凡是治疗疟疾日久，营卫虚弱，邪气留恋于体内的人，根据不同证型加入少许补养气血之药。再加一点柴胡提气，没有不立即取效的。

【临证】

陈修园对于久疟不愈的患者，其不治疟，而是“用六君子汤、补中益气汤，兼吞桂附八味丸，调理半月，患者无不痊愈”。这正如其在《医学从众录》中云：“疟虽有五脏之分，而久疟证治法，只以补脾为主，盖土为万物之母，五脏六腑皆受荫焉，况疟为少阳之邪，戊己之土，久受甲木之克，扶弱抑强之法。”

【条文】

久疟不愈，必有留滞，须加鳖甲消之，如无留滞，只宜补益。

清代张璐《张氏医通·寒热门》

【条解】

疟疾病久未愈，定有瘀血留滞体内，须用鳖甲消散。如果没有瘀血滞留体内，只适合补虚。

【临证】

疟疾久延不愈，则气血亏损，顽痰夹血食而结为癥瘕，为疟母，治以削坚散结，破癥化瘀，用鳖甲煎丸，或小柴胡加鳖甲、蓬术、桃仁。虚人久疟，时止时发，可先予芎归鳖甲饮；不应，为脾虚，急用补中益气汤加鳖甲，扶正祛邪；少食痞闷者，胃虚也，用四兽饮加鳖甲、当归、蓬术、肉桂。虚人疟母，必用补益。（临证经验选自《张氏医通》）

【条文】

运脾气，补脾阴，和营卫，温督脉，前数方皆虚疟，久疟治法。

清代王旭高《王旭高临证医案·疟疾门》

【条解】

运化脾气，补益脾阴，调和营卫，温养督脉，以上诸方法，都是虚疟、久疟的治法。

【临证】

严，年届六旬，元气素弱，向有肝气，近患三疟……木乘脾土而纳呆呕恶。治应先培养中气，启胃化痰，又要调和营卫，退其寒热。以六君子汤补脾健胃，气运则痰湿自化，气旺则津液自生。合当归、桂枝，和营散邪。更复鹿角霜之通阳者，以治背独恶寒。再加黄芩以泄热，制桂、鹿之辛温，使不失调和。酸枣仁安神，泽泻去湿，谷芽醒胃，姜、枣又可调和营卫。（临证经验选自《王旭高临证医案》）

第四十五章 虫证

【概述】

虫证即因虫所致各种疾患。中医虫的概念有广狭之分，狭义的虫是有形可见的腹内寄生虫；广义的虫则是指具有疼痛难忍、发作休止无时、缓解一如常人等特征的一类临床证候。《景岳全书》曰：“或由湿热，或由生冷，或由肥甘，或由滞腻，皆可生虫，非独湿热已也。”

【条文】

如或稀奇怪病，除痰、血之外，百治不效者，即是虫为患。

清代程杏轩《医述·诸虫》引《医学六要》语

【条解】

如果遇到了什么稀奇古怪的疾病，排除与痰饮、瘀血相关后，若百般治疗都没有疗效，那么要考虑是与虫类相关的疾病。

【临证】

诸虫疾患症状各有不同，且常有怪异之状，或胃脘嘈杂，或面黄肌瘦，或嗜食异物，或鼻痒龂齿，或头晕失眠，或气喘频发。若按证论治，往往鲜效，此等病非治虫专方专药不易见效。若虫势骤急，应暂为攻逐，选药如黑丑、槟榔、大黄、胡粉、山棱、莪术，虫去则调其脾胃。缓者用酸苦泄热燥湿，兼以相制相畏之品，如川连、胡连、芦荟、苦楝、乌梅、川椒、雷丸、芜荑、使君、榧肉等，脾弱者兼运其脾，胃滞者兼消其滞。（临证经验选自《医述》）

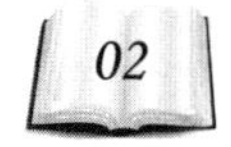

【条文】

蛔闻酸则静，得苦则安，遇辣则伏。

清代程杏轩《医述·诸虫》引薛立斋语

【条解】

蛔虫遇到酸味就平静，遇到了苦味就安稳，遇到了辛辣就潜伏不动。

【临证】

本条言明了蛔虫的生活习性，故治蛔者都以苦辛酸为组方原则。酸如乌梅，苦如黄连、黄柏，辛如椒目、干姜。《张氏医通》亦言："蛔闻酸则静，得苦则安，遇辣则伏而不动。"治以驱蛔大法，方用乌梅丸、化虫丸等。乌梅丸一方，集酸苦辛甘、大寒大热之药，方中重用味酸之乌梅，安蛔止痛，为君药。椒目、细辛味辛性温，温脏寒而伏蛔，为臣药。黄连、黄柏味苦性寒，下蛔而清热；附子、桂枝、干姜味辛性热，既可助其温脏祛寒，且辛可制蛔；当归、人参补养气血，扶助正气，均为佐药。蜂蜜为丸，甘缓和中，为使药之用。

【条文】

夫内伤吐蛔，责在脾而先责在肾；时令吐蛔，治在邪而先治在正。

清代程杏轩《医述·诸虫》引《会心录》语

【条解】

内伤犯病而吐蛔，责任虽在脾但要先调理肾脏；犯时行病而吐蛔，治应祛邪但是要先补养正气。

【临证】

凡治伤寒，若见吐蛔者，虽有大热，忌用凉药，犯之必死。盖胃中有寒，阳气弱极，则蛔逆而上，此大凶之兆也。故虽应祛邪但应先温养胃阳。急用炮姜理中汤一服，加乌梅二个，花椒一二十粒，服后待蛔定，然后以小柴胡或补中益气等剂，渐治其余。盖蛔闻酸则静，见苦则安也。正如仲景所言："病人有寒，复发汗，胃中冷，必吐蛔。"（临证经验选自《景岳全书》）

第四十六章 痛证

【概述】

痛证是以各种疼痛为主要表现的病证。痛证分为虚、实两种：虚者，多因气血不足，或阴精亏损，或脏腑经络失其濡养，即“不荣则痛”；实者，多为感受外邪，或气滞血瘀，或痰浊凝滞，痹阻经络，气机瘀滞，即“不通则痛”。

【条文】

腰痛之虚证，十居八九。

明代张介宾《景岳全书·腰痛》

【条解】

腰痛大多属虚证。

【临证】

腰为肾之府，腰痛和肾的关系至为密切。虽然引起腰痛的原因有寒湿、湿热、气滞、血瘀等，但都与肾气不足或肾精亏损有关。《证治准绳》曰：“彼执一方治诸位腰痛者，固不通矣。有风、有湿、有寒、有热、有挫闪、有瘀血、有滞气、有痰积、皆标也。肾虚其本也。”故腰痛多见于老年人或素体肝肾不足者。

【条文】

腰痛者，肾虚而或闪挫……腹痛者，寒气而或木乘。

清代程曦《医家四要·病机约论》

【条解】

腰痛是肾虚或者外伤闪挫所致……腹痛是寒邪侵袭腹络或肝木乘脾所致。

【临证】

《临证指南医案》指出：“盖太阴脾土，得阳始运……”山雷先生亦说：“脾为太阴，至阴之脏，最喜温运。”中焦气机之运转，全赖阳气的温煦和推动，治理中州，常以温运建功，肝胃不和之胃痛，缘由土虚木乘者，张氏十分重视温运脾土，认为此是治本之施。如吴左案：“胃痛多年，呕吐酸水，大便秘结，脉滑而弦。”张氏断为肝胃不和，以左金丸、延胡索散加减泻肝和胃。纵观张氏治疗胃脘痛的所有病案，无一例不用温运法施治。所用药物，大体有苍术、白术、炮姜、细辛、吴茱萸、川椒、小茴香、木香、乌药、香附、砂仁等温中、行气助运之类，反映了张山雷先生治疗肝胃不和之胃脘痛的另一特点，张氏认为温运是顺畅气机的重要治法，滋柔也是疏肝顺气的着力之施。总之，温运柔顺是张山雷先生调治肝木侮土的通治之法，验之临床颇多佳效，与《医门棒喝》提及的“温健脾胃，佐以滋润，以利枢机”之说颇为相合。

【条文】

外感胁痛，小柴胡为必用之药。

清代程杏轩《医述・胁痛》引《会心录》语

【条解】

感受外邪所致的胸胁疼痛，一定要使用小柴胡汤。

【临证】

胸胁苦满为用柴胡汤的主症，外感胁痛，据经辨证病在少阳，故必用小柴胡汤，外感胁痛属小柴胡汤证者，证必见寒热往来、口苦、耳聋，并见胁痛者是。如张宅张郎气痛，起自右胁，时作时止，脉沉而弦，小便时有赤色，吞酸，喜呕出食，此湿痰在脾肺间，而肝气乘之。朱丹溪治以小柴胡汤去黄芩加川芎、白术、木通、白芍、滑石、生姜，煎汤下保和丸35粒。本案胁疼为肝脾痰结气滞所致，由于气滞尚轻，时通时闭，所以胁疼也时作时止。方以小柴胡调和肝脾、疏理气机，去黄芩换木通之意在于强调清化通利血脉湿热结滞，加川芎活血行气，加白术健脾行气，加白芍养阴柔肝，加滑石导湿热从小便而出，加生姜宣通脾胃，加保和丸消食健胃和中。(临证经验选自《续名医类案》)

【条文】

患头痛者，血必不足，风药最能燥血，故有愈治而愈甚者，此其要尤在养血，不可不审也。

清代程杏轩《医述・头痛》引王肯堂语

【条解】

头痛的人，血定失养，而祛风药最能燥血，所以有越用风药治疗头痛就越严重的情况。对于这种情况治疗的要领在于养血，不可不查明。

【临证】

许多医者仅仅拘于头痛“高巅之上，惟风可到”之说，治疗屡用风药而无效。又头为诸阳之会，血脉颇为丰富，即使兼有内风所干，而中医早有“治风先治血，血行风自灭”之名言。故“脉络瘀阻，脑失所养”为头痛的基本病机。因此治疗以祛风通络、活血化瘀、养血和血为基本原则，选用四物汤加减。《蒲辅周医疗经验》言：“此方为一切血病通用之方。凡血瘀者，俱改白芍为赤芍；血热者，改熟地黄为生地黄。川芎量宜小，大约为当归之半，地黄为当归的二倍。”

【条文】

头痛不可专泥风药，愈虚其虚，使风入于脑，永不可拔。亦不可偏于逐火，使风火上乘空窍而从眼出，如腐之风火相煽而成衣焉。

清代冯楚瞻《冯氏锦囊秘录·头痛头风大小总论合参》

【条解】

头痛不能只用祛风药，使本就血虚之证更加虚弱，风邪入脑，永远不能去除。也不能以清热为主，让风火之邪上入空窍从眼睛出来，好像使眼睛腐烂，风火相互影响而成大势。

【临证】

凡治头痛多用辛温气药者，由风木不得升，土寡于畏，是以壅塞而痛，故用此助肝木，散其壅塞也。若疏散太过而痛反甚者，又宜酸收以降之。正所谓：“头痛每以风药治者，高巅之上，惟风可到。味之薄者，阴中之阳，自地升天者也，所以头痛皆用风药，总其大体而言。然患头痛者，血必不足，风药最能燥血。故其要尤在养血，不可不审慎。”《医醇賸义》指出：“头痛有因于风者，肌表不固，太阳受风，颠顶作痛，鼻窍微塞，时流清涕，香芷汤主之……有因于火者，肝阳上升，头痛如劈，筋脉掣起，痛连目珠，当壮水柔肝，以息风火，不可过用风药，盖风能助火，风药多则火势更烈也，羚羊角汤主之……有血虚头痛者，自觉头脑俱空，目眊而眩，养血胜风汤主之。”

【条文】

痰厥头痛，非半夏不能除；头旋眼黑，虚风内作，非天麻不能解。

清代程杏轩《医述·头痛》引《医学六要》语

【条解】

痰厥导致的头痛，不用半夏就不能去除头痛。头晕目眩黑蒙，虚风内作，不用天麻就不能解除眩晕。

【临证】

痰厥头痛，痛甚恶心，呕吐痰涎，吐痰后痛可暂缓者属之，故用半夏降逆止呕化痰。天麻又名定风草，《本草纲目》称其为“治风之神药”，临床用治眩晕及儿童风惊，皆有良效。如某患者，素有脾胃不适。吐逆，食不能停，唾稠黏，涌出不止，眼黑头眩，恶心烦闷，气短促上喘，无力不欲言，心神颠倒，兀兀不止，目不敢开，头苦痛如裂，身重如山，四肢厥冷，不得安卧。胃气已损而痰厥头痛作，制半夏白术天麻汤主之而愈。（临证经验选自《脾胃论》）

【条文】

头痛久发，多主于痰。

清代程杏轩《医述·头痛》引薛立斋语

【条解】

头痛反复发作缠绵不愈，多是痰浊作祟。

【临证】

头痛反复发作，迁延不愈，气机逆乱，阻遏络脉则变生痰浊、瘀血。关于痰浊，巢元方、朱丹溪、李东垣等医家皆认为脾主运化，若饮食不节，劳倦内伤，致脾失健运，津液失布，化为痰湿，痰湿上扰则清窍不利，清阳阻遏发为头痛。《丹溪心法·头痛》指出："头痛多主于痰。"故痰极易凝滞于经络和脑窍，导致痰蒙脑窍或阻滞经络。头痛作为一种反复发作性疾病，与痰为浊阴之邪，具有黏腻、滞涩之性有关。因而，在病势上表现为病情缠绵，不易速效，病程较长。

【条文】

湿热腰痛者，遇天阴或久坐而发者是也。肾虚者，疼之不已是也。瘀血者，日轻夜重是也。

元代朱丹溪《金匮钩玄·腰痛》

【条解】

湿热腰痛的患者，遇到阴天或者久坐腰痛就会发作。肾虚腰痛的患者，疼痛持续不易缓解。瘀血腰痛的患者，疼痛日轻夜重。

【临证】

本条强调不同证型的腰痛有不同的辨证依据，除以天气或时间与疼痛轻重为依据外，更宜细辨症状、舌苔、脉象等。如某患者，年六十，因坠马，腰疼不可转侧。六脉散大，重取则弦小而长。虽有恶血，未可驱逐，当以补接为先，以苏木煎参、芎、归、陈皮、甘草。服至半月后，散大渐敛，可进食，遂以前药调下自然铜等药，一旦而安。（临证经验选自《丹溪治法心要》）

【条文】

腹痛服建中治太阴，不愈者，更与小柴胡治其少阳，疏土中之木也。

清代王旭高《王旭高临证医书合编·退思集类方歌注》

【条解】

腹痛患者，首先考虑中焦虚寒，当与小建中汤温健中焦，祛寒止痛。若服汤剂不瘥愈的患者，属少阳为病，木邪乘土，用小柴胡汤和解少阳，疏土中之木。

【临证】

尺、寸脉俱弦，少阳受病也。今阳脉涩而阴脉弦，是寒伤厥阴，而不在少阳也。寸为阳，阳主表，阳脉涩者，阳气不舒，表寒不解也。弦为木邪，必夹相火，相火不能御寒，必还入厥阴而为患。厥阴抵少腹，夹胃属肝络胆，则腹中皆厥阴部也。尺为阴，尺主里。今阴脉弦，为肝脉，必当腹中急痛矣。肝苦急，甘以缓之，酸以泻之，辛以散之，此小建中为厥阴驱寒发表平肝逐邪之先着也。然邪在厥阴，腹中必痛，原为险症，一剂建中，未必成功。设或不瘥，当更用柴胡，令邪走少阳，使有出路。所谓阴出之阳则愈，又以小柴胡佐小建中之不及也。

先以建中解肌而发表，止痛在芍药；继以柴胡补中而逐邪，止痛在人参。按柴胡加减法，腹中痛者去黄芩加芍药，其功倍于建中。阳脉仍涩，故用人参以助桂枝；阴脉仍弦，故用柴胡以助芍药。（临证经验选自《伤寒来苏集》）

【条文】

凡肚腹疼痛，总不移动，是血瘀。

清代王清任《医林改错·膈下逐瘀汤所治症目》

【条解】

凡肚腹疼痛位置固定不移是由瘀血所致。

【临证】

王清任认为此证用膈下逐瘀汤“治之极效”。除痛点不移外，更有不痛时按之痛者亦属有瘀之象。由于血瘀所着部位不同，其所用药物亦各有异，如在《医林改错·方叙》篇中云：“立通窍活血汤，治头面四肢周身血瘀之症；立血府逐瘀汤，治胸中血府血瘀之症；立膈下逐瘀汤，治肚腹血瘀之症。”又常根据“血瘀”所在部位，常在主方上灵活化裁，根据其性味，投以“对证之品”。如头窍血瘀，常加麝香、老葱走窜头窍；血府血瘀，加柴胡、枳壳、甘草、芍药，取四逆散方义，可治内有郁热、胸胁苦满之证；膈下逐瘀，加香附、延胡索、牡丹皮之属，疏理肝气，调和气血；少腹逐瘀，常加蒲黄、五灵脂、没药、延胡索活血止痛，并配茴香、官桂、干姜温暖下焦，尤宜妇人少腹瘀血之证。诸方活血化瘀之旨相同，却因遣方用药“各有所属”。

【条文】

痛而夜重者，属血分。

清代王旭高《医学刍言·痛风、痹、腰痛》

【条解】

夜间疼痛加重者，属于血分。

【临证】

瘀血之痛，多日轻夜重，疼痛部位固定不移，刺痛为主，舌暗或有瘀点，脉弦涩等，属血分证。如薛己于壬申年，被重车碾伤，闷瞀良久复苏，胸满如筑，气息不通，随饮热童便一碗，胸宽气利，惟小腹作痛，日轻夜重。得东濠先生与复元活血汤一剂，便血数升许，痛肿悉退，更服养气血药而痊。（临证经验选自《薛立斋医学全书》）

【条文】

痼冷在肠胃间，连年腹痛泄泻，休作无时，服诸热药不效，宜先取去，然后调治宜瘥。不可畏虚以养病也。

宋代许叔微《普济本事方·脏腑泄滑及诸痢》

【条解】

寒邪久伏、阳气郁结，固滞于肠胃，连续多年泄泻腹痛，不定时地发作，服多种热药都没有疗效。宜先用驱邪之药，泄久伏之寒邪。然后调治疾病更易痊愈。不要畏于患者久病体虚而不行祛邪之法反而使病不得去。

【临证】

吴九宜晨起腹痛泄泻半年，大便色青，腹胀。前医皆作脾肾泄之虚证治，均不效。脉惟两关沉滑，尺寸俱无。以丹溪保和丸二钱，加备急丸三粒服之，下稠积半桶，胀痛随愈。次日六脉齐见，再以东垣木香化滞汤，调理而安。孙一奎认为久泻多是积，此案属中焦食积痰泄，积胶于中，故尺寸脉隐伏不见，大便色青为寒象，法当温下寒积。用备急丸，配伍保和丸，可见孙一奎攻下积滞，亦顾护脾胃。此温下之法，亦为今人所倡导。（临证经验选自《新安医学孙文垣医案》）

【条文】

痛久不愈，宜大补气血……温补不效者，邪入于络也。

清代王旭高《医学刍言·痛风、痹、腰痛》

【条解】

疼痛日久不愈，宜大补气血……温补之法没有疗效，是病入血络。

【临证】

患者王某某，男，65岁，工人。主诉：心悸胸痛反复发作10余年，复发5天。患者于10年前发病，开始自觉心悸气短，时有胸痛，经检查诊断为“风湿性心脏病”，经治疗后有所好转，但近年来发作频繁，发作时症状加剧。5天前病情复发，前来我处就诊。刻诊：面色晦暗，口唇青紫，心悸气短，胸闷胸痛，心神不宁，坐卧不安。舌质紫暗，脉涩。辨证：气虚血瘀，本虚标实。急则治其标，先予活血祛瘀之法，再以益气活血收功。

14

【条文】

气血若为风火湿痰阻滞，必有疼痛之症。

清代王清任《医林改错·半身不遂辨》

【条解】

气血若被风邪、火邪、湿邪、痰邪阻滞，必定会有疼痛的症状。

【临证】

颜某，女，55岁，2016年3月7日初诊。主诉：左肩部疼痛1年余，加重伴活动受限3周。病史：患者1年前因吹风受凉出现左肩部疼痛，遇寒、劳累后加重，夜间尤甚，甚则不能入睡，肩关节活动受限。曾经作间断治疗，疗效欠佳。症见：左肩部疼痛，关节活动障碍，舌淡红、苔薄白，脉沉细无力。专科检查：左肩部无明显肿胀，有压痛，痛点固定，无放射性，关节活动受限。X线摄片检查：肩关节未见异常。中医诊断：肩痹（阳虚寒凝）。治疗以温阳散寒，通络止痛。选用阳和汤加减，处方：熟地黄20g，鹿角胶、大枣、肉桂各15g，白芥子、桂枝、羌活、防风、干姜各10g，麻黄6g，甘草5g。每天1剂，水煎服，连服7剂。并嘱患者予热毛巾行患侧肩关节局部热敷，每天2次，每次15分钟；主动活动关节，做手指爬墙、梳头、弯腰甩臂等锻炼，每天3次。1周后复诊：肩部疼痛明显缓解，活动较前改善。继续服上方7剂，并嘱其保暖，避风寒，功能锻炼。随访两个月，未复发。患者五旬之年体弱，肝肾渐衰，气血亏虚，筋肉失于濡养，加之外感寒邪，致肩部筋脉不通，气血凝滞，寒凝经脉，不通则痛。寒客于经络关节，拘急收引，则使肢体屈伸不利，转伸不能，治疗当以温阳补血、散寒通络。

【条文】

凡暴痛非热，久痛非寒。

清代林珮琴《类证治裁·心痛论治》

【条解】

暴痛临床辨证以寒证为多，而热证少见。疼痛日久，一般辨证以热证为多，而寒证少见。

【临证】

某农民，男，58岁，因下河捕鱼，卒然心痛彻背、背痛彻心而就医。其面唇青紫，舌苔薄白、质有紫气；触其手足冰凉，脉象沉紧。证系寒凝心脉。急用生姜30g，葱白30g，红糖30g，水煎1碗，加白酒1小杯，热服药后半小时，面唇转红，手足变温，心痛消除。转县医院继续诊治。本例为素体心气不足，复感大寒，寒邪凝滞胸中，胸阳失展，心脉卒然痹阻所致。急宜温经散寒、宣痹通络，则心绞痛自除。

16

【条文】

夫痛则不通，通字须究气血阴阳。

清代叶天士《临证指南医案·胃脘痛》

【条解】

疼痛是气血不流通所致，通则需要考虑气血阴阳的调和。

【临证】

痛则不通，通则不痛，此为中医工作者众所周知的论点。但此通字，易误认为攻下通利。所谓通字，当作气血流通解。调气以和血，调血以和气，通也；上逆者使之下行，中结者使之旁达，亦通也。虚者助之使通，寒者温之使通，无非通之之法。这便是“通字须究气血阴阳”之意。如某患者，男，56岁，因胃脘部疼痛5天就诊。自诉夜间睡卧当风而起，伴有恶寒，脘腹胀满不适，纳差食少，大便溏，小便清长，舌质淡暗，苔薄白，脉弦迟。中医证属外感风寒，气机郁滞。以香苏散加减。处方：香附12g，紫苏梗12g，陈皮12g，高良姜12g，延胡索15g，白芍9g，木香15g，甘草6g。3剂，水煎服，日一剂。三日后患者复诊，胃脘疼痛基本消失，脘腹胀满缓解，唯晨起空腹时尚有胃脘部隐痛不适，纳食欠馨，舌质淡红，苔薄，脉细弦。此外感风寒已祛，而脾胃素虚之象突显，予健脾益胃之法，去高良姜，加党参15g，炒白术15g，茯苓15g，继服5剂。三诊，患者已无胃脘疼痛，纳食增加。仍以上方为主调理半个月而收功。

17

【条文】

至于气血虚实之治，古人总以一“通”字立法，已属尽善。此“通”字勿认为攻下通利讲解，所谓通其气血则不痛是也。

清代叶天士《临证指南医案·诸痛》

【条解】

至于气血虚实的治法，古人总是以一个“通”字作为法则，已经很完善了。但这个“通”字，不要以攻下通利来理解。其实是说使其气血通畅就不会疼痛了。

【临证】

《医学真传·心腹痛》云：“调气以和血，调血以和气，通也；下逆者使之上行，中结者使之旁达，亦通也；虚者助之使通，寒者温之使通，无非通之之法也。若必以下泄为通，则妄矣。”邪郁者疏而通之，浊聚者泄而通之；络虚者辛以通之；木郁者发而通之，有瘀者祛而通之，如此种种，皆是通法。何秀山也在《重订通俗伤寒论》按语中云：“病无补法，开其郁，通其塞而已，固也。”“通”者，一言以蔽之，即是因势利导，条畅气机，疏通血流。

18

【条文】

通之之法，各有不同。调气以和血，调血以和气，通也；下逆者使之上行，中结者使之旁达，亦通也；虚者助之使通，寒者温之使通，无非通之之法也。

清代高士栻《医学真传·心腹痛》

【条解】

通法各有不同，调和气血是通法；气血上逆使它下行，郁结在中使它通达，这也是通法。虚者补之、寒者温之使它通畅，无一不是通法。

【临证】

通法各有不同，如治疗肝气上逆的头痛，常用牡蛎、代赭石、石决明等，以潜阳降逆而止头痛，即“上逆者使之下行”。又如寒痹一证，是由于人体阳气不足，寒邪乘虚而入，着于筋骨关节之间，影响血循。采用温经散寒和行气活血之品，药物如制川乌、肉桂、羌活、当归、川芎、熟地黄、鸡血藤胶等，其痛亦可缓解而自愈。因为寒为阴邪，得温则解。这是所谓“寒者温之使通”的治法。再如脾胃虚弱，运化失职，出现胸闷腹胀，腹痛绵绵。这是由于脾胃功能衰退，不能及时消化水谷，使用健运脾阳、调气理中之法，如党参、北黄芪、白术、木香、砂仁、益智仁等助其功能，促其运化，则痛自然消失，所谓“虚者助之使通”是也。

19

【条文】

拒按者为实，可按者为虚。喜寒者多实，爱热者多虚。饱而甚者多实，饥而甚者多虚。脉实气粗者多实，脉虚气少者多虚。新病壮年者多实，愈攻愈剧者多虚。

明代张介宾《类经·诸卒痛》

【条解】

疼痛拒按为实证，疼痛喜按为虚证。喜欢寒冷多为实证，喜欢暖热多为虚证。饱食加重者多实证，饥饿加重者多虚证。脉实气粗者多为实证，脉虚气怯者多为虚证。新病疼痛，年轻力壮者多为实证，越用攻法治疗疼痛越严重的多为虚证。

【临证】

本条提及了诸多辨别疼痛虚实的方法。例如，新病疼痛，痛势急迫，痛有定处，痛而拒按，脉实有力，多属实证；久病疼痛，痛势徐缓，痛无定处，痛而喜按，脉虚无力，多属虚证。《灵枢·百病始生》言：“察其所痛，以知其应，有余不足，当补则补，当泻则泻。”《类经·诸卒痛》亦言：“然痛证亦有虚实，治法亦有补泻。”说明痛证与其他病证一样，也要辨证论治。《此事难知·痛随利减》曰：“诸痛为实，痛随利减。”这句话实际上是说实证疼痛当用泻法。清代程国彭《医学心悟·心痛》言：“若属虚痛，必须补之。”《景岳全书·妇人规》亦言：“若泥痛无补法，则误矣。”都指明了虚可致痛，虚痛当补。

【条文】

盖久痛必入于络，络中气血虚实寒热，稍有留邪，皆能致痛，此乃古人所未言及。

清代叶天士《临证指南医案·诸痛》

【条解】

久痛必入血络，络中气血运行，虚实寒热之邪只要侵袭络脉，使络脉阻滞就能产生疼痛。这是古人没有提及的。

【临证】

叶天士于《临证指南医案》中指出：“病久入络，不易除根。”并针对络病的各种证候，宗其《内经》“疏其血气，令其条达”之意，以“通络”作为治疗络病的总原则。同时，叶天士还注重应用辛味通络药，认为络以辛为泄，辛能行、能散、能通，正是“区区表里解散之药。焉得入络通血脉。攻坚垒。佐以辛香。是络病大旨”。具体又分为“祛邪通络”和“扶正通络”两类。“祛邪通络”用于络实证，实者攻之，叶天士常用辛润、辛香、辛温、虫蚁通络法。“扶正通络”对于络虚证，叶天士所言：“大凡络虚，通补最宜。”并强调要灵活用药，切忌呆滞。

【条文】

胃脘久痛变黄，乃脾胃大亏，若非内蓄瘀血，即中挟痰饮。虚热者救脾阴为急，虚寒者救胃阳为先。

清代程杏轩《医述·疸》引《会心录》语

【条解】

胃脘部疼痛日久，肤色变黄，这是脾胃气血亏虚严重，如果不是体内有瘀血蓄积，就是脾胃挟有痰饮。虚热者应急滋脾阴，虚寒者宜急壮胃阳。

【临证】

叶天士云：“胃痛久而屡发，必有凝痰聚瘀。”如李某，男，50岁，2010年4月21日就诊。诉间断性胃脘痛5年余，经治病情时有反复，时轻时重。刻诊：胃脘隐痛，固定不移，入夜痛甚，面色无华，食欲不振，四肢乏力，大便溏泻，色黄，舌质淡暗，有瘀斑，脉沉细弦。此为久病，中气不足，气虚运血无力，气虚血瘀所致。治宜益气健脾、活血止痛。方选丹参饮合手拈散加减。复诊：胃痛减轻，纳食增加，仍觉乏力，前方加大黄芪、党参量至各30g。随访半年未复发。气虚血瘀胃脘痛多由于素体脾胃虚弱，或病久体虚，致气虚血行推动无力，胃络瘀阻。正如王清任《医林改错》所云：

"元气既虚，必不能达于血管；血管无力，必停留而瘀。"

【条文】

旭高治一腰痛，其人咳嗽，大便秘，或时痛甚不可动，诸药不效，用滚痰丸而愈，是痰亦有腰痛也。

清代王旭高《医学刍言·痛风、痹、腰痛》

【条解】

王旭高治疗一腰痛患者，患者咳嗽，大便秘结，时有腰痛剧烈不能移动，用了很多药都没有效果，用滚痰丸就治好了，是痰邪也能导致腰痛。

【临证】

滚痰丸又名礞石滚痰丸，出自元代王珪《泰定养生主论》，由大黄（酒蒸）、黄芩（酒洗）各八两，礞石（捶碎，用焰硝一两，入小砂罐内，及稍盖之，铁线练定，盐泥固济，晒干，火煅红，候冷取出一方加朱砂二两，为细末，为衣）一两，沉香五钱，水泛为丸组成。主治痰火怪证和湿热食积。"十数年间得大效者动以万计"，为后世医家所推崇。以滚痰丸治腰痛，为临证之变法。其人除腰痛外，痰火蕴结之证当比较突出，或有形体丰肥，面泛红光，舌苔厚腻，胸脘满闷，咳嗽痰稠，脉滑实诸证。滚痰丸通腑气下痰热，则腰间之凝痰瘀血亦随之下达，故腰痛得愈。此外滚痰丸重用大黄，泻下作用较强，若大便不秘者，不能轻用。

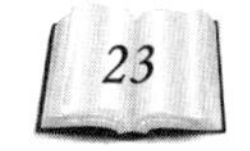

【条文】

呕而不食病在胃也；食而腹痛病在脾也。

清代王旭高《王旭高临证医案·脘腹痛门》

【条解】

呕吐不能进食，病位在胃；进食后腹痛，病位在脾。

【临证】

呕而不食为胃气逆而不降；食而腹痛为脾气不运，但还当探脾气不运之因，如或因肝横，或因冷积，或郁热，当据证而定。如郭某，女，37岁，2010年12月初诊。患者自诉持续腹痛2年，部位在下腹部，隐痛时作，遇寒尤甚，食后伴有痞胀感，每日大便3～4次，便中夹有赤白脓血，白多红少。半年前行肠镜检查被诊断为溃疡性结肠炎，服用多种中西药均疗效不佳。近3个月来饮食减少，乏力，怕冷，寐欠安，多梦易醒，每日脓血便增多，遂来就诊。查体：舌质暗淡，舌苔薄白腻，脉沉细。辨证为中阳不运、兼夹湿热郁滞。患者腹痛日久，遇寒尤甚，病属正虚，故隐痛时作，食后伴有痞胀感；脾主肌肉，中阳不振则无以健运四旁，肌肉失却温养，故见乏力，怕冷；舌质暗淡，舌苔薄白腻，脉沉细皆为脾胃虚寒、中气不足之象；然寒痛日久郁而化热，故见便下赤白脓血，此患者宜以温运脾阳、佐以清化之法治之，方选黄连汤加减。

第四十七章　外科

【概述】

外科疾病的发生大致有外感六淫、感受特殊之毒、外来伤害、情志内伤、饮食不节、劳伤虚损、痰饮瘀血脓毒等致病因素，邪正盛衰、气血凝滞，经络阻塞，脏腑失和。治疗上须辨证考虑，灵活使用内、外治法。

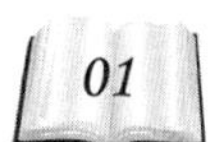

【条文】

凡病有留邪而无出路，必发肿毒，患者甚多，而医者则鲜能治之。

清代徐灵胎《洄溪医案·失魂》

【条解】

大凡邪气留滞于体内无从外泄，发为疮疡肿毒的情况很多，却很少有医生能治疗。

【临证】

透达邪气，为徐灵胎治疗外证的基本观点。如《洄溪医案·项疽》记载："沈自求，丧子忧愁郁结，疽发于项，调治无效，项三倍疮口环颈，长尺余，阔三寸，惟近咽喉处三寸未连，而枕骨直下之筋未断，血流不止。余辞不治，坚恳不已。先进护心丸二粒，令毒不内攻，又付止血散止其血，外用围药厚涂束其根，更以珠黄等药时时敷疮口上，其膏药长一尺三寸，再以黄芪四两煎汤，煎药服之。势定而饮食稍进，数日血止脓成，肌与腐肉方有界限。疮口太大，皮肉不能合，以生肌等药并参末厚涂而封之，月余口乃合。"徐大椿著作中尚未发现有关护心丸的配方，《医学入门》有护心散记载，药用绿豆粉四钱，乳香一钱，共为末，甘草煎汤调服，时时细呷。方中绿豆甘寒清热下气解毒，为外科治疗痈疽内托护心之要药，乳香香窜而消痈疽诸毒，托里护心并活血定痛，甘草调和诸药而解毒。李梴谓其治疗"诸发背疔肿，曾经汗下，毒气攻心，迷闷呕吐，喘嗽泄泻而痛，喉舌生疮，名曰心气绝，初起宜服此药，最能反出毒气，不致内陷，发后亦可间服此药"。

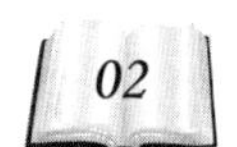

【条文】

大凡风寒留于经络，无从发泄，往往变为痈肿，上为发颐，中为肺痈肝痈痞积，下为肠痈便毒，外则散为斑疹疮疡，留于关节则为痿痹拘挛，

注于足胫则为刖足矣。此等证具载于《内经》诸书，自内外科各分一门，此等证遂无人知之矣。

清代徐灵胎《洄溪医案·刖足伤寒》

【条解】

凡是风寒留在经络中无从发泄，往往变成痈肿，向上则为发颐，在中为肺痈、肝痈、脾积，向下则为肠痈、便毒，向外则形成斑疹疮疡，留在关节则形成痿痹拘挛，注到足部则形成断足，这些证候都记载于《内经》等书，自从内外分科各为一门，这些证候就没人知道了。

【临证】

《洄溪医案·刖足伤寒》记载："嘉善黄姓，外感而兼郁热，乱投药石，继用补剂，邪留经络，无从而出，下注于足，两胫红肿大痛，气逆冲心，呼号不寐。"余曰："此所谓刖足伤寒也，足将落矣。"急用外治之法薰之蒸之以提毒散瘀，又用丸散内消其痰火，并化其毒涎从大便出，而以辛凉之煎剂托其未透之邪，三日而安。

【条文】

诸痈痒疮，皆属于火。脓流肉腐，皆伤于阴。凡属外证，总以清火养阴为主，而加开胃健脾之药，人参止用钱许，数剂即止，此从古一定之法。其用温补，乃后世讹传之术，无不阴受其害。

清代徐灵胎《洄溪医案·项疽》

【条解】

大凡各种痒痛、疮疡疔疮，病因多属火，流脓肉腐多属阴伤。凡是属于外证，均以清火养阴为主，再加上开胃健脾之药，人参只用少许数服就停止，这是自古就有的规定之法，外证用温补是后世谣传的方法，没有不受此害的。

【临证】

清火养阴为主，是阳证伤阴的治法。若兼元气不足者，可少用人参以补益元气。但人参补气，多则又能扶阳，与阴虚者不宜，故曰用钱许。切不可因其有效而久服助热留邪。如《洄溪医案·发背》记载："周庄陆姓，疽发背，周径尺余，一背尽肿，头以百计，毒气内攻，沉闷昏迷。医者以平塌无头，用桂、附托之。余曰：此疮止宜收小，若欲加高，则根盘如此之大而更加高，则背驮栲栳矣。此乃火毒，用热药必死。乃以束根提毒之药敷之，一夕而疮头俱平，皮肤亦润，止有大头如杯，高起于大椎骨之下，大三寸许。尚不思饮食，惟求食西瓜，医吓以入口即死，余令纵其所食，一日之内，连吃大西瓜两个，明日知饥，欲求肉饭，食肉四两，饭半碗，明日更加，始终用托毒清火之剂，而脓成口敛。"

【条文】

盖流注一证，由风寒入膜所致，膜在皮中，旁道四达，初无定处，所以随处作患。此真脉络之病，故古人制大活络丹以治之，其余煎丸皆非正治，所谓一病有一病之法，药不对证，总难取效也。

清代徐灵胎《洄溪医案·流注》

【条解】

流注是由风寒入膜原所致，膜在皮中，与周围连通，开始没有固定的部位，所以随处都可患病，这真是病在脉络，所以古人制作大活络丹来治疗它，其他的水药、药丸都不是正确的治法，正所谓每个病都有每个病的治法，若药不对证，总是很难取得效果的。

【临证】

《洄溪医案·流注》记载："嘉善张卓舟，未弱冠，患流注五年，自胁及腰腿连生七八孔，寒热不食，仅存人形。历年共服人参二三千金，万无生理……半身几成枯骨，此乃虚痰流注，治以大活络丹为主，并外敷拔管生肌之药。此后脓稀肉长，管退筋舒，渐能起立，不二年而肌肉丰肥，强健反逾于常。"徐大椿详审患者诊治过程并指出："医者不能治其经络之痰，徒费重赀而无一中病者，则药之误，而非病之真无治也……呜呼！不知对病施药，徒事蛮补，举世尽然，枉死者不知其几也。"他特别强调："流注之痰，全在于络，故非活络丹不效。"大活络丹出自《圣济总录》，由白花蛇舌草、乌梢蛇、威灵仙、两头尖、草乌、天麻、全蝎、何首乌、龟甲等50味中药组成，主治一切中风瘫痪、痿痹痰厥、拘挛疼痛、痈疽流注、跌仆损伤、小儿惊痫、妇人停经。据其经验"顽痰恶风，热毒瘀血入于经络，非此方不能透达，凡治肢体大证必备之药也"。王士雄评论此案曰："大活络丹治虚痰流注，深为合法，而外科不知也。"

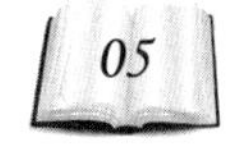

【条文】

大凡瘀血久留，必致成痈，产后留瘀及室女停经外证极多。

清代徐灵胎《洄溪医案·肠痈》

【条解】

凡是瘀血长时间停留必定会发展成痈，产后留瘀及室女停经之外证，发生此种病情衍变的特别多。

【临证】

本文提示外证与瘀血的关系。产后外证及室女停经后之外证应考虑从瘀血论治。如外伤瘀肿不消，产后恶露骤停而腹痛拒按，或恶露久不止而腹痛日剧等，皆当考虑瘀血成痈为患。非业外科者亦宜知之，以免贻误之患。（临证经验选自《洄溪医案》）

06

【条文】

凡为疡医，不可一日无托里之法。

元代齐德之《外科精义·托里法》

【条解】

但凡作为外科医生，不能一天不用托里的方法。

【临证】

凡生疮疡，最重要的是防止毒邪内陷。因此，托毒外泄是治疗疮疡的根本的措施。《外科精义》认为疮疡“经久不除，气血渐衰，肌寒肉冷，脓汁清稀，毒不出，疮口不合成，聚肿不赤，结核无脓，外证不明者，并宜托里”。以达到“脓未成者，使脓早成；脓已溃者，使新肉早生”的目的。“气血虚者托里补之，阴阳不和托里调之。”如薛立斋治一男子，胸患痈，肿高焮痛，脉浮而紧，以内托复煎散二剂，表证悉减。以托里消毒散，四剂而消。

【条文】

丹溪云：凡疮未破，毒攻脏腑，一毫热药断不可用；凡疮既破，脏腑已亏，一毫凉药不可用。

明代陈实功《外科正宗·痈疽治法总论》

【条解】

朱丹溪曾言：如果疮疡没有破溃，毒邪进攻脏腑，一点热药都不能用，如果疮疡已经溃破，脏腑已亏，一点凉药也不能用。

【临证】

朱葛黄家妾，左胁病马刀，憎寒发痛，已四五日矣。张从正认为这是足少阳胆经病，少血多气，坚而不溃，不可急攻，当以苦剂涌之，以五香连翘汤托之。痛止而疮根未散，有一道人予毒药以治，痛不可忍，外寒内呕血不止，大便黑色，饮食不下，号呼闷乱几于死。患者再求治，张从正说，胁间皮薄肉浅，岂可轻用毒药。复令洗去，以凉剂下之，痛立止，肿亦消。（临证经验选自《续名医类案》）

【条文】

外疡经久不消散，亦不作脓，气虚也。

清代王旭高《王旭高医案·外疡》

【条解】

外部疮疡日久不消散，也不化脓，是因为气虚。

【临证】

陈实功根据《内经》“虚者补之，损者益之”的治则，针对痈疽后期所出现的虚损证候，制定了补中益气、益气摄血、固本养荣、助阳和血、醒脾益胃、健脾养胃等补法七种。如某乡官年逾七旬余，发疮右背，已经八日。外视之疮虽微肿，色淡不红。势若龟形，根漫不耸，此老年气血衰弱之故也。诊其脉带微数而有力，此根本尚有蒂也，虽老可治，随用排脓内托散加皂刺以溃脓、托里为要。服至十三日后，疮渐肿高，色亦渐赤，但不能腐溃为脓，此食少脾弱，不能培养之故也。又用十全大补汤数服，脓始渐出，不能快利。凡脓涩滞者，内膜中隔不通故也，不可惜其老而误其大事，随用披针当头取开寸许，捺通脓管，脓果随出……患者形色枯槁，更用人参养荣汤倍加参、芪托里，腐肉将脱者取之，新肉欲生者培之。但老年气血衰不能速效，又加服参术膏早晚二次，以后新肉方生，饮食顿倍，调理七十五日而安。本案患者初因年老气血衰微，虽经八天，不能腐清化脓外达，所以肿形散漫不晕，色淡不红。经用托法，虽已化脓清破，但脓出不畅，须配合针法开通脓管，引毒外排。又患者食少脾弱，形色枯槁，脾胃虚弱不能滋生气血，故以调补脾胃、滋养气血收功。（临证经验选自《外科正宗》）

【条文】

立斋论瘰疬乃肝经血燥，当清肝火，滋肾水，不宜令外科竟作痰治，多成坏证。

明代黄承昊《折肱漫录·杂治》

【条解】

薛立斋认为瘰疬是由肝经血燥所致，应当清肝火，滋肾水，外科疡医从痰论治，多会变成坏证。

【临证】

某妇人，患瘰疬，久而不愈，或以为木旺之症，不宜于春，预用散肿溃坚汤，肿硬益甚。余以为肝经亏损，用六味丸、补中益气汤，至春而愈。此症若肝经风火自病，元气无亏，可用散坚泻毒之剂。若肝血亏损，或水不生木，用六味丸。若金来克木，须补脾土生肾水，若行攻伐，则脾胃伤而反致木克土矣。（临证经验选自《寿世保元》）

【条文】

疡证以能食为要。

清代柳宝诒《柳选四家医案·外疡门》

【条解】

疡证以能吃东西为关键。

【临证】

本条提示治疗疮疡不得过用寒凉，伤及脾气，以致疮疡难溃难敛。陈实功重托、补，他反对朱丹溪的“凡疮未破，毒攻脏腑，一毫热药断不可用”的说法，反对无原则地使用寒凉攻伐药品以损害脏气。他指出：“凡疮初发自然高起者，此疮原属阳证，而内脏原无深毒，亦且毒发于表，便宜托里以速其脓。忌用内消攻伐之药，以伤脾气，脓反难成，多致不能溃敛。”又指出：“疮本发于阳者，为痈、为热、为实、为疼。此原属阳证易治，多因患者不觉，以为小恙，不求早治，反又外受风寒，内伤生冷；或又被医者失于补托，而又以凉药敷围，图其内消之以合病家之意，多致气血冰凝，脾胃伤败，使疮毒不得外发，必致内攻，凡此症往往不救者多矣。”（临证经验选自《外科正宗》）

第四十八章 妇科

【概述】

妇科研究范围包括月经不调、崩漏、带下、子嗣、妊娠、临产、产后、乳疾、癥瘕、前阴诸疾及杂病等。在治疗上尤应关注正邪关系，视病程变化而改变治疗方案。

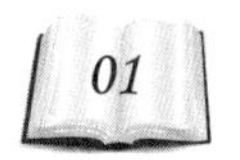

【条文】

调经莫先于去病。

清代萧埙《女科经纶·调经莫先于去病论》

【条解】

月经不调的治疗，可以先治疗其他疾病，再调经。

【临证】

临证中先分清先病和后病，因经不调而后生他病者，当先调经，调经则他病自除，若因他病致经不调者，当先治他病，病去则经自调。慎斋按："调经之法，莫先于顺气、开郁，而顺气开郁，则又戒不可专耗其气，当以实脾养心为调经之要法也。经云百病皆生于气，而于妇人为尤甚。妇人之病，先于经候不调，但妇人以血用事，经水虽属血病，若竟从血分求疗，未得病机之要者也。若从气分求责，而调经知所本矣。"（临证经验选自《女科经纶》）

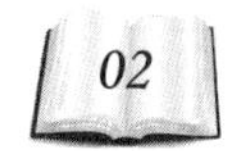

【条文】

妇人有先病而后经不调，当先治病，病去则经自调。若因经不行而后生病者，当先调经，经调则病自除。

清代萧埙《女科经纶·月经门》

【条解】

妇人先得了病之后又月经不调，要先治病，病好了月经就会自己调好了。如果是因为月经不行之后生病的人，要先调经，月经调理好了病就会自己好了。

【临证】

本条说明月经病有属于原发性和继发性的不同，本着标本治则中的先病为本、后病为标的治则，在诊治时必详细询问病史，当分别施治，所谓"治病必求其本"也。正如

《女科经纶》中李氏所言："妇人月水循环，纤疴不作而有子。若兼潮热腹痛，重则咳嗽汗呕，或泻，有潮汗，则血愈消耗，有汗咳呕，则气往上行，泻则津偏于后，痛则积结于中，是以必先去病，而后可以滋血调经。就中潮热疼痛，尤为妇人常病。盖血滞积入骨髓，便为骨蒸，血滞积瘀，与日生新血相搏，则为疼痛；血枯不能滋养百骸，则蒸热于内；血枯，胞络火盛，或挟痰气、食积、寒冷则为疼痛。凡此诸病，皆阻经候不调，必先去其病，而后可以调经也。"

【条文】

调经之要，贵在补脾胃以资血之源，养肾气以安血之室。

明代张介宾《景岳全书·经不调》

【条解】

调经的关键，重在补益脾胃以供给血之源，滋养肾气以安定血之室。

【临证】

患者女性，35岁，未婚，否认性生活史。因月经前提伴经量减少1年就诊。辨证为肾虚肝郁，热扰冲任。治以补肾调冲，解郁化热。肝郁伤阴生内热，肝郁致脾虚，但若先补脾，恐掀动虚火，故先滋养肾阴，清热疏肝，兼以补脾，待热清郁解，再加大补脾力度。

【条文】

调经宜理气，不可破气，必须在辛香理气中复入调肝养血、凉血之品。

近代陈筱宝，见于《近代中医流派经验选集》

【条解】

调经应理气，但不能破气，必须在辛香理气药中再加入调肝养血凉血药。

【临证】

调经宜理气，这是调治月经病的原则。经属血，气为血帅，故经血不调，宜理气为先。但必须明确所理之气为肝气，从其提出在辛香理气中复入调肝凉血之品可知。以肝为刚脏，体阴而用阳，若只用辛香之品理气，势必耗血伤阴。故调经之方，大多不离四物汤加减。治肝"宜柔而不宜伐"，原则上宜疏之理之，肝气调顺则血脉流畅，每逢经期而下注血海为月经，经候如常；肝气郁结或肝血不足，则气血交阻，经脉不利，则月经不调。费伯雄言："女子以肝为先天。盖缘肝为血海，又当冲脉，故尤为女科所重。"故于调经方中，首重柔养肝血，兼顾通补冲脉，其调经医案中虽有"肝气偏胜""抱恙日久"之证，方药之中却无三棱、延胡索、金铃子、莪术等破气破血伐肝之药，所处不过当归、白芍、丹参、玫瑰花等柔肝养血，加之以丹参、杜仲、川芎、当归等寥寥数品通调冲脉。（临证经验选自《孟河费氏医案》）

【条文】

调经必须滋水为主。

明代赵贞观《绛雪丹书·调经方论》

【条解】

调理月经必须以滋养肾水为主。

【临证】

月经既是肾水，又依赖命门之火的温煦，故妇人胎产经病除因肾水亏虚外，还与命门火衰有直接关系。故在治疗中，赵献可常用滋水之法，以六味地黄丸治之，亦常用养火之法，或滋水兼养火，以八味丸治之。他认为肾水与命门之火是妇女生理病理的基础，两者之间有直接关系，是紧密联系在一起，以肾水命火立论，制定施治法则，力倡滋补肾水，兼补命门之火，创立调经地黄汤（六味地黄丸加五味子、阿胶组成）专治妇人胎产经病。（临证经验选自《绛雪丹书》）

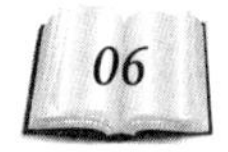

【条文】

汛愆而饮食渐减，是病在气分。

清代王孟英《王氏医案译注·卷一》

【条解】

月经愆期同时伴有饮食逐渐减少，是病在气分。

【临证】

张养之侄女，患汛愆，而饮食渐减。于某予通经药，服之尤恶谷。请孟英诊之：脉缓滑，此痰气凝滞，经隧不宣，病由安坐不劳，法以豁痰流气，勿投血药，经自流通。于某闻而笑曰：其人从不吐痰，血有病而妄治其气，胀病可立待也。及服孟英药，果渐吐痰，而病终愈。（临证经验选自《回春录新诠》）

【条文】

初用止血，以塞其流；中用清血，以澄其源，末用补血，以复其旧。

清代程杏轩《医述·崩漏》引方约之语

【条解】

病初用止血法以塞流，之后用清热凉血法来正本清源，最后补血法固本善后恢复。

【临证】

塞流、澄源、复旧为中医治崩之原则。初用止血以塞其流，是急则治标之法。血止必须究其出血之因，从根本上治疗，澄其源才能杜其复发。一般崩证出血甚多，故易虚，若不补养其血，则难复其旧。但用养血药，必确知其无瘀，且脾胃功能正常者方可用之。如赵某，46岁，因劳累，月经常时多时少，淋漓不净，中西药治疗两个月未效，近因由漏转崩就诊。刻诊：血流如注，色淡质清，小腹冷痛，四肢不温，气短心悸，心烦不安，舌淡脉沉软重按觉芤，证属肾阳欲脱，冲任失固，气不摄血，急拟温肾回阳益气固冲，投朱良春之“固冲温补汤”加鹿角霜30g，炮姜炭、制附片各10g，药服1剂，即出血明显减少，四肢转温，3剂血止，去血余炭、炮姜炭，加补骨脂、菟丝子各20g，生白芍、炒枣仁各15g，又5剂后诸证消失，继投四君子汤加当归、白芍、鸡血藤、淫羊藿15剂善后。

【条文】

暴崩宜补宜摄，久漏宜清宜通。

近代丁甘仁《丁甘仁医案·崩漏案》

【条解】

暴崩宜补益固摄，久漏宜清热通络。

【临证】

暴崩多由火气下迫，气不摄血，妄行无度所致，故以补摄为主，以防血去气脱。久漏多由瘀热内阻，新血不得归经，或湿热内蒸，血络不宁，故宜清通为主。如钱右，冲任亏损，不能藏血，经漏三月，甚则有似崩之状。腰酸骨楚，舌淡黄，脉细涩，心悸头眩，血去阴伤，厥阳易于升腾。昔人云：暴崩宜补宜摄，久漏宜清宜通，因未尽之宿瘀留恋冲任，新血不得归经也。今拟胶艾四物汤，调摄冲任，祛瘀生新。阿胶珠（二钱），朱茯神（三钱），大白芍（二钱），紫丹参（二钱），广艾叶（八分），生地黄炭（四钱），大砂仁（研，八分），百草霜（包，一钱），白归身（二钱），炮姜炭（四分），炒谷麦芽（各三钱）。（临证经验选自《丁甘仁医案》）

【条文】

带证，由外邪风冷湿热，内伤瘀血湿痰，皆有余之病。

清代程杏轩《医述·带下》引萧慎斋语

【条解】

带证多由风冷湿热之外邪、瘀血湿痰之内生邪气有余致病。

【临证】

临床所见，经少色黑或闭经，带下缠绵，或经前多见带下，伴见腰酸疼痛，或阴道流血，淋漓不断，色暗淡，少腹疼痛而拒按等证，均可从化痰祛瘀论治。《金匮要略·妇人杂病脉证并治》言：“带下，经水不利，少腹满痛，经一月再见者，土瓜根散主之。”又言：“妇人，经水闭不利，脏坚癖不止，中有干血，下白物，矾石丸主之。”经水不利为经病，带下白物为带病。月经病多从瘀治，带下病多从痰治，土瓜根散为活血祛瘀之剂；矾石丸为燥湿化痰之品。一从祛瘀调经以治带，一从治痰止带以调经。

【条文】

胎动宜养血，胎漏宜清热。

清代程杏轩《医述·胎前》引《女科正宗》语

【条解】

胎动应当养血，胎漏应当清热。

【临证】

胎漏指妊娠期阴道少量出血，时出时止，或淋漓不断，而无腹痛、小腹下坠、腰酸者；胎动不安是指妊娠期出现腹痛、小腹下坠、腰酸，或伴有少量阴道出血者。两者病因病机相同，常一同论治。若未经有效施治，其易发展为堕胎、小产。宋代《妇人大全良方》云："冲任经虚，胞门、子户受胎不实。"宋氏妇科认为，冲任不固，胎元受损是胎漏、胎动不安的主要病机。如王某，31岁。停经45天，阴道出血量少，色暗夹小血块。无腹痛，腰酸隐隐；恶心呕吐、双乳作胀、舌质暗红、脉细滑等。辨证：瘀血阻胞兼阴虚内热。治宜养血化瘀，佐以滋阴清热安胎。方用加味失笑散。药用黑当归10g，蒲黄炭10g，血余炭10g，茜草炭10g，生地黄10g，山药10g，白芍10g，川断10g，黄连6g，陈皮8g，竹茹9g。药后5剂，阴道出血已止。遂将活血之品去之，改用保阴煎加减，续服至妊娠3个月而停药，B超示：胎儿发育良好。加味失笑散是夏老在多年临床实践中总结出治疗月经失调、崩漏等病证的经验方。该患者妊娠后表现为阴道出血，色暗有血块等瘀血致病的特点，若兼有腹痛症，可加五灵脂，二药用量一般为10～15g。此患者除血瘀症之外，尚有阴虚火旺之象，故合用保阴煎以滋阴凉血安胎。方中活血化瘀药应"中病即止"。

【条文】

妇人杂病，亦血分病也。

清代程杏轩《医述·杂病》引魏荔彤语

【条解】

妇科杂病，也是血分病。

【临证】

唐某，经停十月，腹微满，脉沉细涩，脐上心下块长数寸，是属伏梁，因七情恚怒气郁痰凝所致。《经》曰："大积大聚，其可犯也，衰其大半而止。"洁古谓："养正积自除，不得过用克伐。"今拟开郁正元散法，理气行血，和脾化痰，寓消于补之中。方用二陈汤加归身、川芎、冬术、山楂炭、延胡索、香附、麦芽、苏梗、砂仁、茺蔚子。（临证经验选自《王旭高临证医案》）

【条文】

凡遇产后发热，须问饮食有无伤积。

清代程杏轩《医述·产后》引王节斋语

【条解】

凡是遇到产后发热，必须询问有没有伤食积滞。

【临证】

产后气血亏虚，损及脏腑，脾胃虚弱，运化失司，加之产后多有饮食过度，食滞内停，郁而化热。症见低热起伏，胃脘胀闷，吞酸嗳腐，不思饮食，大便不畅，舌苔厚腻，脉濡滑。治疗应以导滞通腑、清泄郁热为主，药用保和丸加减以健脾化湿，消食导滞。若不问饮食有无伤积，见其发热认为表证而妄投辛温发散，恐易致变端。《女科经纶》曰："产后脾胃大虚，多有过服饮食伤滞发热者，误作血虚则不效。故凡遇产后发热，须问服何饮食，有无伤积饱闷、恶食泄泻等证，只作伤食治之……"

【条文】

凡产后危证，莫如三冲、三急。三冲者，败血冲肺、冲心、冲胃也；三急者，呕吐、泄泻、多汗也。其用药则有三禁；禁佛手散，以川芎能发汗也；禁四物汤，以地黄能作泻也；禁小柴胡汤，以黄芩能阻恶露也。

清代程杏轩《医述·产后》引张飞畴语

【条解】

产后危证，不外乎三冲、三急，三冲即产后败血冲肺、冲心、冲胃；三急即产后呕吐、泄泻、多汗。用药有三个禁忌，即禁用佛手散，因川芎能发汗；禁用四物汤，因地黄能泻下；禁用小柴胡汤，因黄芩能阻恶露排出。

【临证】

夏间牙行倪怀周室，新产数日，泄泻自汗，呕吐不纳，不敢肩任。专科谓犯三禁。孟英诊脉虚微欲绝，证极可虞，宜急补之，迟不及矣。用东洋参、芪、术、龙、牡、酒炒白芍、桑枝、木瓜、扁豆、茯神、橘皮、紫石英、黑大豆投之。四剂渐以向安。（临证经验选自《回春录新诠》）

【条文】

所以产妇宜微汗，而不宜无汗，宜有汗而不宜多汗

清代张聿青《张聿青医案·产后》

【条解】

产后宜微微出汗，但不宜无汗，宜有汗而不宜汗出过多。

【临证】

无汗为表气不畅，或阴血亏虚无作汗之资，或阳气内馁无力托邪外达，故不宜无汗；多汗为阴虚阳浮，或气虚卫外失固，故又不宜多汗。如某妇产后，时发昏瞀，身热汗多，眩晕口渴，或时头痛恶心。医用四物凉血之剂，病不减。复用小柴胡，病益甚。予为诊之，脉皆浮洪搏指。予谓：产后而得是脉，又且汗多，而脉不为汗衰，法在不治。所幸者，气不喘，不作泻耳。其脉如是，恐为凉药所激也。试用人参三钱，黄芪二钱，甘草、当归各七分，白术、门冬各一钱，干姜、陈皮、黄芩各五分，煎服五帖，脉敛而病渐安。（临证经验选自《石山医案》）

【条文】

盖新产百脉虽虚，感邪则实，急去其邪，即所以养其正也。

清代王旭高《王旭高医案·产后》仁渊按语

【条解】

生产过后诸脉虽虚，但感受外邪就会变实证，迅速去除外邪，即是补养正气。

【临证】

张子和在《儒门事亲》提出“夫病之一物，非人身素有之也。或自外而入，或由内而生，皆邪气也”“邪气加诸身，速攻之可也，速去之可也……先论攻其邪，邪去而元气自复”。子和认为人体发病病机皆出邪气侵袭所致，因为邪气入侵，故病体出现虚实变化的病理规律。而病程长短与病情轻重，皆与邪气有关，故要治愈疾病，必先攻其邪气，邪气得以祛除，正气得以恢复。故提出“论病首重邪气，治病先论攻邪”的观点。对于产后诸证，诸医家多认为是气血虚弱所致，故治疗当以大补气血为先。张氏对此提出了异议，提出“妇人之孕，如天地之孕物也。物以阴阳和合而后生，人亦以阴阳和合而后孕”。认为妇人怀孕乃阴阳调和的结果，是妇女正常的生理功能，若非原本体虚，或生产过程有其他损伤，不致导致虚证，故不可拘泥产后多虚之说。故提出“产后慎不可作诸虚不足治之，必变作骨蒸寒热，饮食不入，肌肤瘦削，经水不行”。如果无虚而滥补，可能致使气血瘀滞，变生他证。张氏因此驳斥世人不辨寒热虚实，“世人竟传黑神散之属，治产后一十八证，非徒不愈，而经脉涸闭，前后淋闭，呕吐嗽痰，凡百热证生矣”。

【条文】

凡诊新产妇，先审少腹之痛与不痛，以征恶露之有无；次审大便之通与不通，以征津液之盛衰；再审乳汁之行与不行及乎饮食多少，以征胃气

之充馁。

清代张璐《张氏医通·妇人门下》

【条解】

凡是新产妇诊病，先审查少腹痛还是不痛，来判断有没有恶露；然后审查大便通不通畅，来判断津液的盛衰；再审查通乳与否，以及饮食多少，来验证胃气充盛还是衰败。

【临证】

李天培治王正权室人，产后十余日，患寒热腹痛，目赤而涩，羞明疼痛。脉沉而涩，询其恶露未尽，知停瘀为患。以当归、川芎、桃仁、红花、甘菊、生地黄、牡丹皮、金银花、连翘、蝉蜕，清火行瘀驱风等剂，六帖而痊。（临证经验选自《续名医类案》）

【条文】

凡看产后病，须问恶寒多少，有无，此要语也。

清代程杏轩《医述·产后》引彭用光语

【条解】

凡是看产后病，问诊必须问有无恶寒，恶寒程度，这是问诊中一定要问的。

【临证】

某患者，产后半月，寒热日甚，头身俱痛，胸前满闷，上气喘急，脉象两手浮数而搏。此胎前先有伏邪，因产后正气虚损，邪气乃窃发也。脉浮数，非产后所宜，而与病情适相符合，又非此论。用厚朴、莱菔子、柴胡、枳壳、苏子、杏仁、葛根、防风、荆芥炭、苏梗。（临证经验选自《马氏医案并附祁案王案》

【条文】

如曰胎前忌热，专用寒凉，杀人在反掌矣。

清代余听鸿《余听鸿医案·胞阻》

【条解】

如果说胎前避免出现热证，只用寒凉药，杀人便易如反掌。

【临证】

常熟长田岸某姓妇，妊娠四月，小溲点滴不通。某妇科进以鲜生地黄、龙胆草、青麟丸等寒凉之品，小溲秘之更甚，已有三日。余诊其脉，沉细而涩，少腹胀痛。余曰：此胞阻也，被寒凉凝滞膀胱，无阳不能化气而出。即将葱二斤，煎水熨洗少腹，略能小便。即进五苓散，桂枝一钱，猪苓、赤苓各二钱，泽泻二钱，白术二钱，研粗末，煎沸滤清饮之。仍不能通畅，而少腹痛势稍减。将前方去桂枝易肉桂一钱，服法依前，服后

而小便大畅而愈。（临证经验选自《余听鸿医案》）

【条文】

胎前温药宜慎，产后凉药宜慎。胎前一把火，产后一块冰。胎前多实，实者多热，产后多虚，虚者多寒。

清代王旭高《王旭高医案·产后》

【条解】

胎前用温热药宜谨慎，产后用寒凉药宜谨慎。胎前妇女的体质好像一把火，产后妇女的体质好像一块冰。胎前妇女多实热证，产后妇女多虚寒证。

【临证】

毕起新家人王姓之妇，妊娠三月，忽思欲去之。自服梅花点舌丹十数粒，遂腹痛呕吐不止，时昏厥，勺水不纳者八日矣。医与辛温香燥等剂，病益笃。予以三月乃火脏主事，因服大毒之药，与胎火上逆为呕，痛厥几绝，不为清热解毒以安胎，复行辛温香燥以伤正，非其治也。与大剂麦冬、条芩、白芍、黄连、竹茹、橘红、生地黄、黑豆等，地浆水煎。一服而呕痛大减，八服而母子无恙。（临证经验选自《赤厓医案评注》）

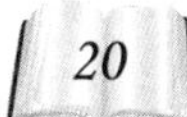

【条文】

治胎产病，宜从厥阴证论之，无犯胃气及上二焦。是为三禁，谓不可汗、不可下、不可利小便。

清代程杏轩《医述·产后》引《保产机要》语

【条解】

治疗胎产病，应该从厥阴证治疗，不要侵犯胃气和上焦、中焦。不能发汗、不能峻下、不能通利小便，这是治疗胎产病的三条禁令。

【临证】

邱钟由吉巷，廿八岁，凡交三月胎殒，是足厥阴肝阴内怯，热入于阴。冲脉胎形渐长，任脉不司担任而坠，见症脊椎尻垂，腰酸痿弱，肾肝奇经虚不摄固，议孙真人方。桑寄生、清阿胶、生白芍、细生地、蕲艾炭、条黄芩、砂仁末、当归身。（临证经验选自《叶天士晚年方案真本》）

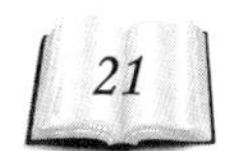

【条文】

堕胎法：余每于未堕之前，大料黄芪丸预补之；将堕之际，大料补中益气汤加酒炒白芍，勿论其脉，勿论其证，勿论其时，一概峻补中宫母气，

万无一失。

清代高鼓峰《医家心法·妇人胎前》

【条解】

治疗堕胎：我每次在妇女未堕胎前，服用足量黄芪丸预先补养母体；将要堕胎的时候，服用足量补中益气汤加酒炒白芍，不论妇女的脉象如何，不论妇女证候是什么，不论早中晚，全都大补母体脾胃之气，如此方可万无一失。

【临证】

堕胎，即俗所谓小产也。总属气虚、血虚及纵欲、嗜酒而来。故宜用黄芪丸、补中益气汤调补气血。医家动云："热则流动，胎火逼迫。"高鼓峰言："殊不知气血调和，胎火何由而生？岂胎不属母身，别有一种耶？寒凉杂投，利气行血，卒致堕胎，岂非医害之乎？既堕之后，犹不禁忌，至复有娠，前以是月堕，后复期而来矣。不申救补，止作火治，以致三胎、四胎，逢期必堕。"（临证经验选自《医家心法》）

【条文】

古人用药，先以安胎为急，但邪不去，则胎不安，故安胎莫先于去邪。

清代程杏轩《医述·胎前》引萧慎斋语

【条解】

古人用药，先把安胎作为紧要的事，但只要邪气不除，那么胎动就难安，所以不宜将安胎置于祛邪之前。

【临证】

某妇人，体极虚弱，怀孕已七个月，忽然胎动不安，胸腹痛极，手不可近。初服养血安胎药一剂，胎动如前。吴楚细一诊之，六脉俱极弱，惟左关脉较诸部为弦数，断为肝经血热。用柴胡、黄芩、黑栀子、牡丹皮、赤芍、小生地黄、白芍、茯苓。服一剂，遂安静如初，腹亦不痛。（临证经验选自《医验录》）

【条文】

有因母病而胎动者，但治母病，其胎自安；有因胎不坚固，动致母病者，但当安胎，其母自愈。

清代程杏轩《医述·胎前》引陈良甫语

【条解】

有因为母体生病而导致胎动不安的情况，只要治疗母病，胎动自安；有因为胎儿不固，胎动不安导致母体生病的情况，只要安固胎气，母病自然痊愈了。

【临证】

一妊娠因停食，服枳术丸，胸腹不利，饮食益少。更服消导宽中之剂，其胎下坠。

余谓此脾气虚而不能承载也。用补中益气及六君子汤，中气渐健，其胎渐安。又用八珍汤加柴胡、升麻，调理而痊。（临证经验选自《校注妇人良方》）

24

【条文】

妇女以心脾为立命之本，心主血，脾统血，心气旺则阴血自足，脾气旺则统驭有权，无愆期崩塞之病。

清代王旭高《王旭高临证医案·妇人门》

【条解】

妇女把心脾作为立命的根本，心主血，脾统血，心气旺盛那么阴血自然充足，脾气旺盛那么对全身的血液统摄有权，不会有月经后期、崩漏、闭经之类的疾病。

【临证】

教门阮汉章室女，年十七岁，素脾虚作泻，因丧弟悲恸，即经闭半年，腹中有形而痛，发热咳嗽，腹胀作泻，虚劳证全。《内经》云："二阳之病发心脾，有不得隐曲，女子不月，其传为风消为息奔者，死不治。"此证幸其脉细缓，不涩不数，真阴未伤，尚属脾虚，尤为可治，然非百剂，断不能取效。市井之医，欲攻积通经，予止之曰："血之源本于心脾，今心脾俱病，血源不生，虽通无益，徒伤阴也。"遂用白术、茯苓、甘草、丹参、土炒当归、鳖甲、沙参、香附、陈皮等药，果热渐退，咳泻皆止，但腹胀未减，经闭未通，腹有结块。此必积瘀，用古方万应丸，以生干漆炒去黄烟为末，用地黄、牛膝熬膏为丸，日服三十丸，米汤清晨吞下。将一月，经水即通，下紫黑血块，渐次腹消。仍以前药调治而愈。（临证经验选自《素圃医案》）

25

【条文】

盖崩证往往在五十岁以前，天癸将绝之时，而冲任有火，不能摄纳，横决为害。至五十以后，天癸自绝，有不药而愈者。亦有气旺血热，过时而仍有此证者。当因时消息，总不外填阴补血之法。不知者以温热峻补，气愈旺而阴愈耗，祸不旋踵矣。此极易治之病而往往不治，盖未能深考其理而误杀之耳。

清代徐灵胎《洄溪医案·崩》

【条解】

崩漏的证候往往出现在五十岁以前，天癸将要衰竭的时候，且冲脉任脉有火，不能摄取吸纳，经血如同大水冲破堤岸横溃而出。等到五十岁以后天癸自行断绝，崩漏有不需要用药而痊愈的人。也有气血旺盛超过五十岁时限却仍然有这样证候的人。应当根据天癸荣枯盛衰的时间，采用填阴补血的方法。不明白其中医理的医生用温热峻补的方法治疗，气越来越旺而阴血越来越耗损，祸患即将到来了。这是极其容易治好的病，而往往治不好，大概是未能深入考究其中医理，而误治伤人致死。

【临证】

徽州盐商汪姓，始富终贫。其夫人年四十六，以忧劳患崩证，服参、附诸药而病益剧。延余治之，处以养血清火之剂而病稍衰，盖此病本难除根也。越三年，夫卒，欲往武林依其亲戚，过吴江求方，且泣曰："我遇先生而得生，今远去，病发必死耳。"令为之立长服方，且赠以应用丸散而去……服先生所赠方药，至五十二而崩证绝，今已六十余，强健逾昔。（临证经验选自《洄溪医案》）

【条文】

胎动胎漏皆下血，而胎动有腹痛，胎漏无腹痛为异尔，故胎动宜行气，胎漏宜清热。

明代武之望《济阴纲目·胎漏下血》

【条解】

胎动胎漏都有阴道流血的症状，但是把胎动有腹痛，胎漏没有腹痛作为两者之间的差别。所以胎动宜行气，胎漏宜清热。

【临证】

穆右，经停五月有余，不时漏下，饮食起居，悉如平人。脉缓微滑。胎漏见象，宜和阴泄热，参以调气。与阿胶珠二钱，粉丹皮二钱，地榆炭二钱，广木香三分，当归炭二钱，炒於术一钱五分，杭白芍（酒炒）一钱五分，细子芩一钱五分，鲜荷蒂三枚。（临证经验选自《张聿青医案》）

第四十九章　儿科

【概述】

《温病条辨·解儿难》:“小儿稚阳未充，稚阴未长。”幼儿赖阳以生，依阴以长，然而阴既未足，阳气未盛，故治疗当以维护阴气为要，但仍要善于护阳，用药宜轻灵。

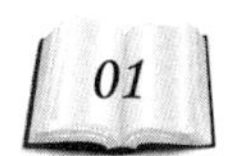

【条文】

脏腑柔弱，易虚易实，易寒易热。

宋代钱乙《小儿药证直诀·原序》

【条解】

小儿脏腑柔弱，病证多变，易虚易实，易寒易热。

【临证】

治疗小儿病，戒妄攻，护胃气，如某患儿，腹痛吐舌，流涎作渴，饮冷便秘，用清凉饮下之，顿安。薛铠曰:“小儿元气易虚易实，病势稍安，不必再药。”不信，自用三黄丸一服，果吐泻发搐。薛铠用白术散加钩藤钩，补脾平肝而愈。(临证经验选自《保婴撮要》)

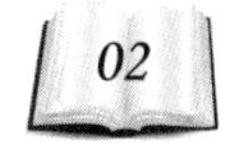

【条文】

且其脏气清灵，随拨随应，但能确得其本而撮取之，则一药可愈，非若男妇损伤，积痼痴顽者之比。

明代张介宾《景岳全书·小儿则(上)》

【条解】

小儿脏气清澈灵动，药后反应灵敏，只要能确实抓住疾病本质而处方用药，一剂药就可以痊愈了，不像成年男女损伤聚积精神失常这类的疾病。

【临证】

本条提示小儿病只要辨证准确，取效颇快。如某患儿，咳嗽恶心，鼻塞流涕，右腮青白。此乃脾肺气虚，而外邪所乘也，先用惺惺散，咳嗽顿愈。但饮食不思，手足指冷，用六君子少加升麻，一剂而痊。(临证经验选自《保婴撮要》)

【条文】

小儿痞块，肚大青筋，始终总是血瘀为患。

清代王清任《医林改错·膈下逐瘀汤所治症目》

【条解】

小儿腹部有痞块肚大青筋显露，总属血瘀所致。

【临证】

一徐姓小儿，单胀数月。幼科百治无功，佥用肥儿丸、万安散、磨积丹、绿矾丸、鸡肫药，俱不效。余谓：气分不效，宜治血络，所谓络瘀则胀也。用归须、桃仁、延胡、山甲、蜣螂、䗪虫、灵脂、山楂之类为丸，十日全愈。（临证经验选自《临证指南医案》）

【条文】

治麻疹以“清轻疏透”四字为要。

近代沈绍九《沈绍九医话·儿科》

【条解】

治疗小儿麻疹把“清凉、轻宣、疏导、透疹”四个字作为要义。

【临证】

麻疹为小儿常见病，治之以“清轻疏透”，是指麻疹初期尚未透发者用之，非始终俱用此法。药如荆芥、薄荷、连翘、牛蒡子、蝉衣、葛根、前胡等宣发透疹。如某患儿，疹半出，壮热烦躁，喘胀闷乱，乃出不透而内攻也。急以麻黄、甘草、桔梗、前胡、葛根、荆芥、牛蒡、枳壳升发之，疹出二三番，得尽透而愈。（临证经验选自《续名医类案》）

第五十章 五官科

【概述】

治疗五官科疾病时，需要关注其与对应脏腑之间的密切关系，调和脏腑阴阳，辨明虚实，补虚泻实，扶正祛邪。《灵枢·五阅五使》曰："五官者，五脏之阅也。""鼻者，肺之官也；目者，肝之官也；口唇者，脾之官也；舌者，心之官也；耳者，肾之官也。"五官分属于五脏，为五脏之外候，在生理和病理上有密切的关系，因此五脏的内在变化可以通过外在的五官气色的变化而测知。故患病后，从五官的外部表象的变化可测知内脏的情况，五官望诊为中医望诊的重要组成部分。

【条文】

喉痛之挟风火者，十居八九。

清代徐灵胎《医贯砭·喉咽痛论》

【条解】

喉咙疼痛的证候，大多挟风、火之邪。

【临证】

此言是针对《医贯》治咽痛多用六味地黄、门冬、五味大剂作汤服之而发，旨在纠正滥用腻补之弊。徐氏指出："咽痛之挟风火者，十居八九，即以滋腻、酸敛之药投之，百不一生。如辛酉、壬戌之间，咽喉痛者，十人而五不但服温燥之药者立毙，即清凉之药而少加重浊者尚且不救。余治以百数，皆以辛寒清淡疏散之药，不失一人。若依此方（指六味地黄汤），无一活者矣。"从临床看，暴发之喉痛，多由素体蕴热多火，复感外邪，确系风热风火者居多，当以辛凉清透清泄里热为大法，不可妄投滋阴。（临证经验选自《医贯砭》）

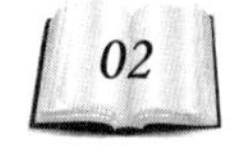

【条文】

口臭虽由胃火，而亦有非火之异。

明代张介宾《景岳全书·口舌》

【条解】

口臭虽然大多是因胃火炽盛所致，但也有不是火邪引起的情况。

【临证】

某，脉右关独大，饮食起居如平人，而面色无华，口有秽气，时觉口渴。夫口臭者，胃热也，口秽且渴，胃热明矣。《经》云："心者，生之本，神之变也，其华在面。"今面色无华，又似心经主病。良以心主血，营出中焦，今胃中常被热灼，胃液且不能自养，而欲求救于水，水谷之气，化血微少，血液不充，自不能上华其面。治之之法，清胃热即所以裕其生血之源，非无理蛮补所能塞责者。（临证经验选自《张聿青医案》）

【条文】

口内生疮是脾经之热炽，鼻窍流涕因肺脏之风侵。

清代程曦《医家四要·病机约论》

【条解】

口腔内生疮是因为脾经热火炽盛，鼻窍流涕是因为肺脏被风邪侵袭。

【临证】

脾开窍于口，肺开窍于鼻。故脾经有热则口内生疮，宜泻黄散之类；肺受风袭则伤风鼻塞流涕或喷嚏频作；常用三拗汤加辛夷花、白芷、蝉衣之类。（临证经验选自《名医珍言录》）

【条文】

胆热移脑为鼻渊，肝热移肺为鼻痔。

清代柳宝诒《柳选四家医案·选环溪草堂医案》

【条解】

胆热转移到脑成为鼻渊，肝热转移到肺为鼻痔。

【临证】

肺开窍于鼻，但鼻病并非全属肺经。鼻渊为鼻流浊涕，甚则不闻香臭。《素问·气厥论》曰："胆移热于脑，则辛頞鼻渊，鼻渊者，浊涕下不止也。"临床用猪胆汁、藿香、山栀、苦丁茶、石膏等药；蒋宝素认为甲木之火与湿热上蒸颠顶，脑渗为涕，溶溢而下则成鼻渊，天罗散加味主之：丝瓜藤、苍耳子、辛夷、生甘草、细滑石、柴胡根、黄芩、薄荷。鼻痔为鼻内生瘜肉，肝经郁热上犯于肺所致，治用清肝宣肺法，药如山栀、黄连、桑叶、野菊花、辛夷、桔梗等，兼取外治单方或手术。（临证经验选自《问斋医案》）

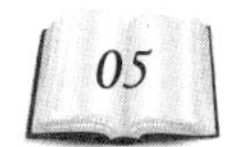

【条文】

虚失聪，治在心肾；邪干窍闭，治在胆经

清代叶天士《临证指南医案·耳》

【条解】

体虚耳聋，治疗在于心肾；邪气侵扰耳窍，治疗在于胆经。

【临证】

失聪、窍闭，皆指耳聋而言。耳聋一证，凡属体虚者不外心火亢、肾水不足，因肾开窍于耳，心亦寄窍于耳。常用熟地黄、磁石、龟甲、天冬、麦冬、牛膝、山茱萸、白芍养阴，或用川黄柏、知母、黄连泻相火而坚阴。如某患者，八十耳聋。乃理之常。盖老人虽健，下元已怯，是下虚上实，清窍不主流畅。惟固补下焦，使阴火得以潜伏，磁石六味加龟甲、五味、远志。凡属外感暴聋，多由少阳风火上扰所致，当用黄芩汤、龙胆泻肝汤之类以清散之。如倪某，因大声喊叫，致右耳失聪。认为是外触惊气，内应肝胆，胆脉络耳，震动其火风之威，亦能郁而阻窍。治在少阳，忌食腥浊。方用青蒿叶、青菊叶、薄荷梗、连翘、鲜荷叶汁、苦丁茶。（临证经验选自《临证指南医案》）

【条文】

喉属肺经，咽属胃经，凡咽喉之症，属实火者多，因肺胃之阳盛；肾脉循喉，肝脉绕咽，系虚火者，始关肝肾之阴亏。

清代王旭高《王旭高医案·温邪》

【条解】

喉属肺经，咽属胃经，凡是咽喉的病症，属于实火者多，因为肺胃阳气亢盛。肾经沿着喉部循行，肝经绕着咽部循行，故属虚火者，始终与肝肾亏损有关。

【临证】

咽喉之症皆贵之火，但火有虚实之分，实火治从肺胃，宜清肺胃之火。如某患儿，发热饮冷，大便黄色，手足并热，不能吮乳，视口内无患，扪其喉间则哭。此喉内作痛，乃脾胃实热也，用泻黄、清胃二散各一剂，母子并服而愈。（临证经验选自《保婴撮要》）

后记

中医流派众多，虞山医派为其中的代表，其诞生于江苏常熟地区，医家学者众多，皆重视张仲景思想，其中以赵开美刊刻之《仲景全书》为医派形成之里程碑，后经缪希雍、柯琴、喻嘉言、钱天来、余听鸿及陶君仁等历代医家的不断传承发展，此派学术思想逐渐成熟。此外虞山先贤结合江南地域特点，灵活变通医圣之说，对温病学说的产生具有启迪作用。

除对医术孜孜不倦地追求外，虞山医派历代医家对医德亦十分看重。“术德合一”是医学亘古不变之追求，亦是虞山先贤所秉承之医道思想，其源于医圣张仲景的理念，先师在《伤寒论》自序中“感往昔之沦丧，伤横夭之莫救，乃勤求古训，博采众方”“上以疗君亲之疾，下以救贫贱之厄”，鄙视“但竞逐荣势，企踵权豪，孜孜汲汲，惟名利是务”之士，此思想亦是唐代孙思邈《备急千金要方》大医精诚之意，即医术与医德的结合。

我对虞山医派历代医家有着深厚的感情，除古代医家外，亦如当代名医陶君仁，我对其学术思想颇有研究，曾出版专著《陶君仁临证要旨》，系统阐述了先师“术德合一”的临证及治学理念。陶师传承虞山先贤学术思想，不仅医术高超，每每门庭若市，在当地享有“陶半仙”美誉，而且医德亦高尚，在其毕生行医生涯中，恪守“医乃仁术，济人为本”的宗旨，不欺妇幼，不鄙童叟、不薄贫贱、不厚富贵，尝谓：“予终身为医，以冀反躬自省，无有愧疚乃安。”

最后，本书在出版过程中，得到本人不少学生帮助，在此表示衷心感谢！名单如下：王烨曼，冯文秋，刘滟琳，李昌霖，陈媛，陈灵锡，陈韫怡，苗青，宣杞烨，徐月，舒宇虹。

马俊杰
2024 年 5 月

附录一 论明清时期虞山医派

虞山医派是指吴地海虞地区（今之常熟）形成的医学流派，由于该地域历代经济、政治及文化的积淀，于明清时期逐渐成为江南中医文化的重要源地之一，对周边其他中医流派如吴门医派、钱塘医派及孟河医派的发展皆具有深远影响，代表人物有赵用贤、赵开美父子、缪希雍、喻嘉言、柯琴、钱潢及余听鸿等。虞山医派对江南中医文化乃至中医学的发展皆具有重要推动作用，探析其形成的时代背景及学术贡献，有助于我们更好地了解江南中医的发展轨迹，现简述如下。

一、虞山医派形成的历史文化及社会政治背景

（一）经济繁盛，文化熏陶

海虞地区自宋代开始经济趋向繁荣，经济之隆盛成为文化升沉之枢纽，亦在此时期，文化方面逐渐尊奉言子、开设书院并大兴库序，尤至明清时期更为隆盛，其中亦包括了中医药学术领域，这一时期虞山医家名流辈出，医论独特，风格鲜明，极大地推动江南地区中医学的发展。

（二）党同伐异，仕途多舛

晚明时期，出现了我国封建历史上规模最大的党争，虞山士子作为东林党重要人物，不畏强权，为民请命，清廉正直，同时学术上博古通今，知识渊博，其中亦不乏对中医药有深刻造诣之士。

如吏部左侍郎赵用贤、刑部郎中赵开美父子，其所崇东林党与阉党魏忠贤水火不容，此后亦先后经历了疏劾张居正的“父丧夺情”，廷争内阁权臣许国的“党论之兴”，备受打压排挤，故而心灰意冷，转而整理考订古代文献，皓首穷经，埋头故纸堆，脱离政治，远离社会现实。在这样的社会背景下，赵氏父子静心从事考据、辑佚、音韵、训诂、辨伪的纯学术活动，此为造就其成文献学家的一个重要因素，其间由子刻印并由父命名的《仲景全书》对江南地区中医经典的流传具有重要意义，并由此奠定了虞山医派在江南中医文化发展中的重要地位。

除赵氏父子外，参与党争的尚有缪希雍，其作为东林党的重要人物，避祸而行游诊病四方，先后寓居浙江长兴，后迁居江苏金坛，死后葬于阳羡（宜兴古城名），亦有说后移葬于虞山。其游医生涯到处寻师访友，“缁流羽客、樵叟村竖，相与垂盼睐，披肝

胆”，更不放过与同道切磋的机会，所至必访药物，载刀笔，接受新知识，其传奇行医经历极大地丰富了虞山医派学术思想，亦对江南其他医派的形成发展有重要影响。

（三）藏书致用，流通古籍

随着虞山经济文化的发展，藏书之风亦逐渐盛行，正如吴晗《江浙藏书家史略》所言：“以苏省之藏书家而论，则常熟、金陵、维扬、吴县四地始终为历代重心。”其中以常熟居首位。本着“天下好书，当天下人共之”的藏书开放思想，虞山先贤通过编印家藏书目来传播藏书信息，或以刻书为己任来广传秘籍，又或提供借用以共享私藏，极大地促进江南地区文化的交流。可以说虞山藏书文化是虞山文化的产物，这种人文历史环境直接影响了诸多虞山中医士子的学术文献思想，为常熟中医文化发展提供了重要理论依据，而其中以赵开美的贡献最大，正如钱谦益为其所刻墓志铭所言：“欲网罗古今载籍，甲乙铨次，以待后之学者。损衣削食，假借缮写，三馆之秘本，兔园之残册，刓编齾翰，断碑残壁，梯航访求，朱黄雠校，移日分夜，穷老尽气，好之之笃挚，与读之之专勤，盖近古所未有也。而君之于书，又不徒读诵之而已，皆思落其实，而取其材，以见其用于当世。”

二、虞山医派对医圣张仲景学术思想传承发展的贡献

（一）苦心雠校，精于刊刻

对仲景之书的出版，是虞山医派对张仲景学术思想传承发展的重要条件。随着明代赵开美刻印，其父赵用贤命名之《仲景全书》的问世，孙思邈所谓“江南诸师秘仲景方而不传”一去不复返，虞山也在明清时期被视为中医圣地，后世虞山医派各大家无不获益于此，江南诸师亦以此研习仲景之说。该书由四部分组成，共二十六卷，其中《伤寒论》与《注解伤寒论》各十卷，《金匮要略方论》与《伤寒类证》各三卷。四书之中《伤寒论》按照宋版原版翻刻而成，做工精美，尤足珍贵，为当今中医界研习仲景之说的首选版本，对中医学尤其是经典理论发展的贡献巨大。

（二）注释古籍，著述立传

喻嘉言，祖籍江西南昌，晚年定居虞山 17 年左右，医名卓著，冠绝一时，在《伤寒论》研究史上，被认为是错简重订派代表人物。其提倡伤寒太阳三纲说，发展了方有执的认识，且对《伤寒论》重加编次，在条文编排次序上，虽采取整移改削之法，然仅为研究方便，而非其思想之本意。喻师研究《伤寒论》之思想主要载于《尚论张仲景伤寒论》，简称《尚论篇》。此外，亦有《寓意草》《医门法律》《尚论后篇》等传世之作。又如柯琴，其亦精伤寒之学，并能运用《灵枢》《素问》藏象、运气、脉诊、病机、病能等学说以阐释《伤寒论》，敢于跳出前人伤寒学说的圈子，对前人王叔和、林亿、成无已等编次体例进行深刻评斥及重新编次，独出心裁，用批判的眼光对其中某些不合实际情节的内容作出了大胆革新；此外，柯师独具慧眼，提出以方类证，方不拘经；以地

理兵法，明六经之义；六经为百病立法；六经病阴阳总纲论及《伤寒论》法中有法、方外有方等独到见解，对后世《伤寒论》研究有重要启示作用，其所著《伤寒来苏集》即是其在虞山行医时对张仲景思想的深刻领悟。再如钱潢，对《伤寒论》的学术发展亦具有重要贡献，其在前人《伤寒论》研究基础上纠失补缺，按照“三纲学说”及“六经辨证”重新编次，独具风格，并对各篇原文详予注释，其释文遵从《内经》之旨，选取成无己以来历代注家之精微，本着“合者择之，谬者摘之，疑者释之，混者晰之”的原则而有所补阐、辨正，每方均有方论、析义、辨误、论治，务使读者能明立法之意，用药之因，从中领悟仲景理法制方之妙，体现了钱氏“以法类证统方”的伤寒学思想；此外钱氏在注释中力倡“六经自受”理论，这对解决伤寒学派传变、直中之争及后世医家理解伤寒发病规律大有帮助，所著《伤寒溯源集》为虞山医派研习仲景之学的代表之作。

（三）本于伤寒，时令温病

虞山医派研习仲景之书，但不拘泥，知常达变。如缪希雍认为，《伤寒论》一书“循至今时，千有余年，风气浇矣，人物脆矣”，随着历史发展，不仅时气变异、方土有殊，而且人的体质亦有差异，不能用古方来套用今时之病，用药应与时俱进，因地、因时、因人制宜，故而师仲景之意，变而通之，此三因制宜之伤寒时地议理论被首载于《先醒斋医学广笔记·伤寒时地议》中，为仲景辨证论治的深化，对后世医者治温病颇具指导意义。

又如喻嘉言以伤寒法统括温病，颇多发挥，认为《伤寒论》虽详于寒而略于温，然辨治温病之法尽括其中。所著《尚论后篇》，对《伤寒论》中关于温病论述内容进行深入探讨，既包含对先贤伏气理论的继承发扬，亦反映明末清初温病大流行的实际情况。此外，其在深入研究《伤寒论》基础上，结合《黄帝内经》学术思想，提出较为系统的温病辨治纲领，尤其是保阴为主治疗原则及伤寒方治温病思想，对后世温病学派有深远影响。

再如柯琴不仅为伤寒大家，同时对温病亦有深入研究，其提出“温病证治，散见六经”的寒温一体思想。具体而言：寒温之邪伤人皆从表入；阳明为成温之薮，不仅反映了温病致病的主要特点，同时肯定了《伤寒论》为温病学说的发展基础；治温多寓六经辨证之中，正如其所言：“温邪有浅深，治法有轻重，此仲景治温之大略也。”这些观点大大提高后世对伤寒、温病异同的认识，扩大六经分证的应用。

三、秉承精诚合一思想，仁术济人孜孜以求

精诚合一思想是医学亘古不变之追求，源于仲景道术合一理念，先师在《伤寒论》自序中“感往昔之沦丧，伤横夭之莫救，乃勤求古训，博采众方”“上以疗君亲之疾，下以救贫贱之厄”，鄙视“但竞逐荣势，企踵权豪，孜孜汲汲，惟名利是务”之士。此思想亦是唐代孙思邈《备急千金要方》大医精诚之意，即医术与医德相结合。

虞山医派历代医家秉承精诚合一的临证及治学理念，如缪仲淳不仅医术精湛，而且医德高尚，好友丁元荐言：“仲淳往往以生死人，攘臂自快，不索谢。上自明公卿，下

至卑田院乞儿，直平等视。”临证所遇疑难之疾，他医拒绝，而缪氏“亟驰诊之”，有医案载杭州陈赤石过劳感暑，遂下痢纯血，医皆难之，言唯有仲淳可医，患者家属随即差人求助，缪氏此时正在苏州出诊，闻及病情，立刻一日一夜策马赶至，投药二剂，救其性命。

又如清代虞山名医张省斋，临证用药精思独到，医论阐述颇多发明，著有《张氏医案》三卷，又名《应机草》，此外，其品论医道之言，尤令今日杏林同道称慕。张氏将医道之得行（德行）根据学问才识及医德品行分为三等：一等者行圣贤之道，正大光明，二等者运气与人工两相赞助而成，三等者虽易得声名，未免伪谲小人。

亦如清末民国初年医家方耕霞，先后师从王旭高、邵杏泉，悬壶于虞山城内草荡街，医名远扬，曾任民国时期常熟医学会会长，著有《王旭高临证医案》四卷、《倚云轩医话》及《倚云轩医案》各二卷等。此外，方氏忠于医道，其借用《左传》之语，认为医者须“进思尽忠，退思补过”，所谓“尽忠”，即临证不可怠慢，即便遇万难之疾，亦须尽力救治，而所谓“补过”，是言医者当每日静思，回忆所开方药是否错谬，且平日须用功读书，揣摩古人方论，以供临时之用。

正如清代名医余听鸿所言：“为医者当济困扶危，死中求生，医之责也。若惧招怨尤，袖手旁观，巧避嫌疑，而开一平淡之方以塞责，不徒无以对病者，即清夜自问，能无抱惭衾影乎。”余氏诊治患者，必尽心竭力，待患如亲，如遇贫者，不计诊金，施药救人，痉厥案中，病患“因贫不能服药”，其不吝药资，全力施救，给药针刺，初不见效，终夜细思，恍然大悟，用二十多剂药将其医好，后自云：“余贴药资三千余文，愈此危症，亦生平一快事也。”

四、虞山医派对江南其他医学流派的影响

随着虞山医派在明清时期迅速发展，医林之间的交流亦开始逐渐普遍，尤其是与江浙一带医家互相交往切磋，故其学术风气亦每多近似，此对江南地区其他医学流派如吴门医派、钱塘医派及孟河医派等的形成具有深远影响。

（一）虞山医派为吴门医派理论源泉

虞山医派鼎盛时期的代表人物赵开美、缪希雍等要比吴门温病学派叶天士、薛雪等早一百多年，在此百年，虞山大家的学术思想在姑苏吴地广为传播，对吴门医派学术思想成熟深具影响，此不仅在于虞山医派赵开美版印《仲景全书》为后世吴门医派的兴盛创造了必要条件，而且还在于缪希雍博古通今治学理论对吴门后世大家的启示，仔细研读吴门医派代表医家叶天士医案，可明显发现缪师学术经验对其巨大影响，要之，如缪氏所倡论的“内虚暗风”、脾阴论治及降气治血法等，皆为叶氏所宗而灵活运用于临床，这些为后世吴门医派温病学术的成熟奠定了基础。

（二）虞山医派为钱塘医派启迪之师

钱塘医派的开山之师主要为卢复、卢之颐父子及张卿子，其学术思想与虞山医派皆

具有重要联系。卢氏父子与缪希雍往来密切，学术思想亦非常接近，受缪师《神农本草经疏》影响，卢复编辑了现存最早的《神农本草经》辑本，仿于缪师，亦从事药性功治的探讨，但所论不多。卢复遗有医书多部，思想大半由其子卢之颐所继承，并撰有《本草乘雅半偈》；而张卿子则在参考虞山赵开美《仲景全书》的基础上，结合自身临床实践，著成张卿子版本《仲景全书》，此书为后世钱塘医派研习仲景之书的重要文献。

（三）虞山医派与孟河医派相辅相成

虞山缪希雍与金坛王肯堂的君子之交广为后世中医津津乐道，两师合志同方，营道同术，取长补短，拯绝存亡，王氏对缪氏学术思想的推崇更是在其所著《灵兰要览》及《证治准绳》中多有记载。作为延陵地区（约今之丹阳、常州、江阴一带）著名医家，王肯堂为后世孟河医派的崛起奠定了坚实基础，其强调“宗学术之规矩”“求醇疵互辨”，为后世孟河费柏雄纠偏归醇，撰写名著《医醇賸义》大有启发和开悟。此外，晚清名医余听鸿，师承孟河名医费兰泉，为虞山医派史上内外治皆精通的大家之一，在常熟有“余仙人”之美誉，其对促进虞孟医学的交流功不可没，据此可见虞山与孟河两大医派之间深厚的学术渊源。

五、结语

虞山医派源远流长，历代医家层出不穷，明清时期传承仲景之学及启迪温病之说为本派医学之精要所在，在中医学发展史上具有不可估量的贡献。对此学术思想的研习提炼，有助于我们认识虞山医派的发展轨迹，更为我们探析江南医学的理论源泉提供了线索。

附录二 主要条文来源简表

上篇 总论		
第1章	医道	《史记》（汉·司马迁）
		《旧唐书》（五代·刘昫）
		《儒门事亲》（金·张子和）
		《局方发挥》（元·朱震亨）
		《医旨绪余》（明·孙一奎）
		《景岳全书》（明·张介宾）
		《医述》（清·程杏轩）
		《医学集成》（清·刘仕廉）
		《世补斋医书》（清·陆懋修）
		《医效秘传》（清·叶天士）
		《血证论》（清·唐容川）
		《琉球百问》（清·曹仁伯）
		《医门法律》（清·喻昌）
		《冉注伤寒论》（冉雪峰）
第2章	脏腑	《慎斋遗书》（明·周慎斋）
		《医宗必读》（明·李中梓）
		《医学入门》（明·李梴）
		《寿世保元》（明·龚廷贤）
		《先醒斋医学广笔记》（明·缪希雍）
		《方古庵病机赋》（明·方广）
		《古今医鉴》（明·龚信）
		《医学源流论》（清·徐灵胎）
		《冯氏锦囊》（清·冯楚瞻）
		《温病条辩》（清·吴鞠通）
		《余听鸿医案》（清·余听鸿）

续表

上篇　总论		
第2章	脏腑	《吴医汇讲》（清・唐笠山）
		《柳选四家医案》（清・柳宝诒）
		《吴鞠通医案》（清・吴瑭）
		《谢映庐医案》（清・谢映庐）
		《金匮心典》（清・尤在泾）
		《金匮翼》（清・尤在泾）
		《古今名医方论》（清・罗美）
		《知医必辨》（清・李冠仙）
		《医效秘传》（清・叶天士）
		《临证指南医案》（清・叶天士）
		《叶选医衡》（清・叶天士）
		《医述》（清・程杏轩）
		《杏轩医案》（清・程杏轩）
		《血证论》（清・唐容川）
		《医权初编》（清・王三尊）
		《辨证奇闻》（清・陈士铎）
		《医方集解》（清・汪昂）
		《王旭高医书六种》（清・王旭高）
		《王旭高医案》（清・王旭高）
		《医原》（清・石寿裳）
		《王氏医案译注》（清・王孟英）
		《顾松园医镜》（清・顾靖远）
		《医法心传》（清・程芝田）
		《怡堂散记》（清・许豫和）
		《清代名医医案精华》（清・秦伯未）
		《近代中医流派经验选集》（黄文东）
		《丁甘仁医案》（丁甘仁）
		《脏腑药式补正》（张山雷）
第3章	气血	《卫生家宝产科方备要》（宋・朱端章）
		《方古庵病机赋》（明・方广）
		《医贯》（明・赵献可）
		《慎斋遗书》（明・周慎斋）
		《景岳全书》（明・张介宾）
		《张聿青医案》（清・张聿青）

续表

上篇　总论		
第3章	气血	《医述》（清·程杏轩）
		《杏轩医案》（清·程杏轩）
		《临证指南医案》（清·叶天士）
		《医学心悟》（清·程国彭）
		《医碥》（清·何西池）
		《医学从众录》（清·陈修园）
		《医学入门》（清·李梴）
		《证治汇补》（清·李用粹）
		《医方集解》（清·汪昂）
		《临证指南医案》（清·叶天士）
		《古今名医方论》（清·罗美）
		《血证论》（清·唐容川）
		《王旭高医案》（清·王旭高）
		《靖庵说医》（清·周声溢）
		《张氏医通》（清·张璐）
		《洄溪医案》（清·徐灵胎）
		《中医历代医论选》（王新华）
第4章	六淫	《景岳全书》（明·张介宾）
		《医林绳墨》（明·方隅）
		《柳选四家医案》（清·柳宝诒）
		《孟河费氏医案》（清·费绳甫）
		《医述》（清·程杏轩）
		《医方集解》（清·汪昂）
		《医学心悟》（清·程国彭）
		《证治汇补》（清·李用粹）
		《医门法律》（清·喻昌）
		《王氏医存》（清·王燕昌）
		《王旭高医案》（清·王旭高）
		《医醇賸义》（清·费伯雄）
		《余听鸿医案》（清·余听鸿）
		《临证指南医案》（清·叶天士）
		《类证治裁》（清·林珮琴）
		《医碥》（清·何西池）
		《重印全国名医验案类编》（何廉臣）

续表

上篇　总论		
		《近代中医流派经验选集》（黄文东）
		《中药的配伍与运用》（丁光迪）
第5章	辨证	《景岳全书》（明·张介宾）
		《医宗必读》（明·李中梓）
		《医学入门》（明·李梴）
		《医经小学》（明·刘纯）
		《症因脉治》（明·秦景明）
		《名医类案》（明·江瓘）
		《古今医案按》（清·俞东扶）
		《医学源流论》（清·徐灵胎）
		《顾氏医镜》（清·顾靖远）
		《通俗伤寒论》（清·俞根初）
		《脉学辑要》（日本·丹波元坚）
		《医方集解》（清·汪昂）
		《医述》（清·程杏轩）
		《世补斋医书》（清·陆懋修）
		《王氏医案译注》（清·王孟英）
		《孟河费氏医案》（清·费绳甫）
		《王旭高医案》（清·王旭高）
		《冷庐医话》（清·陆定圃）
		《伤寒舌鉴》（清·张登）
		《外感温热篇》（清·叶天士）
		《辨舌指南》（曹炳章）
第6章	论治	《备急千金要方》（唐·孙思邈）
		《儒门事亲》（金·张子和）
		《伤寒九十论》（宋·许叔微）
		《养老奉亲书》（元·邹铉）
		《医贯》（明·赵献可）
		《折肱漫录》（明·黄承昊）
		《明医指掌》（明·皇甫中）
		《景岳全书》（明·张介宾）
		《药治通义》（日本·丹波元坚）
		《医经秘旨》（明·盛寅）
		《医学入门》（明·李梴）

续表

上篇　总论		
第6章	论治	《外科正宗》(明・陈实功)
		《医宗必读》(明・李中梓)
		《慎斋遗书》(明・周慎斋)
		《先醒斋医学广笔记》(明・缪希雍)
		《方古庵病机赋》(明・方广)
		《世补斋医书》(清・陆懋修)
		《温热经纬》(清・王孟英)
		《经历杂论》(清・刘恒端)
		《王旭高医案》(清・王旭高)
		《王旭高医书六种》(清・王旭高)
		《医学刍言》(清・王旭高)
		《医门法律》(清・喻昌)
		《寓意草》(清・喻昌)
		《医医小草》(清・宝辉)
		《医宗己任编》(清・高鼓峰)
		《读医随笔》(清・周学海)
		《王氏医存》(清・王燕昌)
		《柳选四家医案》(清・柳宝诒)
		《临证指南医案》(清・叶天士)
		《伤寒集注》(清・舒驰远)
		《怡堂散记》(清・许豫和)
		《古今名医方论》(清・罗美)
		《洄溪医案》(清・徐灵胎)
		《医学源流论》(清・徐灵胎)
		《慎疾刍言》(清・徐灵胎)
		《医学读书记》(清・尤在泾)
		《吴医汇讲》(清・唐笠山)
		《张氏医通》(清・张璐)
		《温病条辨》(清・吴鞠通)
		《医法心传》(清・程芝田)
		《医门棒喝》(清・章虚谷)
		《血证论》(清・唐容川)
		《续名医类案》(清・魏玉横)
		《医暇卮言》(清・程林)

续表

上篇 总论		
第6章	论治	《医述》(清·程杏轩)
		《杏轩医案》(清·程杏轩)
		《余听鸿医案》(清·余听鸿)
		《冯氏锦囊》(清·冯楚瞻)
		《景岳新方砭》(清·陈修园)
		《医学心悟》(清·程国彭)
		《谢映庐医案》(清·谢映庐)
		《古今名医汇粹》(清·罗美)
		《研经言》(清·莫枚士)
		《通俗伤寒论》(清·俞根初)
		《丁甘仁医案》(丁甘仁)
		《近代中医流派经验选集》(黄文东等)
		《蒲辅周医疗经验》(蒲辅周)
		《岳美中医话集》(岳美中)
		《岳美中论医集》(岳美中)
		《岳美中医案选》(岳美中)
		《夹阴证治》(朱莘农)
		《慈禧光绪医方选议》(陈可冀)
第7章	方剂	《景岳全书》(明·张介宾)
		《折肱漫录》(明·黄承昊)
		《临证指南医案》(清·叶天士)
		《古今名医方论》(清·罗美)
		《伤寒来苏集》(清·柯琴)
		《伤寒一百十三方发明》(清·徐忠可)
		《古方选注》(清·王晋三)
		《王旭高医书六种》(清·王旭高)
		《王旭高医案》(清·王旭高)
		《医学心悟》(清·程国彭)
		《余听鸿医案》(清·余听鸿)
		《伤寒论类方》(清·徐灵胎)
		《洄溪医案》(清·徐灵胎)

续表

上篇　总论		
第 8 章	药物	《仁斋直指方论》（宋 · 杨士瀛）
		《温疫论》（明 · 吴又可）
		《医方集解》（清 · 汪昂）
		《王旭高医书六种》（清 · 王旭高）
		《医学刍言》（清 · 王旭高）
		《张聿青医案》（清 · 张聿青）
		《医述》（清 · 程杏轩）
		《王氏医存》（清 · 王燕昌）
		《医学源流论》（清 · 徐灵胎）
		《伤寒来苏集》（清 · 柯琴）
		《临证指南医案》（清 · 叶天士）
		《吴鞠通医案》（清 · 吴塘）
		《通俗伤寒论》（清 · 俞根初）
		《全国名医验案类编》（何廉臣）
		《医学衷中参西录》（张锡纯）
		《甘仁医著大成》（杨金萍）
		《近代中医流派经验选集》（黄文东等）
		《秦氏同门集》（秦氏同门汇编）
		《沈绍九医话》（沈绍九）
		《岳美中医话集》（岳美中）
下篇　各论		
第 9 章	伤寒	《景岳全书》（明 · 张介宾）
		《医门法律》（清 · 喻昌）
		《医学心悟》（清 · 程国彭）
		《世补斋医书》（清 · 陆懋修）
		《伤寒来苏集》（清 · 柯琴）
		《伤寒大白》（清 · 秦皇士）
		《读医随笔》（清 · 周学海）
		《续名医类案》（清 · 魏玉横）
		《医述》（清 · 程杏轩）
		《古今名医方论》（清 · 罗美）
		《王旭高医书六种》（清 · 王旭高）
		《岳美中论医集》（岳美中）

续表

下篇 各论		
第10章	温病	《景岳全书》（明·张介宾）
		《方古庵病机赋》（明·方广）
		《温疫论》（明·吴又可）
		《医学入门》（明·李梴）
		《医门法律》（清·喻昌）
		《己任编》（清·高鼓峰）
		《温病条辨》（清·吴鞠通）
		《国医大师张镜人经验良方赏析》（卢祥之）
		《伤寒贯珠集》（清·尤在泾）
		《外感温热篇》（清·叶天士）
		《临证指南医案》（清·叶天士）
		《孟河费氏医案》（清·费绳甫）
		《余听鸿医案》（清·余听鸿）
		《温热经纬》（清·王孟英）
		《孟河费氏医案》（清·费绳甫）
		《医学刍言》（清·王旭高）
		《王旭高医书六种》（清·王旭高）
		《王旭高医案》（清·王旭高）
		《顾松园医镜》（清·顾靖远）
		《温病条辨》（清·吴鞠通）
		《湿热病篇》（清·薛生白）
		《杏轩医案》（清·程杏轩）
		《医述》（清·程杏轩）
		《伤暑全书》（清·张风逵）
		《温热逢源》（清·柳宝诒）
		《瘟疫明辨》（清·戴天章）
		《中国百年百名中医临床家丛书·张镜人》（张镜人）
		《重订广温热论》（何廉臣）
		《岳美中论医集》（岳美中）
		《蒲辅周医案》（蒲辅周）
第11章	咳嗽	《症因脉治》（元·朱丹溪）

续表

下篇　各论		
第11章	咳嗽	《杏轩医案》（清·程杏轩）
		《医述》（清·程杏轩）
		《王旭高医案》（清·王旭高）
		《张氏医通》（清·张璐）
第12章	失音	《张氏医通》（清·张璐）
		《临证指南医案》（清·叶天士）
第13章	哮喘	《金匮方论衍义》（元·赵以德）
		《景岳金书》（明·张介宾）
		《诸证析疑》（明·余午亭）
		《万病回春》（明·龚廷贤）
		《临证指南医案》（清·叶天士）
		《清代名医医案精华》（清·秦伯未）
		《王旭高医案》（清·王旭高）
		《医学刍言》（清·王旭高）
		《张氏医通》（清·张璐）
		《四诊抉微》（清·林之翰）
		《医述》（清·程杏轩）
第14章	肺痈	《医门法律》（清·喻昌）
		《外证医案汇编》（清·余听鸿）
		《临证指南医案》（清·叶天士）
		《洄溪医案》（清·徐灵胎）
第15章	肺痿	《医门法律》（清·喻昌）
第16章	呕吐	《景岳全书》（明·张介宾）
		《医宗必读》（明·李中梓）
		《证治汇补》（清·李用粹）
		《王旭高医书六种》（清·王旭高）
		《临证指南医案》（清·叶天士）
		《医家四要》（清·程曦）
		《医述》（清·程杏轩）
第17章	泄泻	《寿世保元》（明·龚廷贤）
		《柳选四家医案》（清·柳宝诒）
		《医述》（清·程杏轩）
		《医方集解》（清·汪昂）
		《张氏医通》（清·张璐）

续表

下篇 各论		
第18章	痢疾	《素问病机气宜保命集》(金·刘完素)
		《症因脉治》(元·朱丹溪)
		《医旨绪馀》(明·孙一奎)
		《赤水玄珠》(明·孙一奎)
		《医宗必读》(明·李中梓)
		《余听鸿医案》(清·余听鸿)
		《冯氏锦囊》(清·冯楚瞻)
		《杏轩医案》(清·程杏轩)
		《医述》(清·程杏轩)
		《王旭高医案》(清·王旭高)
		《医学刍言》(清·王旭高)
		《张氏医通》(清·张璐)
		《洄溪医案》(清·徐灵胎)
		《临证医案指南》(清·叶天士)
		《通俗伤寒论》(清·俞根初)
第19章	便秘	《景岳全书》(明·张介宾)
		《医家四要》(清·程曦)
		《临证指南医案》(清·叶天士)
		《己任编》(清·高鼓峰)
		《医方集解》(清·汪昂)
		《医述》(清·程杏轩)
第20章	疝气	《普济本事方》(宋·许叔微)
		《景岳全书》(明·张介宾)
		《王旭高医案》(清·王旭高)
		《临证指南医案》(清·叶天士)
		《杂病广要》(日本·丹波元坚)
		《张氏医通》(清·张璐)
		《冯氏锦囊》(清·冯楚瞻)
第21章	黄疸	《景岳全书》(明·张介宾)
		《杂病广要》(日本·丹波元坚)
		《余听鸿医案》(清·余听鸿)
		《柳选四家医案》(清·柳宝诒)
		《医述》(清·程杏轩)
		《类证治裁》(清·林珮琴)

续表

下篇　各论		
		《关幼波老中医治肾琐谈》（关幼波）
		《沈绍九医话》（沈绍九）
第22章	鼓胀	《医述》（清·程杏轩）
		《秦伯未医文集》（清·秦伯未）
第23章	癥积	《医学刍言》（清·王旭高）
		《王旭高医书六种》（清·王旭高）
		《杂病源流犀烛》（清·沈金鳌）
		《济阴纲目》（清·武之望）
		《吴鞠通医案》（清·吴鞠通）
		《蒲辅周医案》（蒲辅周）
第24章	肿胀	《医林绳墨》（明·方隅）
		《景岳全书》（明·张介宾）
		《医门法律》（清·喻昌）
		《王旭高医案》（清·王旭高）
		《王旭高医书六种》（清·王旭高）
		《吴医汇讲》（清·唐笠山）
		《张聿青医案》（清·张聿青）
		《临证指南医案》（清·叶天士）
		《张氏医通》（清·张石顽）
第25章	癃闭	《赤水玄珠》（明·孙一奎）
		《景岳全书》（明·张介宾）
第26章	淋证	《医学纲目》（明·楼英）
		《医学入门》（明·李梴）
		《景岳全书》（明·张介宾）
		《赤水玄珠》（明·孙一奎）
		《临证指南医案》（清·叶天士）
		《王旭高医案》（清·王旭高）
		《医述》（清·程杏轩）
第27章	消渴	《儒门事亲》（金·张子和）
		《医贯》（明·赵献可）
		《医门法律》（清·喻昌）
		《临证指南医案》（清·叶天士）
		《证治汇补》（清·李用粹）

续表

下篇　各论		
第 28 章	遗泄	《证治准绳》（明·王肯堂）
		《临证指南医案》（清·叶天士）
		《冯氏锦囊》（清·冯楚瞻）
		《诊余集》（清·余听鸿）
		《类证治裁》（清·林珮琴）
		《王旭高医书六种》（清·王旭高）
第 29 章	阳痿	《景岳全书》（明·张介宾）
		《明医杂著》（明·王节斋）
		《临证指南医案》（清·叶天士）
第 30 章	虚损	《理虚元鉴》（明·绮石）
		《寿世保元》（明·龚廷贤）
		《医宗粹言》（明·罗赤诚）
		《孟河费氏医案》（清·费绳甫）
		《伤寒大白》（清·秦皇士）
		《张氏医通》（清·张璐）
		《伤寒论类方》（清·徐灵胎）
		《王旭高医案》（清·王旭高）
		《医学衷中参西录》（近代·张锡纯）
第 31 章	心悸	《伤寒论纲目》（金·刘完素）
		《医林绳墨》（明·方隅）
		《血证论》（清·唐容川）
		《医述》（清·程杏轩）
		《医家四要》（清·程曦）
第 32 章	眩晕	《景岳全书》（明·张介宾）
		《己任编》（清·高鼓峰）
		《医述》（清·程杏轩）
第 33 章	中风	《妇人大全良方》（宋·陈良甫）
		《证治要诀》（明·戴复庵）
		《古今医案按》（清·俞震）
		《医述》（清·程杏轩）
		《冯氏锦囊》（清·冯楚瞻）
第 34 章	失眠	《医述》（清·程杏轩）
		《类证治裁》（清·林珮琴）
		《张氏医通》（清·张璐）

续表

下篇　各论		
第35章	郁证	《丹溪心法》（元·朱震亨）
		《医林绳墨》（明·方隅）
		《证治汇补》（清·李用粹）
		《王氏医存》（清·王燕昌）
		《吴医汇讲》（清·唐笠山）
		《临证指南医案》（清·叶天士）
第36章	癫狂	《血证论》（清·唐容川）
		《医述》（清·程杏轩）
第37章	厥证	《医经小学》（明·刘纯）
		《寓意草》（清·喻昌）
		《余听鸿医案》（清·余听鸿）
第38章	痿证	《医林绳墨》（明·方隅）
		《医述》（清·程杏轩）
		《临证指南医案》（清·叶天士）
		《余听鸿医案》（清·余听鸿）
		《张氏医通》（清·张璐）
		《王旭高医书六种》（清·王旭高）
		《丁甘仁医案》（丁甘仁）
第39章	痹证	《临证指南医案》（清·叶天士）
		《王旭高医书六种》（清·王旭高）
第40章	汗证	《褚澄遗书》（南齐·褚澄）
		《景岳全书》（明·张介宾）
		《医宗粹言》（明·罗赤诚）
		《医方集解》（清·汪昂）
		《医述》（清·程杏轩）
		《证治汇补》（清·李用粹）
		《王旭高医书六种》（清·王旭高）
		《医学刍言》（清·王旭高）
		《张氏医通》（清·张璐）
		《读医随笔》（清·周学海）
第41章	瘀血	《诸病源候论》（隋·巢元方）
		《医林改错》（清·王清任）
		《金匮翼》（清·尤在泾）
		《临证指南医案》（清·叶天士）

续表

下篇　各论		
		《王旭高医书六种》（清・王旭高）
		《血证论》（清・唐容川）
		《医碥》（清・何报之）
第42章	血证	《先醒斋医学广笔记》（明・缪希雍）
		《医林绳墨》（明・方隅）
		《景岳全书》（明・张介宾）
		《临证指南医案》（清・叶天士）
		《证治汇补》（清・李用粹）
		《医方集解》（清・汪昂）
		《血证论》（清・唐容川）
		《王旭高医书六种》（清・王旭高）
		《杏轩医案》（清・程杏轩）
		《医述》（清・程杏轩）
		《医家四要》（清・程曦）
		《类证治裁》（清・林珮琴）
		《重编全国名医验案类编》（何廉臣）
		《中医历代医论选》（王新华）
第43章	痰证	《丹溪心法》（元・朱丹溪）
		《赤水玄珠》（明・孙一奎）
		《明医杂著》（明・王纶）
		《本草经疏》（明・缪希雍）
		《医学入门》（明・李梴）
		《医门法律》（清・喻昌）
		《医述》（清・程杏轩）
		《杏轩医案》（清・程杏轩）
		《柳选四家医案》（清・柳宝诒）
		《证治汇补》（清・李用粹）
		《张聿青医案》（清・张聿青）
		《类证治裁》（清・林珮琴）
		《叶天士晚年方案真本》（清・叶天士）
		《王旭高医案》（清・王旭高）
第44章	疟疾	《张氏医通》（清・张石顽）
		《王旭高医书六种》（清・王旭高）
		《王旭高医案》（清・王旭高）

续表

下篇　各论		
第 45 章	虫证	《医述》（清・程杏轩）
第 46 章	痛证	《普济本事方》（宋・许叔微）
		《丹溪治法心要》（元・朱丹溪）
		《金匮钩玄》（明・戴原礼）
		《景岳全书》（明・张介宾）
		《证治准绳》（明・王肯堂）
		《医家四要》（清・程曦）
		《冯氏锦囊》（清・冯楚瞻）
		《医述》（清・程杏轩）
		《王旭高医书六种》（清・王旭高）
		《医学刍言》（清・王旭高）
		《医林改错》（清・王清任）
		《类证治裁》（清・林珮琴）
		《临证指南医案》（清・叶天士）
		《医学真传》（清・高士栻）
第 47 章	外科	《外科精义》（元・齐德之）
		《外科正宗》（明・陈实功）
		《折肱漫录》（明・黄承昊）
		《柳选四家医案》（清・柳宝诒）
		《王旭高医案》（清・王旭高）
		《洄溪医案》（清・徐灵胎）
第 48 章	妇科	《医学入门》（明・李梴）
		《景岳全书》（明・张介宾）
		《明医杂著》（明・王纶）
		《医贯》（明・赵献可）
		《王氏医案译注》（清・王孟英）
		《医述》（清・程杏轩）
		《女科正宗》（清・何松庵）
		《女科经纶》（清・肖庚六）
		《张聿青医案》（清・张聿青）
		《王旭高医案》（清・王旭高）
		《张氏医通》（清・张璐）
		《余听鸿医案》（清・余听鸿）
		《医家心法》（清・高鼓峰）

续表

下篇 各论		
第48章	妇科	《洄溪医案》（清·徐灵胎）
		《济阴纲目》（清·武之望）
		《近代中医流派经验选集》（黄文东等）
		《丁甘仁医案》（丁甘仁）
第49章	儿科	《小儿药证直诀》（宋·钱乙）
		《景岳全书》（明·张介宾）
		《医林改错》（清·王清任）
		《沈绍九医话》（沈绍九）
第50章	五官科	《景岳全书》（明·张介宾）
		《医贯贬》（清·徐灵胎）
		《景岳全书》（清·张介宾）
		《医家四要》（清·程曦）
		《柳选四家医案》（清·柳宝诒）
		《临证指南医案》（清·叶天士）
		《王旭高医案》（清·王旭高）